Brigitte Bräutigam

Kosmetik selbst gemacht
Das Rohstofflexikon

Brigitte Bräutigam

Kosmetik selbst gemacht

Das Rohstofflexikon

Wirkung – Verarbeitung – Anwendung

ANACONDA

Die Deutsche Nationalbibliothek verzeichnet diese Publikation in der Deutschen Nationalbibliografie; detaillierte bibliografische Daten sind im Internet unter http://dnb.d-nb.de abrufbar.

© 2013 Anaconda Verlag GmbH, Köln
Alle Rechte vorbehalten.
Umschlagmotive: iStockphoto.com / © chrisgramly
Umschlaggestaltung: Druckfrei. Dagmar Herrmann, Köln
Satz und Layout: InterMedia, Ratingen
Printed in Germany 2013
ISBN 978-3-7306-0002-3
www.anacondaverlag.de
info@anacondaverlag.de

Inhaltsverzeichnis

Einführung 7

Teil 1: Basiswissen 11
Pflanzenöle 11
Tenside und Emulgatoren 16
Konsistenzgeber 20
Gelbildner 21
Kosmetische Wirkstoffe 22
Alkohole 25
Konservierungsstoffe 26
Pflanzenauszüge 28
Duftstoffe 31
Kosmetikfarbstoffe 34

Teil 2: Lexikon 41
Kosmetikrohstoffe von A bis Z 41

Teil 3: Tabellen 305
Fettsäuren der Pflanzenöle im Überblick 306
Kräuter in der Kosmetik 312
Ätherische Öle 316
Farbtabelle Kosmetikfarben 340

Anhang 348
Bezugsquellen 348
Literatur- und Quellennachweis 349
Internetadressen 350

Einführung

Eine Creme herzustellen, ist eigentlich ein Kinderspiel. Wer schon mal Mayonnaise gemacht hat, kennt das Prinzip. Man verrührt Öl, Wasser und einen Emulgator und fertig ist die Emulsion. Nun sind die Zutaten für Mayonnaise klar definiert, aber wie sieht es mit denen für Hautcremes und andere Körperpflegeprodukte aus? Das Angebot der Kosmetikrohstoffe ist fast unüberschaubar. Beim Lesen von Rezepten oder Stöbern in einschlägigen Onlineshops stellt sich vor allem Anfängern oft die Frage, ob diese chemisch klingenden Zutaten wirklich gesund sind. Die Frage ist durchaus berechtigt. Allerdings muss man sich auch darüber im Klaren sein, dass nicht alles, was natürlich klingt, automatisch gut und verträglich ist und alles chemisch Klingende ungesund und schädlich. Denken Sie nur mal an den Fliegenpilz oder die Tollkirsche. Beide sind natürliche Gewächse, aber hochgiftig. Unverträglichkeiten und Allergien können sowohl von natürlichen Stoffen als auch von synthetischen verursacht werden.

Das Ziel einer guten Hautpflege sollte das Erhalten bzw. Erreichen des bestmöglichen Hautzustandes sein. Die Voraussetzung dafür ist, dass Sie die verwendeten Kosmetikzutaten und die damit hergestellten Produkte gut vertragen. Deshalb ist die fachkundige und gewissenhafte Auswahl der Inhaltsstoffe unverzichtbar. Das heißt, Sie übernehmen selbst Verantwortung für Ihre Pflegeprodukte und den Erhalt einer gesunden Haut. Um diese Verantwortung tragen zu können, müssen Sie die Rohstoffe kennen, die Sie verwenden

Einführung

wollen. Woher sie kommen, wie sie verarbeitet werden, ob sie natürlichen oder synthetischen Ursprungs sind und ob sie für Naturkosmetik geeignet sind, sofern Sie darauf Wert legen. Dieses Buch beschränkt sich deshalb nicht nur auf einige wenige ausgewählte Kosmetikzutaten, sondern ermöglicht Ihnen, ein breites Sortiment kosmetischer Rohstoffe kennenzulernen. Beurteilen kann man nur dann, wenn man die Möglichkeit des Vergleichens hat.

Die meisten Kosmetikrohstoffe werden im Einzelhandel nicht mit ihrem eingetragenen Markennamen oder Handelsnamen, sondern unter so genannten »Verkaufsbezeichnungen« angeboten. Dies hat nichts mit Verschleierungstaktik seitens der Einzelhändler zu tun. Viele Hersteller erlauben den Verkauf der Rohstoffe unter ihrem Markennamen nicht, wenn vom Originalgebinde in Kleingebinde umgefüllt wird. Einzelhändler sind daher gezwungen, die Produkte unter einem anderen Namen anzubieten, was leider oft zur Verunsicherung der Verbraucher führt. So kommt es häufig vor, dass ein und dasselbe Produkt unter verschiedenen Bezeichnungen angeboten wird. Vor allem Einsteiger sind häufig nicht sicher, ob sie wirklich den richtigen Rohstoff für ihre Creme kaufen. Achten Sie daher immer auf die INCI-Bezeichnung der Rohstoffe, die die korrekte Angabe der Inhaltsstoffe nach internationalen Richtlinien gewährleistet. Falls diese im Online-Shop Ihrer Wahl nicht angegeben ist, fragen Sie dort nach. Für alle, die sich tiefer mit der Materie befassen möchten, habe ich die mir bekannten Handelsbezeichnungen am Ende der Rohstoffportraits notiert. Sie erhalten dadurch einen Überblick, welche Handelsprodukte sich hinter den Verkaufsbezeichnungen verbergen können, und haben die Möglichkeit, im Internet nach den entsprechenden Datenblättern zu suchen.

Einführung

Unterhalb der Rohstoffportraits finden Sie einen Hinweis, welche Rohstoffe für Naturkosmetik geeignet sind. Dies ist besonders interessant für Sie, wenn Sie Wert auf natürliche Zutaten legen. Für die Bewertung wurden Produkt- und Rohstofflisten des BDIH herangezogen. Bei einigen Rohstoffen habe ich die Beurteilung anhand der verwendeten Grundstoffe, deren Herkunft und Herstellungsverfahren selbst vorgenommen. Diese sind mit einem Stern (*) gekennzeichnet.

Einführung

Abkürzungen

In diesem Buch finden Sie einige Abkürzungen, die ich Ihnen an dieser Stelle kurz erkläre.

<	kleiner als, weniger
>	größer als, mehr
®	geschütztes Warenzeichen, Markenname
™	eingetragene Marke
BDIH	Bundesverband Deutscher Industrie- und Handelsunternehmen für Arzneimittel, Reformwaren, Nahrungsergänzungsmittel und Körperpflegemittel e. V.
C.I.	Color Index, Kennzeichnung von Farbstoffen
DAB	Deutsches Arzneimittelbuch
INCI	International Nomenclature of Cosmetic Ingredients; internationale Bezeichnung der kosmetischen Inhaltsstoffe
LSF	Lichtschutzfaktor
NMF	Natural Moisturing Factor; natürliche Feuchthaltefaktoren
O/W	Öl-in-Wasser Emulsion/Emulgator
PEG	Polyethylenglycol
TEWL	Transepidermal Water Loss (Transepidermaler Wasserverlust); die Wassermenge, die von der Haut pro Stunde und cm^2 an die Außenwelt abgegeben wird
VZ KOH	Verseifungszahl für Kaliumhydroxid
VZ NaOH	Verseifungszahl für Natriumhydroxid
WAS	waschaktive Substanz in Tensiden
W/O	Wasser-in-Öl Emulsion/Emulgator

Teil 1: Basiswissen

Pflanzenöle

Pflanzenöle gehören zu den elementaren Bausteinen einer guten Hautcreme. Sie sind so unterschiedlich wie die Pflanzen, aus denen sie gewonnen werden. Pflanzenöle bestehen aus verschiedenen Fettsäuren sowie Fettbegleitstoffen. Die einzelnen Fettsäuren sind mit einem Alkohol, dem Glycerin, verestert. Da jeweils drei Fettsäuren an ein Glycerinmolekül gebunden sind, nennt man sie Triglyceride. Die Fettsäuren setzen sich im Wesentlichen aus Öl-, Linol-, Palmitin-, Stearin-, Alpha- und Gamma-Linolensäure in unterschiedlichem Verhältnis zusammen. Vitamine, Provitamine, Carotinoide und Phytosterole bilden die Fettbegleitstoffe. Fettsäuren unterscheiden sich durch ihre Kettenlänge (Anzahl der Kohlenstoffatome) sowie durch die Anzahl und Lage möglicher Doppelbindungen. Die Kohlenstoffreihe von gesättigten Fettsäuren ist gerade und unverzweigt. Sind in der Molekülkette Doppelbindungen vorhanden, handelt es sich um ungesättigte Fettsäuren. Einfach ungesättigte Fettsäuren weisen eine Doppelbindung auf, sind mehrere Doppelbindungen vorhanden, spricht man von mehrfach ungesättigten Fettsäuren. Je nach Anzahl der Kohlenstoffatome handelt es sich um kurzkettige (bis sieben C-Atome), mittelkettige (acht bis zwölf C-Atome) oder langkettige (über zwölf C-Atome) Fettsäuren. In vielen (Fach-)Publikationen findet man meist nur die Kurzbezeichnungen der Fettsäuren, z. B. $C18:0$ oder $C18:1$. Diese Abkürzungen werden gemäß dem Muster der Kohlenstoffkette der Fettsäuren verwendet. Das »C« steht für Kohlenstoff, die Zahl vor dem Doppelpunkt nennt die Anzahl der Kohlenstoffatome und die Zahl nach dem Doppelpunkt gibt an, wie viele Doppelbindungen die Fettsäure aufweist. Anhand dieser Abkürzungen erkennt man, dass es sich bei C18:1 (Ölsäure) um eine langkettige Fettsäure mit 18 Kohlenstoffatomen handelt. Die eine Doppelbindung weist sie als einfach ungesättigte Fettsäure aus. Je mehr Verzweigungen vorhanden sind, desto leichter reagieren die Fettsäuren mit Sauerstoff. Man spricht auch vom Oxidieren oder Ranzigwerden der Öle. Wie weit die Oxidation fortgeschritten ist, kann man an einer hohen Peroxidzahl erkennen. Leider können wir diese Zahl nicht selbst ermitteln, sie wird im Labor bestimmt. Wir müssen uns auf unsere Nase verlassen. Ranzige Öle erkennt man deutlich an muffigem oder tranigem Geruch. Diese dürfen auf keinen Fall in Kosmetika oder Seifen verwendet werden.

Neben ihrer individuellen Zusammensetzung weisen Pflanzenöle auch unterschiedliche Eigenschaften in ihrem Verhalten auf. Streicht man sie auf eine Trägerplatte (Glasplatte), verharzen sie nach einiger Zeit. Das heißt, durch Sauerstoffeinfluss trocknet das Öl und bildet einen elastischen Film. Einige von ihnen trocknen sehr schnell, andere deutlich langsamer. Anhand der Jodzahl erkennt man, wie schnell ein Öl trocknet. Die Jodzahl ist eine chemische Kennzahl zur Charakterisierung von Fetten. Sie wird im Labor ermittelt und im Analysezertifikat, dem Ölbegleitpapier, angegeben. Eine Jodzahl unter 100 weist darauf hin, dass es sich um ein nicht trocknendes Öl handelt. Diese Öle hinterlassen einen leichten Schutzfilm auf der Haut. Liegt die Jodzahl über 170, handelt es sich um ein trocknendes Öl. Diese ziehen, ohne zu fetten, gut in die Haut ein. Solche, die eine Jodzahl zwischen 100 und 170 aufweisen, zählen zu den halb

Pflanzenöle

trocknenden Ölen. Sie ziehen gut ein und hinterlassen nur einen geringen Film auf der Haut. Die Begriffe »nicht trocknend«, »halb trocknend« und »trocknend« haben also nichts mit »Trockenheit« im Sinne von »zu wenig feucht« zu tun.

Je nach Zusammensetzung und Viskosität (d. h. Zähflüssigkeit) unterscheiden sich die Öle auch in ihrer Haptik (Tast-Sensorik, den Tastsinn betreffend). Einige werden allgemein als besonders leicht empfunden, andere hingegen als schwer, fettig und aufliegend. Pflanzenöle, die vorwiegend mittelkettige, gesättigte Fettsäuren aufweisen, fühlen sich auf der Haut leicht an. Als schwer, fettig und aufliegend werden häufig Öle empfunden, deren Fettsäuremuster durch langkettige, gesättigte Fettsäuren geprägt ist. Pflanzenöle, deren Fettsäurezusammensetzung aus langkettigen, ungesättigten Fettsäuren besteht, liegen etwa in der Mitte. Zusammenfassend lassen sich drei Gruppen bilden:

Gruppe 1
Leicht: gesättigte, mittelkettige Fettsäuren. Sie werden allgemein als wenig fettend empfunden, tragen zu einem angenehm leichten Hautgefühl bei.

Gruppe 2
Mittel: ungesättigte, langkettige Fettsäuren. Sie verleihen der Emulsion ausgezeichnete Pflegewirkung und bilden daher die Hauptkomponente einer Ölmischung.

Gruppe 3
Schwer: gesättigte, langkettige Fettsäuren. Sie wirken häufig schwer und fettig, ziehen langsam ein, hinterlassen einen deutlichen Pflegefilm auf der Haut.

Weitere Parameter, die das Hautgefühl prägen, sind die Fettbegleitstoffe sowie die Viskosität eines Öls. Vergleicht man beispielsweise das grüne Avocadoöl mit dem roten Weizenkeimöl, stellt man zunächst bezgl. Viskosität kaum Unterschiede fest, beide sind relativ dickflüssig. Stellt man aber die Zusammensetzung der beiden Öle einander gegenüber, ergeben sich große Unterschiede. Avocadoöl besteht aus einem hohen Anteil an einfach ungesättigter Ölsäure und verfügt über einen hohen Lecithingehalt. Beim Auftrag auf die Haut wird es zunächst als sehr fettig und reichhaltig wahrgenommen. Doch das enthaltene Lecithin sorgt dafür, dass es von der Haut gut aufgenommen werden kann. Betrachtet man nun die Zusammensetzung des Weizenkeimöls, könnte man annehmen, dass dieses aufgrund seines hohen Anteils an mehrfach ungesättigter Linolsäure ein leichteres Hautgefühl erzeugen müsste. Dass dem nicht so ist, liegt am relativ hohen Anteil der langkettigen, gesättigten Palmitinsäure sowie dem wesentlich geringeren Lecithingehalt. Weizenkeimöl liegt dadurch länger auf der Haut und wird als fettiger und schwerer empfunden als andere Öle mit hohem Gehalt an mehrfach ungesättigten Fettsäuren. Maßgeblich für die Ölauswahl ist also nicht nur die Fettsäurezusammensetzung, auch die Fettbegleitstoffe sollte man im Blick behalten. Pflanzenöle sind jedoch Naturprodukte, sie sind den klimatischen Bedingungen eines Jahres, dem Anbaugebiet und weiteren Parametern unterworfen. Daher schwankt ihre Zusammensetzung von Charge zu Charge geringfügig. Die exakten Fettsäurewerte eines Pflanzenöls können nur durch eine Analyse im Labor bestimmt werden. Sie gelten nur für diese eine Charge. Betrachten Sie daher die Angaben im zweiten Teil des Buches als Circawerte, die Ihnen zur Orientierung dienen sollen. Für selbst gemachte Kosmetikprodukte und Seifen reichen diese Circaangaben völlig aus.

Pflanzenöle

Selbst gemachte Cremes werden sich auch bei sorgfältiger und kenntnisreicher Auswahl der Öle und anderen Zutaten immer von industriell hergestellten Produkten im Hautgefühl, das sie nach dem Auftragen hinterlassen, unterscheiden. Das liegt daran, dass die (Natur-)Kosmetikindustrie neben pflanzlichen Ölen häufig auch sogenannte Esteröle einsetzt. Diese werden aus mittelkettigen, gesättigten Fettsäuren hergestellt, indem man die Fettsäuren zunächst isoliert, um sie anschließend mit Glycerin neu zu verestern. Dadurch lassen sich die Eigenschaften der Fettstoffe genau auf den Einsatzzweck einstellen. Esteröle sind sehr dünnflüssig, fetten nicht nach, erzeugen ein ausgeprägtes Glätte- sowie ein wunderbar leichtes Hautgefühl und tragen dazu bei, dass die Emulsion schnell einzieht. Esteröle dürfen in Naturkosmetik bis zu einem Anteil von 10 Prozent enthalten sein, sofern die Ausgangsstoffe aus pflanzlichen Quellen stammen. Ich habe die Erfahrung gemacht, dass 5 bis 10 Prozent in der Ölmischung vollkommen ausreichen, um der Creme eine angenehme, leichte und nicht fettende Haptik zu verleihen. Werden bei der Ölauswahl alle Parameter weitgehend berücksichtigt, entstehen Emulsionen mit äußerst angenehmer Textur und Haptik.

Für Ihre Rezeptplanung können Sie sich an folgender Tabelle orientieren.

	Normale Haut	Mischhaut	Fette, unreine Haut	Trockene, reife Haut
Gruppe 1	25 %	25 %	30 %	20 %
Gruppe 2	60 %	50 %	55 %	55 %
Gruppe 3	10 %	15 %	5 %	20 %
Esteröle	5 %	10 %	10 %	5 %

Tenside und Emulgatoren

Ohne Tenside gäbe es weder Duschgel und Shampoo noch Creme und Lotion. Öl und Wasser sind nicht miteinander mischbar, weil Wassermoleküle polar und Öle unpolar sind. Um dennoch fettige Schmutzpartikel abwaschen oder Wasser und Öl verbinden zu können, braucht man Stoffe, die über ein polares und ein unpolares Ende verfügen. Diese Stoffe nennt man Tenside. Sie besitzen einen wasserliebenden Kopf und einen fettliebenden Schwanz. Der Kopf wird von einer polaren Gruppe, z. B. einer Säuregruppe, gebildet und der unpolare Schwanz von einer Kohlenstoffkette. Vermischt man Öl, Wasser und ein Tensid, richten sich die Tensidmoleküle so aus, dass ihr Kopf ins Wasser ragt und die Kohlenstoffkette in die Ölphase. Sie besetzen dadurch die Grenzflächen der Öltröpfchen, deshalb nennt man sie auch grenzflächenaktive Stoffe. Tenside sind aber nicht alle gleich. Innerhalb dieser Gruppe gibt es welche, die besser dispergieren, benetzen und schäumen. Man nennt sie Detergenzien (engl. Detergent = Reinigungsmittel). Der Vorzug anderer Tenside liegt in ihrer hohen Emulgierfähigkeit. Sie können stabile Mischungen aus Öl und Wasser erzeugen. Diese Tenside nennt man daher Emulgatoren. Ein weiteres wesentliches Unterscheidungsmerkmal ist der Ladungszustand der Kopfgruppe. Je nachdem, welche polare Gruppierung sie besitzen, werden sie in verschiedene Klassen eingeteilt. Man unterscheidet anionische, nichtionische, amphotere und kationische Tenside.

Anionische Tenside besitzen einen hydrophilen, negativ geladenen Kopf. Sie zeichnen sich durch besonders hohe Reinigungskraft und ein ausgeprägtes Schaumbildungsvermögen aus. Dadurch wirken

Tenside und Emulgatoren

sie auch stark entfettend. Sie sind meist sehr hydrophil und wirken als O/W-Emulgatoren. Zu dieser Gruppe gehört auch die klassische Seife.

Nichtionische Tenside tragen keine Ladung. Der hydrophile Kopf besteht aus einer stark polaren Gruppe und der Schwanz aus einem langkettigen Kohlenwasserstoffrest. Sie zeichnen sich durch gute Hautverträglichkeit aus. Schaumbildungs- und Reinigungsleistung sind geringer ausgeprägt. Sie können aber die Waschkraft anderer Tenside unterstützen und zur Schaumstabilität einer Tensidmischung beitragen. Nichtionische Tenside neigen dazu, sich an Keratin anzulagern, dadurch wirken sie leicht haut- und haarglättend. Die Ausgangsstoffe dieser Tenside sind in der Regel Mono- und Diglyceride aus Pflanzenfettsäuren, Glucose, Ester von Zitronensäure sowie verschiedene Fettalkohole. Zu dieser Gruppe gehören Alkylpolyglycoside (AGP), sogenannte Zuckertenside, und die meisten in der Naturkosmetik eingesetzten Emulgatoren.

Amphotere Tenside besitzen sowohl eine positiv wie auch eine negativ geladene Gruppe im hydrophilen Kopf. Sie werden deshalb auch als zwitterionische Tenside bezeichnet. Diese beiden geladenen Gruppen bilden einen stark wasserbindenden Bereich. Befindet sich nur ein Fettsäurerest im Molekül, wirken sie hydrophil und können O/W-Emulsionen stabilisieren. Sind zwei Fettsäurereste an den Kopf gebunden, wird die Bildung von Doppelmembranen begünstigt, wie z. B. bei Lecithin. Amphotere Tenside gelten als gut hautverträglich, sie unterstützen die Reinigungskraft und die Schaumstabilität anderer Tenside in einer Mischung. Je nach pH-Wert der Formulierung wirken sie im sauren pH-Bereich <7 kationisch und im basischen >7 anionisch. Das heißt, in klassischen Shampoos mit einem pH-Wert zwischen 5 und 5,5 tritt ihre additive Wirkung in den Vordergrund – sie lagern sich an Haaren und Haut an und hinterlassen einen Film. Typische Vertreter amphoterer Tenside sind Kokosbetain und Lecithin.

Kationische Tenside enthalten im Kopf eine positiv geladene Gruppe. Typisch für diese Tenside ist ihre starke Substantivität. Das heißt, sie besitzen ein intensives, selbstständiges Aufziehvermögen und haften somit gut. Durch die Anlagerung der Moleküle am Keratin der Haare wirken kationische Tenside wie Weichspüler. Sie glätten den Haarschaft und erzeugen weiche und glänzende Haare. Sie werden deshalb bevorzugt als Conditioner und Antistatika in Haarkuren und -spülungen verwendet. Kationische Tenside haben darüber hinaus keimtötende Eigenschaften und werden daher teilweise auch als Konservierungsmittel eingesetzt. Typische Vertreter dieser Tenside sind Stearamidopropyl, Dimethylamine und Behentrimonium Chloride.

In Rezepturen können Tenside und Emulgatoren nicht grundsätzlich durch andere ersetzt werden. Jeder dieser Stoffe bringt seine spezifischen Eigenschaften mit. Ersetzt man einen Emulgator durch einen anderen, werden Haptik und Textur einer Emulsion verändert. In manchen Fällen sind diese Unterschiede nur geringfügig. Häufig jedoch machen sich die produkttypischen Eigenschaften sehr deutlich bemerkbar. Emulsionen mit Tegomuls weisen eine völlig andere Haptik und Textur auf als welche mit Emulsan oder Lamecreme. Achten Sie daher immer auf die besonderen Merkmale der Emulgatoren.

Tenside und Emulgatoren

Ähnlich verhält es sich mit Tensiden. Wenn Sie ein Tensid durch ein anderes ersetzen möchten, wählen Sie eines aus der gleichen Tensidklasse und beachten Sie dabei auch die waschaktive Substanz. Ein Tensid mit einer höheren WAS ist stärker konzentriert und muss daher stärker verdünnt werden, damit die gewünschte WAS im Endprodukt wieder stimmt. Würden Sie beispielsweise Lamepon S, ein Aniontensid, durch Betain, ein Amphotertensid, in einer Shampoorezeptur für fettes Haar ersetzen, wären Sie vom Ergebnis sehr enttäuscht. Ihre Haare würden sich kaum frisieren lassen und noch schneller wieder fettig wirken. Gute Reinigungsprodukte zeichnen sich durch eine ausgewogene und zum Hautbild bzw. zur Haarstruktur passende Tensidmischung aus. In welchem Verhältnis die verschiedenen Tenside eingesetzt werden können, finden Sie in folgender Tabelle. Das Feintuning, also die genaue Abstimmung auf die Bedürfnisse von Haut und Haar, reguliert man durch Zusätze von Filmbildnern, Feuchthaltemitteln, Rückfettern und anderen speziellen Wirkstoffen.

	Normale(s) Haut/Haar	Trockene(s) Haut/Haar	Fette(s) Haut/Haar	Dickes Haar	Feines Haar
Anionisches Tensid	40–50 %	20–30 %	50–60 %	20–30 %	50–60 %
Nichtionisches Tensid	30–40 %	20–40 %	20–30 %	30–40 %	20–30 %
Amphoteres Tensid	20–30 %	30–50 %	10–20 %	30–40 %	10–20 %

Konsistenzgeber

Als Konsistenzgeber werden Fette bezeichnet, die einen höheren Schmelzpunkt aufweisen. Dazu zählen alle Arten von Pflanzenbutter, Fettalkohole und feste Wachse. Wachse bestehen aus einem Gemisch von Estern einwertiger Alkohole mit höheren Fettsäuren. Freie Fettsäuren, Kohlenwasserstoffe und Alkohole zählen ebenso zu ihren Bestandteilen. Man bezeichnet sie als feste Wachsester. Darüber hinaus gibt es auch flüssige Wachsester, z. B. Jojobaöl. Dieses zählt aufgrund seiner flüssigen Beschaffenheit nur bedingt zu den Konsistenzgebern. Aufgrund ihres hohen Schmelzpunktes erhöhen feste Wachsester die Viskosität einer Emulsion. Sie wirken auch leicht okklusiv. Das heißt, sie bilden einen Schutzfilm auf der Haut, der den transepidermalen Wasserverlust (TEWL) verringert. Wachse werden in einer Emulsion üblicherweise nur gering dosiert. Großzügiger Einsatz von festen Wachsen verursacht ein unangenehm stoppendes, wachsiges Hautgefühl beim Verreiben der Creme.

Fettalkohole zählen zu den lipophilen Gelbildnern und Co-Emulgatoren. Sie basieren vorwiegend auf Palmitin-, Myristin- und Stearinsäure. Obwohl sie zu den Fetten zählen, wirken sich ihre konsistenzgebenden Eigenschaften auch in der Wasserphase aus. Fettalkohole bilden flüssig-kristalline Strukturen, die sich durch die Wasserphase ziehen und diese dadurch stabilisieren. Nebenbei unterstützen sie auch den Emulgator, da sie sich wie dieser an den Grenzflächen zweier Phasen aufhalten.

Pflanzenbutter (wie z. B. Sheabutter) erhält ihre feste Struktur durch den hohen Gehalt an den gesättigten Fettsäuren Stearin- und

Palmitinsäure. Der Schmelzpunkt von Pflanzenbutter liegt deutlich niedriger als der von Wachsen. Sie können in einer Emulsion höher dosiert werden. Pflanzenbutter hat neben ihrer die Viskosität erhöhenden Wirkung auch ausgezeichnete Pflegeeigenschaften. Die unraffinierte Sheabutter beispielsweise enthält einen hohen Anteil an Phytosterolen, die die Hautbarriere stärken und dadurch den Feuchtigkeitsgehalt der Hornschicht regulieren.

Aufgrund ihrer spezifischen Beschaffenheit und Wirkung sind die verschiedenen Konsistenzgeber nur bedingt austauschbar. Unter Beachtung der unterschiedlichen Schmelzpunkte können Wachse untereinander ausgetauscht werden, ebenso wie Pflanzenbutter untereinander und Fettalkohole untereinander.

Gelbildner

Gelbildner sind Stoffe, die ein dreidimensionales Netzwerk aufbauen, um Flüssigkeit zu binden. Es gibt hydrophile und lipophile (siehe Konsistenzgeber) Gelbildner. Hydrophile Gelbildner werden in O/W-Emulsionen eingesetzt, um deren äußere (wässrige) Phase und damit die Konsistenz des Gesamtsystems zu erhöhen. Hydrophile Gelbildner dienen außerdem dazu, Duschgel, Shampoo, Roll-on-Deo usw. zu verdicken, um sie anwenderfreundlich zu gestalten. Die klassischen Hydrogelbildner gehören zur Stoffgruppe der Polysaccharide. Sie sind pflanzlicher bzw. organischer Herkunft und werden aus Algen, Holz, dem Saft von Bäumen, Fruchtkernen, Blättern und mit Hilfe von bestimmten Bakterien gewonnen. Es handelt sich um Polymere, die polare funktionelle Gruppen besitzen. Mischt man die Pulver mit Wasser, beginnen sie sofort zu quellen und bilden mit den Wassermolekülen ein dreidimensionales Gelgerüst aus. Diese Gele sind meist von schleimiger, glitschiger Konsistenz, daher nennt man sie auch Schleimbildner. Die Nachteile natürlicher Hydrogelbildner sind ihre starke Anfälligkeit für Schimmelbefall sowie ihr von Ernte zu Ernte schwankendes Quellvermögen.

Zur Gruppe der teilsynthetischen Gelbildner zählen Cellulose und deren Derivate. Die wichtigsten Vertreter der anorganischen, mineralischen Gelbildner sind Kieselsäure und Bentonit. Polyacrylsäure (Carbomer) ist der bekannteste vollsynthetische Gelbildner. Er zeichnet sich dadurch aus, dass er mit Wasser glasklare Gele bildet, die rückstandsfrei abtrocknen. Er wird deshalb häufig in Haar- und Aftershave-Gelen eingesetzt. Die Vorteile synthetischer Gelbildner sind ihre konstanten chemischen und physikalischen Eigenschaften.

Kosmetische Wirkstoffe

Kosmetische Wirkstoffe unterscheiden sich von medizinischen durch Wirkort und Einsatzzweck. Dies wird durch die EU-Kosmetikverordnung (EU-KVO) geregelt. Sie gilt in allen Ländern der Europäischen Union. In Deutschland ist sie im Lebensmittel-, Bedarfsgegenstände- und Futtermittelgesetz eingebunden. Neben den Bestimmungen, welche Stoffe in kosmetischen Mitteln erlaubt sind und unter welchen Bedingungen sie hergestellt und in Verkehr gebracht werden dürfen, ist in der EU-KVO auch durch die Be-

Kosmetische Wirkstoffe

griffsbestimmungen in Kapitel 1, Artikel 2, Absatz 1 geregelt, was kosmetische Mittel sind. *Im Sinne dieser Verordnung gelten folgende Begriffsbestimmungen: kosmetische Mittel: Stoffe oder Gemische, die dazu bestimmt sind, äußerlich mit den Teilen des menschlichen Körpers (Haut, Behaarungssystem, Nägel, Lippen und äußere intime Regionen) oder mit den Zähnen und den Schleimhäuten der Mundhöhle in Berührung zu kommen, und zwar zu dem ausschließlichen oder überwiegenden Zweck, diese zu reinigen, zu parfümieren, ihr Aussehen zu verändern, sie zu schützen, sie in gutem Zustand zu halten oder den Körpergeruch zu beeinflussen.* Daraus geht klar hervor, dass kosmetische Wirkstoffe nicht sehr tief in den Körper eindringen dürfen. Sie wirken hauptsächlich an der Hautoberfläche und in der Epidermis (Oberhaut). Einige gelangen bis in die Dermis (Lederhaut). Kosmetische Wirkstoffe dringen nicht bis zum Unterhautfettgewebe vor und gelangen deshalb nicht in den Blutkreislauf. Allerdings gibt es auch Ausnahmen wie z. B. die ätherischen Öle. Es wurde durch Messungen belegt, dass Inhaltsstoffe aus ätherischen Ölen, die auf die Haut aufgebracht wurden, zwanzig Minuten später im Blut nachweisbar waren. Deshalb wird immer wieder darüber diskutiert, ob ätherische Öle zu den kosmetischen oder medizinischen Wirkstoffen gehören. Für Stoffe mit diesen und ähnlichen Effekten hat sich in Fachkreisen der Begriff »Cosmeceuticals« etabliert. Darunter sind primär als kosmetische Wirkstoffe eingesetzte Substanzen zu sehen, die ebenso medizinische Wirkungen aufweisen bzw. tiefer in den Körper eindringen können.

Kosmetische Wirkstoffe wirken pflegend, desinfizierend, kühlend und schützend auf der Hautoberfläche. Sie schützen, pflegen und befeuchten in der Hornschicht. In der Dermis können sie den

Stoffwechsel der Oberhautzellen anregen, die Durchblutung steigern sowie die Schweiß- und Talgdrüsentätigkeit regulieren. Kosmetische Wirkstoffe lassen sich in verschiedene Untergruppen einteilen. Die wichtigsten sind Feuchthaltemittel, Lichtschutzfilter, Abrasivstoffe (Peelingsubstanzen), Filmbildner (Proteine), Vitamine, Antischuppenmittel, desodorierende Stoffe sowie antibakteriell wirkende Substanzen.

In kosmetischen Präparaten zählen die *Feuchthaltemittel* zu den wichtigsten Wirkstoffen. Es handelt sich meist um polare Substanzen, die Wassermoleküle an sich binden, sie in die Hornschicht der Haut einschleusen, um sie dort festzuhalten. *Vitamine* sind unterschiedlich aufgebaute organische Verbindungen, die vom Körper nicht oder nur unzureichend gebildet werden können. Vitamine steuern Stoffwechselvorgänge und üben Schutzfunktionen aus. Es gibt wasserlösliche und fettlösliche Vitamine. Zu Ersteren zählen Pro-Vitamin B_5 (D-Panthenol), Vitamin B_3 (Niacinamid) und Vitamin C. Fettlösliche Vitamine sind A, D, E und K. Sie sind in vielen kaltgepressten Pflanzenölen enthalten, werden aber auch synthetisch hergestellt.

Um die Haut vor negativen Einflüssen durch UV-Licht zu schützen, sind *Sonnenschutzfilter* nötig. Es gibt zwei Arten von Lichtschutzfiltern: mineralische und synthetische Filtersubstanzen mit unterschiedlichen Wirkmechanismen. Mineralische Filtersubstanzen wie Titandioxid wirken auf der Hautoberfläche. Dort absorbieren und reflektieren sie das UV-Licht. Synthetische Sonnenfilter entfalten ihre Schutzwirkung in der Haut. Sie müssen mindestens dreißig Minuten vor dem Sonnenbad aufgetragen werden, damit sie ihre Wirkung entfalten können.

Alkohole

In der Kosmetik werden mechanische und chemische *Peelings* angewandt. Mechanische Peelings wirken auf der Hautoberfläche. Verwendet werden hierfür Schleifpartikel, wie z. B. Seesand oder gemahlene Fruchtkerne, die die obersten, abgestorbenen Hautzellen entfernen. Chemische Peelings sind z. B. Fruchtsäuren oder Vitamin-A-Säure. Sie wirken tiefer in der Hornschicht. Sie lockern die Kittsubstanz zwischen den Hornlamellen und sorgen so für eine Verdünnung der Epidermis. In selbst gemachter Kosmetik werden ausschließlich mechanische Peelings angewandt. Fruchtsäurepeelings sollten nur von Ärzten und Kosmetikerinnen durchgeführt werden, denn eine falsche Dosierung der Säuren kann starke Verätzungen der Haut verursachen.

Alkohole

Alkohole sind sauerstoffhaltige organische Verbindungen, die sich von Kohlenwasserstoffen ableiten. Es sind mehr oder weniger flüchtige Flüssigkeiten, die unterschiedlich schnell verdunsten. Der bekannteste Alkohol ist der Weingeist (Ethanol). Er wird vorwiegend durch Vergärung von Zucker und Stärke unter Einsatz von Hefen und Bakterien hergestellt. Reiner Weingeist ist mit einer hohen Steuer belegt und deshalb sehr teuer. Die preiswerteren Alkohole sind denaturiert. Das heißt, sie wurden mit Stoffen versetzt, die sie ungenießbar machen. In Deutschland sind u. a. Schellack, Fichtenkolophonium, Phthalsäurediethylester, Thymol, Diethylether sowie *tert*-Butanol in Verbindung mit Isopropanol zur Vergällung zugelassen. Einige dieser Vergällungsmittel sind höchst umstritten. Da die Hersteller nicht verpflichtet sind, das verwendete Vergällungsmittel zu deklarieren, bleibt der Verbraucher im Ungewissen. Für die ausreichende Deklaration reicht die Angabe »Alcohol denat.« = denaturierter Alkohol. Wenn Sie sicher sein wollen, dass keine schädlichen Stoffe enthalten sind, greifen Sie zu reinem Weingeist.

Zur Gruppe der mehrwertigen Alkohole zählen Glycerin (Glycerol), Propylenglycol und Sorbit (Sorbitol). Sie sind weniger flüchtig (verdunsten langsamer) als Weingeist. Es handelt sich um höher viskose Flüssigkeiten mit guten hydratisierenden Eigenschaften. Sie können Wassermoleküle binden und in die Haut einschleusen. Ihre hydratisierende Wirkung ist jedoch unterschiedlich stark ausgeprägt (siehe bei den entsprechenden Rohstoffen in Teil 2).

Alkohole werden in Kosmetika für verschiedene Zwecke eingesetzt. Sie dienen als Lösemittel für Wirkstoffe und ätherische Öle sowie als Auszugsmittel für Kräuterextrakte. Alkohole haben eine stark desinfizierende Wirkung und können daher auch als Konservierungsmittel eingesetzt werden. Alkohol fördert zudem das Einziehen einer Emulsion und erzeugt einen kühlenden Effekt auf der Haut. Richtig dosiert trocknet Alkohol nicht aus und wird meist auch von empfindlicher Haut gut vertragen.

Konservierungsstoffe

Mit dem Begriff »Naturkosmetik« verbinden viele Menschen Pflegeprodukte, die ausschließlich naturreine, unbehandelte Zutaten enthalten. Darüber hinaus sollen diese Produkte aber die angenehmen Aspekte moderner Hautpflege mitbringen. Hier

Konservierungsstoffe

driften Erwartungshaltung und Realität weit auseinander. Aus heutiger Sicht hat Naturkosmetik nichts mit den fettigen Zubereitungen früherer Jahrhunderte gemeinsam. Naturcremes aus Pflanzenölen, Wachsen und ätherischen Ölen entsprechen nicht mehr den Verbrauchervorstellungen. Moderne Cremes sollen leicht sein, schnell einziehen und dürfen auf keinen Fall fettig glänzen. Um diese Kriterien erfüllen zu können, sind chemisch aufbereitete Stoffe nötig, die eine Emulsion aus Fett und Wasser erst möglich machen (siehe Emulgatoren). Aber sobald der Naturrohstoff »Wasser« ins Spiel kommt, taucht das Problem der Besiedelung durch Mikroorganismen auf. Bakterien und Pilze sind mikroskopisch kleine Lebewesen, die überall auf der Erde vorkommen. Sie ernähren sich von Fetten, Kohlenhydraten und Proteinen. Zum Überleben benötigen sie aber auch Wasser und meist einen leicht sauren pH-Wert. Wasserhaltige kosmetische Zubereitungen bieten Kleinstlebewesen ideale Bedingungen, um sich zu vermehren, und sie tun dies in einer enormen Geschwindigkeit. Aus einer einzigen Bakterie kann unter guten Bedingungen innerhalb von nur zwei Tagen eine Kolonie von ca. 33.000 Stück heranwachsen. Da es aber eher unwahrscheinlich ist, dass sich in einer Creme nur eine einzige Bakterie befindet, wird die Kolonie nach zwei Tagen um ein Vielfaches größer sein. Diese hohe Keimbelastung kann man einem Produkt nicht sofort ansehen. Den Schaden, den es auf der Haut anrichten kann, sehr wohl. Oftmals ist die Verwunderung sehr groß, wenn die Haut plötzlich mit Ausschlag oder Pickelbildung reagiert. Häufig werden einzelne Zutaten dafür verantwortlich gemacht. In den meisten Fällen jedoch liegen diese Hautveränderungen in einer unzureichend konservierten oder gar unkonservierten Creme begründet. Um den mikrobiellen Befall weitgehend einzudämmen, muss deshalb jedes wasserhaltige Produkt mit einem geeigneten Konservierungsmittel versehen werden!

Konservierungsstoffe sind Substanzen, die mikrobistatisch (wachstumshemmend) oder mikrobizid (keimtötend) wirken. Sie besitzen einen hydrophilen Teil mit überwiegend lipophilem Charakter. Dadurch sind sie in der Lage, sich an den Zellwänden der Mikroorganismen anzulagern und so deren Nahrungszufuhr zu blockieren. Einige Konservierungsstoffe können auch in die Zellwände eindringen und wichtige Stoffwechselvorgänge der Bakterien zerstören. Dieser amphiphile Charakter hat aber auch den Nachteil, dass sie in einer Emulsion sehr leicht in die Fettphase wandern, weil sie sich dort besser lösen. Die Wasserphase ist nun nicht mehr ausreichend geschützt. Daher werden viele Konservierungsmittel als alkoholische Lösung angeboten. Einige Alkohole, wie z. B. Propylenglycol oder Benzylalkohol, gewährleisten eine bessere Wasserlöslichkeit der Konservierungsstoffe. Darüber hinaus wirken auch die Alkohole desinfizierend und bilden einen Synergieeffekt mit den mikrobistatischen Substanzen.

Pflanzenauszüge

Auszüge aus Kräutern und anderen Pflanzen sind untrennbar mit Naturkosmetik verbunden. In der Regel werden wässrig-alkoholische und ölige Pflanzenauszüge sowie Destillate (Hydrolate) und ätherische Öle verwendet. Pflanzenauszüge werden auch als Extrakte, Tinkturen oder Mazerate bezeichnet. Das Wort »Extrakt« ist ein Überbegriff, der eine Mazeration beschreibt. Eine

Pflanzenauszüge

Tinktur ist ein hochprozentiger alkoholischer Auszug des Pflanzenmaterials. Der Begriff »Mazerat« wird vom lateinischen *macerare* abgeleitet und bedeutet »einweichen«. Er beschreibt ein physikalisches Verfahren, bei dem Stoffe eine gewisse Zeit in einer Flüssigkeit liegen. Durch diesen Prozess werden Inhaltsstoffe aus dem Material gelöst und gehen in das Lösemittel über. Mazerate werden mit frischen, angetrockneten oder getrockneten Pflanzenteilen gewonnen. Die sogenannten Aufgüsse (Tees) oder Abkochungen dürfen wegen der enthaltenen Schwebeteilchen nicht für Kosmetika, die länger aufbewahrt werden sollen, verwendet werden. Mit haushaltsüblichen Mitteln, wie z. B. Kaffee- oder Teefiltern, können nicht alle Schwebeteilchen sicher entfernt werden. Dadurch schimmeln die Produkte sehr schnell. Auch eine gute Konservierung kann dies nicht verhindern. Aufgüsse und Abkochungen von Pflanzen sind maximal ein bis zwei Tage haltbar und daher nur für den sofortigen Verbrauch, z. B. als Haarspülung, bestimmt. Zur Seifenherstellung dürfen Kräutertees zum Anrühren der Lauge verwendet werden, denn in diesem stark basischen Milieu können Mikroorganismen nicht überleben. Die meisten Kräuterzubereitungen färben die Seife jedoch beigefarben bis braun. Für Cremes, Gesichtswässer usw. sind Kräuterauszüge auf alkoholischer oder öliger Basis eine ausgezeichnete Ergänzung. Im Handel sind verschiedene Pflanzenauszüge erhältlich. Sie basieren meist auf einer Mischung aus Propylenglycol und Wasser und sind daher nicht für Naturkosmetik zugelassen. Wenn Sie das Auszugsmittel selbst bestimmen wollen, können Sie ohne großen Aufwand Kräuterauszüge herstellen.

Wässrig-alkoholischer Auszug

Sie können leicht angetrocknetes oder getrocknetes Pflanzenmaterial verwenden. Entfernen Sie alle schlechten Blätter und Blüten sowie Insekten, die sich darin versteckt haben. Schneiden Sie die Kräuter in grobe Stücke und geben Sie sie in ein Schraubglas. Nun füllen Sie mit 70-prozentigem Weingeist so weit auf, bis alle Kräuterteile gut bedeckt sind. Schließen Sie das Glas und lassen Sie es bei Zimmertemperatur ca. vierzehn Tage stehen. Schütteln Sie das Glas täglich, damit sich die Wirkstoffe gut lösen können. Dann filtern Sie alles zuerst durch ein sauberes Leinentuch. Pressen Sie das Pflanzenmaterial gut aus. Füllen Sie die Flüssigkeit in eine Flasche und lassen Sie diese ein bis zwei Tage stehen, damit sich die Schwebeteilchen absetzen können. Nun filtern Sie die Flüssigkeit durch Kaffeefilterpapier. Die klare Flüssigkeit füllen Sie nun in braune oder blaue Apothekerflaschen. Vergessen Sie die Beschriftung nicht. Diese Extrakte sind mindestens ein Jahr lang haltbar. Sie können als Wirkstoff mit fünf bis zehn Prozent dosiert werden.

Öliger Auszug

Bereiten Sie das Pflanzenmaterial wie oben beschrieben vor. Füllen Sie mit einem gut haltbaren Pflanzenöl (Jojoba- oder Olivenöl) so weit auf, bis alle Kräuter gut bedeckt sind. Verschließen Sie das Glas und lassen Sie es 14 Tage bei Zimmertemperatur stehen. Schütteln Sie es täglich. Filtern Sie nun das Öl ab wie oben beschrieben. Beachten Sie dabei, dass Öle nur sehr langsam durch Filterpapier laufen. Ölige Mazerate sollten innerhalb von sechs bis neun Monaten aufgebraucht werden.

Duftstoffe

Duftstoffe sind komplexe chemische Verbindungen, die sowohl natürlichen als auch synthetischen Ursprungs sein können. Natürliche Duftstoffe sind in der Natur vorkommende Aromastoffe, die durch physikalische, enzymatische oder mikrobiologische Verfahren hergestellt werden. Synthetische und naturidentische Duftstoffe werden im Labor aus künstlichen und/oder natürlichen Substanzen hergestellt. Zur Verwendung in Kosmetika sind nur solche Duftstoffe geeignet, die den Reinheitskriterien kosmetischer Mittel entsprechen. Da der Duftstoff oftmals die teuerste Komponente einer Seife ist, wird manchmal zu den billigeren Raumdüften, die man auf Wochenmärkten findet, gegriffen. Diese Duftstoffe *können* jedoch Bestandteile enthalten, die die Haut reizen und unter Umständen Allergien auslösen.

Parfümöle

Parfümöle werden aus synthetischen Duftbausteinen hergestellt. Sie sind meist sehr duftintensiv und können daher unangenehme Eigengerüche der Rohstoffe gut maskieren. Sie werden gerne in Naturseifen eingesetzt, weil der Duft lange wahrnehmbar bleibt. Viele von ihnen neigen dazu, den Seifenleim schnell andicken zu lassen und zu verfärben. Eine Untergruppe der Parfümöle bilden die naturidentischen ätherischen Öle. Sie werden im Labor aus natürlichen und synthetischen Einzelsubstanzen hergestellt. Das Duftprofil ist dem von ätherischen Ölen nachempfunden.

Naturreine ätherische Öle

Dies sind komplexe natürliche Stoffgemische, die der Pflanze den unverwechselbaren Duft verleihen. Jedes ätherische Öl hat unterschiedlich zusammengesetzte Hauptbestandteile sowie Nebenkomponenten, die eine Synergie mit dem Hauptwirkstoff eingehen. Diese Duftstoffe sind Stoffwechselprodukte der Pflanzen, die für ihr Überleben notwendig sind. Sie helfen bei der Befruchtung, indem sie Insekten und Bienen anlocken. Sie schützen die Pflanze vor Feinden und Krankheiten. Die Duftstoffe sind je nach Pflanze in unterschiedlichen Pflanzenteilen eingelagert: in Früchten, Fruchtschalen, Blättern, Samen, Blüten, im Holz, in der Wurzel und auch in Harzen.

Am häufigsten gewinnt man ätherische Öle durch Wasserdampf-Destillation. Als Nebenprodukt entstehen die Hydrolate. Die Extraktion durch Lösungsmittel wird bei Harzen und nicht destillierbaren Blüten angewandt. Die Harze werden mit Lösungsmittel vermischt, durch Wärmeeinwirkung extrahiert und filtriert. Durch Destillation wird nun das Lösungsmittel wieder entfernt. Die so entstandene Substanz nennt man Resinoid. Bei nicht destillierbaren Blüten wird ähnlich verfahren. Das Blütenmaterial wird mit Lösungsmittel vermengt und durch Wärmeeinwirkung extrahiert. Anschließend wird durch Destillation das Lösungsmittel wieder »ausgewaschen«. Es entsteht eine farbige, duftende Paste, das Concrète. Dieses wird nun mit Alkohol vermischt, erwärmt und filtriert. Dann wird durch zwei weitere Destillationsvorgänge der Alkohol entfernt. Das Ergebnis ist das Absolue. Die Kaltpressung ist ein sehr schonendes Verfahren und wird bei Zitrusfrüchten (deren Schalen) angewandt. Durch die mechanische Pressung lösen

Duftstoffe

sich nicht nur die ätherischen Öle, sondern auch in der Schale enthaltene Wachse. Die Öle der Zitrusfrüchte werden manchmal auch Essenzen genannt. Die Enfleurage ist die aufwendigste Methode, Düfte zu gewinnen. Sie wird heute nur noch sehr selten angewendet. Dazu werden Glasplatten dünn mit Fett (Schweine- oder Kokosfett) bestrichen und dicht mit Blüten belegt. Nach ca. zwölf Stunden werden die Blüten wieder abgenommen und durch frische ersetzt. Dieser Vorgang wird bis zu 36 Mal wiederholt. Nun werden die Duftstoffe mit Alkohol aus der so entstandenen Pomade herausgelöst. Der Alkohol wird anschließend verdampft. Und das alles in Handarbeit! Da kann sich jeder vorstellen, dass die so gewonnenen Düfte sehr teuer und kostbar sind.

Unter den im Handel erhältlichen ätherischen Ölen gibt es große Qualitätsunterschiede, die man als Laie kaum erkennen kann. Allerdings gibt es einige Merkmale, die qualitativ hochwertige ätherische Öle auszeichnen – die Angaben auf dem Etikett der Flasche. Ätherische Öle, die als »100 % naturrein« bezeichnet werden, dürfen nur aus der Stammpflanze gewonnen worden sein. Die botanische Bezeichnung der Pflanze sollte auf dem Etikett angegeben sein. Wird der Zusatz »DAB« genannt, wurde das Öl im Labor nachgebessert. Einige sehr teure Öle sowie einige zähflüssige, schwer dosierbare Harze werden auch in Alkoholverdünnung angeboten. Hier müssen auf dem Etikett zusätzlich das genaue Verdünnungsverhältnis und das Verdünnungsmittel angegeben sein.

Ätherische Öle sind reine Naturprodukte, deren Duftprofil sowie deren Inhaltsstoffe stark schwanken können. Die Ursachen dafür sind u. a. das Anbaugebiet, die Erntezeit, das Ernteverfahren, die

Behandlung der Pflanzen bis zur Destillation und vor allem auch die klimatischen Bedingungen eines Jahres. Diese hochkonzentrierten Substanzen dürfen niemals pur (mit ganz wenigen Ausnahmen) auf die Haut aufgetragen werden. Dosieren Sie ätherische Öle nicht zu großzügig. Wenn der Pflanze selbst zum Teil winzige Mengen reichen, sollten diese auch für uns genügen.

Dosierung für ätherische Öle (Parfümöle):
Creme, Körpermilch, Massageöl 0,2–1 % (0,1–0,5 %)
Duschgel, Schaumbad, Shampoo 0,5–1 % (0,3–0,5 %)
Badeöl, Fußbad 1,5–2 % (1–1,5 %)
Deodorant 1–1,5 % (0,5–1 %)
Sonnenmilch, max. 0,2 % (0,2–0,3 %)
Seife 2–5 % (2–3 %)

Viele Duftstoffe, auch ätherische Öle, enthalten sogenannte Allergene, die bei empfindlichen Personen Allergien auslösen können. Gehören Sie zu diesem Personenkreis, greifen Sie zu Parfümölen, die als »allergenfrei« ausgezeichnet sind. Oder verzichten Sie auf Duftstoffe in Ihren kosmetischen Produkten.

Kosmetikfarbstoffe

Färbende Substanzen sind mehr oder weniger gefärbte Moleküle, die beliebige Materialien anfärben können. Sie haften an Haut und Haaren, an Papier und Textilien, an Metallen und Holz. Die unterschiedlichen Anwendungsformen verlangen nach Farbstoffen, die bestimmte Kriterien erfüllen. Für das Einfärben von Papier,

Holz und Metall müssen Farbstoffe anders aufbereitet werden als für kosmetische Produkte. Die Liste der in Kosmetika erlaubten Farbstoffe ist lang, doch nicht alle Färbemittel sind unbedenklich.

Azofarbstoffe

Sie sind mit über 2000 organischen Verbindungen die größte Gruppe innerhalb der Farbstoffe. Sie werden chemisch-synthetisch hergestellt. Ausgangsmaterialien sind aromatische Amine (meist Anilin aus Kohlenteer) und eine Natriumnitritlösung. Azofarbstoffe lassen sich einfach herstellen und man kann durch kleine Veränderungen innerhalb der Molekülgruppe eine große Farbvielfalt erzielen. Diese Farbstoffe zeichnen sich durch sehr gute Farbstabilität aus. Es sind kraftvolle und lichtechte Farben, die meist auch in einem weiten pH-Bereich stabil sind. Obwohl einige Farbstoffe aus dieser Gruppe auch für Lebensmittel zugelassen sind, gelten sie toxikologisch als bedenklich. Durch Schweißabsonderung der Haut können aromatische Amine freigesetzt werden, die als krebserzeugend eingestuft werden. Aromatische Amine können Allergien hervorrufen, Augen, Atemwege sowie Haut- und Schleimhäute reizen. Azofarbstoffe sind nicht für Naturkosmetik geeignet.

Lebensmittelfarbstoffe

Eine vergleichsweise kleine Gruppe bilden die Lebensmittelfarbstoffe. Auch wenn die Bezeichnung dieser Farbstoffgruppe die Assoziation von natürlichen Farbstoffen hervorruft, ist dem nicht so. Lebensmittelfarbstoffe werden in der Regel synthetisch aus Natrium-, Kalium- oder Calciumsalzen hergestellt, es gibt nur wenige Ausnahmen. Lebensmittelfarbstoffe sind im Handel in Pulverform und als Lösung, meist 1-prozentig, erhältlich. Sie sind gut wasserlöslich, nicht deckend und wenig lichtstabil. Lebensmittelfarbstoffe können für fast alle kosmetischen Produkte verwendet werden. Allerdings sind nicht alle naturkosmetikkonform.

Natürliche Farbstoffe

Zur Gruppe der natürlichen Farbstoffe zählen pflanzliche, tierische und mineralische Farbstoffe. Die ältesten Färbemittel sind Farbstoffe aus Pflanzen und Mineralgestein. Farben aus Pflanzen werden seit dem Altertum für Kosmetik und für das Färben von Textilien verwendet. Als Rohstoffe dienen sogenannte Färberpflanzen. Sie enthalten hohe Anteile natürlicher Farbstoffe, die durch verschiedene Verfahren extrahiert werden. Typische Pflanzenfarben sind Indigo, blauer Farbstoff aus der Indigopflanze; Lawson, roter Farbstoff aus Henna; Anthocyane, blauer, violetter und roter Farbstoff aus Heidelbeeren, Holunderbeeren, Rotkohl; Carotinoide, gelber Farbstoff aus Karotten; Annatto, rötlich-gelbe Farbe aus den Samen der gleichnamigen Pflanze; Betanin, roter Farbstoff aus Roten Rüben; Chlorophylle, grüner Farbstoff aus Spinat, Luzerne, Nesseln; Kurkumin, gelber Farbstoff aus dem Wurzelstock der Gelbwurz; Pflanzenkohle, ein schwarzer Farbstoff, wird durch vollständiges Verbrennen von pflanzlichen Materialien und anschließender Reinigung gewonnen. Echtes Karmin ist ein tierischer Farbstoff, der aus der Cochenilleschildlaus gewonnen wird. Natürliche Farbstoffe sind, bis auf Carotin, wasserlöslich, nicht deckend und wenig lichtbeständig. Einige unter ihnen reagieren bei wechselnden pH-Werten mit Farbumschlägen. Ein typisches Beispiel dafür sind die Anthocyane aus Rotkohl. Sie sind so pH-sensibel, dass sie über den gesamten Bereich von 1–14 ihre Farbe kontinuierlich verändern. Bei pH-Wert 2 rot, bei 4 lila, bei 7 blauviolett, bei

Kosmetikfarbstoffe

8 blau, bei 10 blaugrün und bei 12 grünlich-gelb. Natürliche Pflanzenfarbstoffe sind für Naturkosmetik zugelassen.

Weitere Vertreter der natürlichen Farbstoffe sind mineralische, farbige Oxide wie Eisenoxid, Chromoxid, Titandioxid und Zinkoxid. Zur Gewinnung werden die Mineralgesteine entweder sehr fein gemahlen oder gebrannt und gereinigt. Die Farbpalette ist nur sehr klein, lässt sich aber durch Mischungen erweitern. Eisenoxidpigmente werden für dekorative Kosmetika wie Make-up, deckenden Puder, Lidschatten und Lippenstifte und zum Färben von Seifen verwendet. Sie besitzen sehr hohe Deckkraft und Farbstärke, sind lichtbeständig, weisen aber nur eine geringe Leuchtkraft auf. Eisenoxidpigmente sind weder wasserlöslich noch öllöslich. Zum Färben von Emulsionen und Badeprodukten sind sie nicht geeignet. Eisenoxidpigmente sind für Naturkosmetik zugelassen.

Interferenz-Pigmente
Die faszinierende Wirkung dieser Pigmente beruht auf dem Phänomen der Absorption, Brechung und mehrfachen Reflexion des Lichtes. Man nennt sie deshalb auch Effektpigmente. Ein Beispiel aus der Natur ist das geheimnisvolle Schimmern von Muscheln und Perlen. Die Ausgangsstoffe für Interferenzpigmente sind Titandioxid und natürliches Schichtsilikat (Glimmer). Zuerst wird aus Titandioxid der plättchenförmige Träger hergestellt. In einem weiteren Schritt erfolgt die hauchdünne Beschichtung mit Glimmertitan. Die feinen Pigmente erscheinen nahezu weiß. Erst durch Auftragen auf die Haut oder durch Befeuchten der Partikel wird das einfallende Licht absorbiert, gebrochen und reflektiert. Betrachtet man die Partikel aus

unterschiedlichen Blickwinkeln, nimmt das Auge schimmernde Farben wahr, obwohl keine enthalten sind. Interferenzpigmente können daher weder Haut noch Kosmetikprodukte anfärben. Sie werden hauptsächlich in dekorativer Kosmetik eingesetzt, um schimmernde Effekte zu erzielen. Interferenzpigmente können auch in Cremes oder Körperöle gemischt werden, sie lassen die Haut strahlen und geheimnisvoll schimmern.

Perlglanz-Pigmente
Sie bestehen aus plättchenförmigem Glimmer als Trägersubstanz, der mit Titandioxid und Eisenoxid hauchdünn beschichtet wird. Das Farbspektrum der Perlglanzpigmente wird durch verschiedenfarbige Oxide, Azofarbstoffe und vor allem durch die Wahl der Beschichtungsparameter wie Brechzahl, Schichtstärke und Schichtfolge erzeugt. Da sie Farbstoffe enthalten, wirken sie färbend auf die Haut. Perlglanzpigmente werden vor allem in dekorativer Kosmetik eingesetzt. Sie dürfen nicht gemörsert werden, um den Glimmereffekt nicht zu zerstören.

In der EU-Kosmetikverordnung (EU-KVO) ist festgelegt, wie Farbstoffe deklariert werden müssen und mit welchen Hautarealen sie in Berührung kommen dürfen. Die Bezeichnung für Farbstoffe in kosmetischen Präparaten ist der Color Index (C.I.). Jeder Farbstoff erhält eine Nummer, die zusammen mit dem Kürzel »C.I.« am Ende der Inhaltsstoffangabe eines Produktes aufgeführt werden muss.

Kosmetikfarbstoffe

Anwendungsbereich 1: Für alle kosmetischen Mittel erlaubt.

Anwendungsbereich 2: Nicht erlaubt zur Anwendung am Auge (darf nicht für Lidschatten, Abschminkprodukte u. Ä. verwendet werden).

Anwendungsbereich 3: Nicht erlaubt an den Schleimhäuten (darf nicht für Lippenstifte, Mundwasser u. Ä. verwendet werden).

Anwendungsbereich 4: Nur zur kurzen Verweildauer auf der Haut erlaubt (darf nur in Seifen und anderen Reinigungsmitteln eingesetzt werden).

Die Anwendungsbereiche sagen aber noch nichts darüber aus, ob die Farbstoffe gemäß BDIH für Naturkosmetik verwendet werden dürfen. Hierfür gibt es eine gesonderte Liste, die sogenannte Positiv-Liste des BDIH. Sie ist im Internet unter www.kontrollierte-naturkosmetik.de zu finden.

Teil 2: Kosmetikrohstoffe von A–Z

A-Kons
Benzyl Alcohol, Glycerin, Benzoic Acid, Sorbic Acid

Die klare, zähe Flüssigkeit besteht aus den Komponenten Benzylalkohol, Benzoesäure, Sorbinsäure und Glycerin. Die Inhaltsstoffe sind vom BDIH für Naturkosmetik zugelassen. Die Wirkstoffkombination hemmt das Wachstum von grampositiven und gramnegativen Bakterien sowie von Hefen und Schimmelpilzen. Der geringe Eigengeruch von A-Kons lässt sich gut mit Duftstoffen überdecken. A-Kons gilt als mildes und gut verträgliches Konservierungssystem. Die enthaltenen organischen Säuren Benzoesäure und Sorbinsäure erfordern jedoch, dass der pH-Wert der kosmetischen Formulierungen nicht über 5 liegt. Zur Regulierung des pH-Wertes können sowohl Milch- als auch Zitronensäure verwendet werden. Bei sehr sauberer Arbeitsweise und unten genannter Dosierung kann eine Haltbarkeit von etwa drei bis sechs Monaten erreicht werden. Eine höhere Dosierung bewirkt keine längere Haltbarkeit, da die Mikroorganismen nicht abgetötet werden. Es wird lediglich ihre Wachstumsgeschwindigkeit eingedämmt. Markennamen für dieses Produkt sind Rokonsal™ BSB-N, Optiphen® BSB-N (ISP, International Specialty Products)

Verarbeitung: A-Kons wird üblicherweise während der Abkühlphase ins fertige Produkt eingerührt. Bei besonderen Verarbeitungsformen kann der Konservierungsstoff auch in der heißen Wasserphase gelöst werden, da er kurzfristige Erwärmung bis 80 °C gut toleriert.

Verwendung: Konservierungsstoff; kann in allen kosmetischen Produkten eingesetzt werden, deren pH-Wert nicht über 5 liegt.

Naturkosmetik: ja

Dosierung: in Tensidformulierungen 0,2 %, in Emulsionen 1 %

Alaun
Ammonium Alum

Ammonium Alaun (Ammonium-Aluminium-Sulfat Dodecahydrat) wird durch Vielfachkristallisation aus Alaunschiefer gewonnen. Das farblose, kristalline Pulver ist das schwefelsaure Doppelsalz von Kalium und Aluminium (Kaliumaluminiumsulfat). Alaun enthält bis zu 45 Prozent Kristallwasser. Es bildet farblose, durchsichtige Kristalle aus, die unter längerem Sauerstoffeinfluss verwittern. Wird Alaun erhitzt, schmilzt es im eigenen Kristallwasser, lässt sich in Formen gießen und erstarrt wieder. Der Schmelzpunkt liegt bei 93,5 °C. Alaun ist in kaltem Wasser mäßig, in heißem Wasser gut löslich. In wässrigen Lösungen, die mehr als 30 Prozent Alkohol enthalten, kristallisiert Alaun wieder aus und bildet einen Bodensatz. Alaun wird wegen seiner hohen Verfügbarkeit und niedrigen Kosten häufig in Deodorants eingesetzt. Alaun verschließt im Gegensatz zu Aluminiumderivaten nicht die Poren der Haut,

Algenöl

sondern minimiert das Wachstum der geruchsbildenden Bakterien. Auf diese Weise kann der Schweißgeruch für mehrere Stunden unterbunden werden. Alaun gilt als gut verträglich und hinterlässt keine Verfärbungen auf Textilien.

Verarbeitung: in 50–60 °C heißem Wasser lösen
Verwendung: Wirkstoff; in allen Deodorants, die mit einer Wasserphase zubereitet werden und deren pH-Wert nicht über 5 liegt.
Naturkosmetik: ja
Dosierung: 0,5–1 %

Algenöl
Algae/Fucus vesiculosus

Algenöl ist ein öliger Pflanzenauszug. Verwendet werden meist Braunalgen, die in Sojaöl mazeriert werden. Braunalgen wachsen bevorzugt an den Küsten des Atlantiks von Grönland bis zum Ärmelkanal und den Kanarischen Inseln. Das grünliche Öl verströmt den typischen Meeresgeruch. Es ist häufig mit Butyl-Hydroxytoluol und/oder Phenoxyethanol konserviert. Algenöl spendet Feuchtigkeit, wirkt leicht adstringierend und beugt vorzeitiger Hautalterung vor. Emulsionen mit hohem Anteil an Algenöl bleiben häufig sehr weich bzw. dünner als gewöhnlich. Dies lässt sich durch eine höhere Dosierung von Konsistenzgebern beheben.

Algenöl kann auch für Seifen verwendet werden. Die Verseifungszahl wird durch das Trägeröl bestimmt.

Verarbeitung: In die geschmolzene Fettphase oder während der Abkühlphase in die Emulsion einrühren. Bei der Verwendung in Seifen kann es mit den anderen flüssigen Ölen erwärmt werden.
Verwendung: Wirkstofföl; für Massageöle, Badeöle, Seifen und Emulsionen bei Zellulite, reifer Haut, trockener Haut, entzündeter Haut, unreiner Haut
Naturkosmetik: ja
Dosierung: Emulsionen 5–10 % in der Ölmischung, Massageöle bis 30 %, Seifen bis 25 %

Alginat
Algin

Alginate und Alginsäure werden mit Hilfe von Alkali aus den Zellwänden von Seetang und verschiedenen braunen Seealgen gewonnen. Aus dem Extrakt wird das Polysaccharid als Calciumsalz oder Alginsäure ausgefällt. Alginsäure selbst ist nicht wasserlöslich, aber quellbar, während die Natrium-, Calcium- und Aminsalze sowie die Ester wasserlöslich sind. Alginsäure kann das Zwei- bis Dreifache ihres Gewichtes an Wasser binden. Alginate sind sehr wirksame Verdickungsmittel und Gelbildner. Eine Konzentration von 0,25 bis 0,5 Prozent reicht aus, um stabile Gele herzustellen. Sie

Allantoin

werden vorwiegend als Verdickungsmittel und Emulsionsstabilisatoren in Shampoos, Zahnpasten, Masken und Massageprodukten eingesetzt. Durch den Zusatz von Calciumsalz oder durch Ansäuern lassen sich Alginatlösungen noch weiter verdicken. Alginate sind stabil bei Kälte und verhindern die Bildung großer Eiskristalle beim Einfrieren. Natriumalginat wird als beigefarbenes, feines Pulver angeboten. Sobald es mit Wasser in Kontakt kommt, bildet es ein Gel und es kommt sehr schnell zu Klümpchenbildung. Es ist daher sinnvoll, das Pulver zuerst in Weingeist oder Glycerin zu dispergieren und anschließend das Wasser unter Rühren zuzufügen.

Verwendung: Gelbildner; als Stabilisator in Emulsionen, als Grundlage für wässrige Gele, als Viskositätsregler in Shampoo und Duschgel
Naturkosmetik: ja
Dosierung: Stabilisator 0,1 %, Gelgrundlage 0,5–1 %

Allantoin
Allantoin

Allantoin ist ein Produkt des Eiweißstoffwechsels, das in Pflanzen enthalten ist, z. B. in Rosskastanienrinde, Ahorn, Weizenkeimen, Beinwell, Schwarzwurzeln, Roten Rüben. Es wird aber auch aus Glycolsäure und Harnstoff synthetisch hergestellt. Das weiße, kristalline Pulver ist gut wasserlöslich und nicht hitzeempfindlich. Allantoin ist ein multiaktiver Wirkstoff, der aufgrund seiner guten

Hautverträglichkeit häufig in kosmetischen Präparaten eingesetzt wird. Es hat einen länger anhaltenden keratoplastischen (festigenden) Effekt auf die Hornschicht der Haut. Dieser macht sich durch eine weiche, glatte Hautoberfläche bemerkbar. Untersuchungen haben gezeigt, dass eine 0,2-prozentige Dosierung von Allantoin die gleiche keratoplastische Wirkung zeigt, wie eine 10-prozentige Harnstofflösung. Das Feuchthaltevermögen von Allantoin ist im Gegensatz zu Harnstoff jedoch nur schwach ausgeprägt. Allantoin hat auch eine reizlindernde Wirkung und wird deshalb häufig in Produkten bei empfindlicher Haut verwendet.

Verarbeitung: in kaltem oder heißem Wasser lösen
Verwendung: Wirkstoff; in kosmetischen Produkten bei empfindlicher Haut, trockener Haut, fetter und unreiner Haut. Allantoin kann in allen wässrigen Formulierungen und in O/W-Emulsionen eingesetzt werden.
Naturkosmetik: ja* (aus natürlicher Quelle), nein* (synthetisch hergestellt)
Dosierung: 0,1–0,5 %

Aloe vera
Aloe barbadensis

Es gibt ca. 300 verschiedene Aloe-Arten. Kosmetisch genutzt wird nur die Aloe barbadensis Miller. Die ursprüngliche Heimat sind die Kanarischen Inseln, heute jedoch wird die Aloe auch in

Aloe vera

anderen Trockengebieten kultiviert, z. B. in Afrika, in Amerika und auf den Balearen. Aus den dicken, fleischigen Blättern wird nur das innere klare, schleimige Gel verwendet. Es enthält Acemannan (ein langkettiges Polysaccharid), Mineralstoffe wie Calcium, Magnesium, Zink, Selen, Vitamine, Aminosäuren und sekundäre Pflanzenstoffe (Flavonoide). Neuere Untersuchungen haben ergeben, dass besonders das Acemannan eine große Wirksamkeit besitzt. Es schützt die Zellmembran und wirkt antibakteriell, antiviral und antimykotisch. Aloe vera hat viele positive Effekte: Es bewahrt die Hautfeuchtigkeit, beschleunigt die Bildung neuer Hautzellen, zeigt gute Heilwirkung, ist entzündungshemmend, kühlend und juckreizlindernd. Im Handel sind verschiedene Aloe-Produkte erhältlich.

Aloe-vera-Gel: reines Blattgel, klar und dünnflüssig, mit Zitronensäure (Citric Acid) als pH-Regulator und mit Benzoesäure (Sodium Benzoate) und Kaliumsorbat (Potassium Sorbate) konserviert
Verarbeitung: mit der Wasserphase mischen, oder pur verwenden
Dosierung: bis 100 %

Aloe-vera-10fach-Konzentrat: leicht bräunliche Flüssigkeit mit dem typischen Geruch. Das Konzentrat wird aus dem Gel gewonnen, indem durch Kondensation zehn Mal Wasser entzogen wird. Es ist mit Benzoesäure (Sodium Benzoate) und Kaliumsorbat (Potassium Sorbate) konserviert. Als pH-Regulator wird Zitronensäure eingesetzt.
Verarbeitung: während der Abkühlphase in die Emulsion rühren
Dosierung: 1–2 %

Aloe-vera-200:1-Pulver: Das feine beigefarbene Pulver wird durch Sprüh- oder Gefriertrocknung aus frischem Blattgel hergestellt. Es enthält keine Konservierungsstoffe und Säuerungsmittel. Deshalb kann es problemlos in Emulsionen mit säureempfindlichen Emulgatoren eingesetzt werden. Das Pulver ist stark hygroskopisch, deshalb verklumpt es sehr schnell. Es muss immer trocken und gut verschlossen gelagert werden.

Verarbeitung: in etwas Wasser lösen, dann während der Abkühlphase in die Emulsion rühren

Dosierung: 0,05–0,1 %

Verwendung: Wirkstoff; Aloe-vera-Produkte können in allen kosmetischen Formulierungen bei jeder Haut eingesetzt werden.

Naturkosmetik: ja

Aloe-vera-Öl
Aloe barbadensis

Zur Herstellung von Aloe-vera-Öl wird das Blattgel mit Sesam- oder Sojaöl erwärmt und dann abgefiltert. Dieser Vorgang wird mehrmals wiederholt. Dadurch werden die öllöslichen Wirkstoffe der Pflanze herausgelöst. Das Öl ist hellgelb und relativ geruchsneutral. Es enthält Enzyme, Vitamine, Proteine und Mineralstoffe. Aloe-vera-Öl aktiviert die Hautfunktion, reguliert den Feuchtigkeitshaushalt, beschleunigt die Bildung neuer Hautzellen und wirkt durchblutungsfördernd.

Verarbeitung: in die geschmolzene Fettphase geben oder während der Abkühlphase in die Emulsion rühren

Verwendung: Wirkstoföl; in allen kosmetischen Formulierungen bei trockener Haut, rissiger Haut, feuchtigkeitsarmer Haut, unreiner Haut, trockenem und stumpfem Haar sowie in Heilsalben. Bei Sonnenbrand kann es pur verwendet werden.

Naturkosmetik: ja

Dosierung: 5–20 % in der Ölmischung

Alpha-Bisabolol
Bisabolol

Alpha-Bisabolol ist ein Sesquiterpenalkohol, der in vielen ätherischen Ölen vorkommt. Er ist auch mit bis zu 50 Prozent als Hauptwirkstoff in der Deutschen Kamille enthalten. Natürliches Alpha-Bisabolol wird aus der Deutschen Kamille sowie aus dem Öl des Candeiabaumes (Vanillosmopsis erythropappa) extrahiert. Der Baum wächst im Südosten und mittleren Westen Brasiliens. Die meisten Rohstoffhändler bieten jedoch synthetisch hergestelltes Alpha-Bisabolol an. Man kann die beiden Varianten nicht unterscheiden, denn sie haben die gleiche CAS-Nummer 515-69-5. Bei beiden handelt es sich um eine klare, viskose Flüssigkeit mit blumig-süßlichem Geruch. Sesquiterpenalkohol ist löslich in Ölen und Alkohol, er ist nicht löslich in Wasser und Glycerin. Alpha-Bisabolol wirkt nachweislich entzündungshemmend, heilungsfördernd irritationslindernd und hautberuhigend. Es fördert die Aufnahme anderer Wirkstoffe in die Haut. Das allergene Potenzial der Kamille ist im synthetisch hergestellten Alpha-Bisabolol nicht vorhanden.

Verarbeitung: Während der Abkühlphase in die Emulsion einrühren. Soll es in wässrigen Lösungen eingearbeitet werden, ist die Verwendung eines Lösungsvermittlers sinnvoll.
Verwendung: Wirkstoff; in kosmetischen Formulierungen speziell bei empfindlicher Haut, gereizter Haut, unreiner Haut, in Sonnenschutz- und After-Sun-Pflege, Rasierwässern, Mundwässern und in Babypflegeprodukten
Naturkosmetik: nein*
Dosierung: 0,1–0,5 %

Andirobaöl
Carapa guianensis

Der Andirobabaum wächst in Brasilien und gehört zur botanischen Familie der Mahagonigewächse. Ein ausgewachsener Baum liefert ca. 125 Kilogramm Samen pro Jahr, aus denen etwa 20 Liter Öl gewonnen werden können. Das Öl ist milchig-weiß bis gelblich und bei Raumtemperatur dickflüssig. Bei Temperaturen um 15 °C erstarrt es zu einem festen Fett. Es duftet würzig-balsamisch, leicht zimtig und schmeckt bitter. Von den Ureinwohnern Brasiliens wird das Öl traditionell wegen seiner durchblutungsfördernden, schmerzlindernden und antiseptischen Eigenschaften als Massageöl

Aprikosenkernöl

genutzt. Andirobaöl kann auch für Naturseifen verwendet werden. Es erzeugt gut pflegende Seifen, trägt zur Festigkeit bei und unterstützt die Schaumstabilität.

Zusammensetzung: 28 % Palmitinsäure, 1 % Palmitoleinsäure, 8 % Stearinsäure, 50 % Ölsäure, 9 % Linolsäure, 0,5 % Alpha-Linolensäure, ca. 5 % Unverseifbares
Jodzahl: 64 | **VZ KOH:** 192 | **VZ NaOH:** 0,1369
Fetteigenschaft: nicht trocknend | **Haptik:** mittel
Verarbeitung: mit der Fettphase erhitzen
Verwendung: Basisöl, Wirkstofföl; als Basisöl kann es für Massageöle bei Muskelschmerzen, Verspannungen und Zellulite eingesetzt werden, als Wirkstofföl in Emulsionen bei empfindlicher, trockener Haut und Mischhaut mit Tendenz zu Unreinheiten.
Naturkosmetik: ja
Dosierung: Emulsionen 10–20 % in der Ölmischung, Massageöle bis 50 %, Seife bis 20 %

Aprikosenkernöl
Prunus armeniaca

Die Aprikose stammt ursprünglich aus der Mongolei und China, wird heute jedoch auch in Südeuropa kultiviert. Das Aprikosenkernöl ist dem Mandel- und Pfirsichkernöl ähnlich, Aprikosen gehören zur Familie der Rosengewächse. Aus den Kernen der Aprikosen wird ein goldgelbes, mittelviskoses Öl mit feinem

Marzipanduft gewonnen. Das raffinierte Öl ist deutlich heller, dünnflüssiger und fast geruchsneutral. Kaltgepresstes Aprikosenkernöl ist ein gutes Basisöl mit breitem Einsatzspektrum. Es ist mild, zieht gut ein und liegt nicht schwer auf. Cremes mit Aprikosenkernöl hinterlassen ein angenehmes, leichtes Hautgefühl. In Naturseifen erzeugt es relativ weiche Seifenstücke mit geringer Waschkraft und wenig bis keinen Schaum. Dem Aprikosenkernöl werden vielfältige Eigenschaften nachgesagt. Es soll das Gewebe festigen, den Hautstoffwechsel aktivieren, Feuchtigkeit speichern, hautberuhigend wirken und den Teint auffrischen.

Zusammensetzung: 5 % Palmitinsäure, 0,6 % Palmitoleinsäure, 2 % Stearinsäure, 66 % Ölsäure, 26 % Linolsäure, ca. 1 % Unverseifbares, ca. 34 mg/100 ml Alpha-Tocopherol, Spuren von Vitamin A, Carotine, Folsäure
Jodzahl: 102 | **VZ KOH:** 192 | **VZ NaOH:** 0,1369
Fetteigenschaft: halb trocknend | **Haptik:** mittel
Verarbeitung: mit der Fettphase erhitzen
Verwendung: Basisöl; in allen kosmetischen Zubereitungen bei Mischhaut, empfindlicher, trockener, spröder, reifer und rissiger Haut, für Massageöle, After-Sun-Lotionen, für Badeöle und in der Babypflege
Naturkosmetik: ja
Dosierung: Emulsionen 20–30 % in der Ölmischung, Seifen bis 20 %

Arganöl
Argiana spinosa

Die Arganie ist in Marokko zu Hause. Der Baum wächst nur sehr langsam und kann eine Höhe von bis zu zehn Metern und einen Umfang von bis zu fünfzehn Metern erreichen. Aus den grünen, ovalen Fruchtkernen, die Ähnlichkeit mit Oliven haben, wird ein gelbliches Öl gewonnen. Es duftet nussig-herb bis scharf-säuerlich. Für einen Liter Öl benötigt man 20 bis 30 Kilogramm Samenkerne, die kleiner als Sonnenblumenkerne sind. Arganöl gibt es geröstet und ungeröstet. Das Öl aus den gerösteten Samen duftet und schmeckt sehr intensiv. Das Öl aus ungerösteten Samen ist milder in Geruch und Geschmack. Arganöl schützt die Haut vor dem Austrocknen und vor freien Radikalen, verbessert das Feuchthaltevermögen, macht die Haut weich, glatt und geschmeidig, beugt vorzeitiger Hautalterung vor.

Zusammensetzung: 4 % Myristinsäure, 12 % Palmitinsäure, 6 % Stearinsäure, 42 % Ölsäure, 35 % Linolsäure, vergleichsweise hoher Vitamin-E-Gehalt von 64 mg/100 ml, ca. 1 % unverseifbare Anteile, Phytosterole
Jodzahl: 98 | **VZ KOH:** 195 | **VZ NaOH:** 0,1390
Fetteigenschaft: nicht trocknend | **Haptik:** mittel
Verarbeitung: mit der Fettphase erhitzen
Verwendung: Basisöl; in Cremes, Lotionen und Massageölen bei reifer und trockener Haut, in speziellen Anti-Falten-Cremes, bei Hautproblemen wie Neurodermitis, Schuppenflechte, juckender, schuppiger Haut und auch bei jugendlicher Akne

Naturkosmetik: ja
Dosierung: Emulsionen 20–30 % in der Ölmischung, in Seife bis 10 %

Arnikaöl
Arnica montana

Arnika wächst in ganz Europa bis Südskandinavien auf ungedüngten Böden, Wiesen, trockenen Mooren und Heiden im Gebirge. Die Pflanze kann bis zu 60 Zentimeter hoch werden. Die Blüten sind zu Köpfchen zusammengefasst. Die äußeren Blütenblätter sind zungenförmig und gelb-orange, die inneren klein und gelb. Die goldgelben Arnikablüten werden vorwiegend in Olivenöl mazeriert. Das Öl hat eine dunkelgelbe bis bräunliche Farbe und einen schwach aromatischen Geruch. Arnikaöl wirkt adstringierend, durchblutungsfördernd, wärmend, entzündungshemmend und antiseptisch. Die Pflanze gehört zur Familie der Korbblütler, deshalb sollten Allergiker mit Arnikazubereitungen vorsichtig sein und ggf. darauf verzichten.

Verarbeitung: in die geschmolzene Fettphase geben oder während der Abkühlphase in die Emulsion rühren
Verwendung: Wirkstofföl; kosmetische Formulierungen sowie Heilöle und -salben bei unreiner Haut, fetter Haut, Prellungen, Verstauchungen, rheumatischen Beschwerden, Hämatomen, Gelenkentzündungen und -schmerzen

Avellanaöl

Naturkosmetik: ja
Dosierung: 5–10 % in der Ölmischung, Salben und Heilöle bis 30 %

Avellanaöl
Gevuina avellana Molina

Avellana, die chilenische Haselnuss, stammt aus den südlichen Teilen Chiles und Argentiniens. Der immergrüne Baum mit seinen kräftigen, flaumig behaarten Ästen wird bis zu zwölf Meter hoch. Seine Blüten sind schneeweiß bis elfenbeinfarben. Die kugelförmigen hölzernen Steinfrüchte leuchten zuerst korallenrot und werden im reifen Zustand braun oder schwarz. Sie enthalten eine Nuss mit glatter, harter Schale. Traditionell wird das Öl durch Kaltpressung gewonnen. Es ist hellgelb und duftet nussig-holzig. Avellanaöl fällt durch seinen hohen Gehalt an Palmitoleinsäure auf, die einen positiven Einfluss auf sehr trockene, reife Haut hat. Es wirkt straffend auf das Bindegewebe und festigt die kollagenen Fasern in der Haut. Es soll auch kurzwelliges UV-Licht absorbieren und nur die bräunende, nicht schädigende Strahlung passieren lassen. Das Öl wird gut von der Haut aufgenommen und hinterlässt ein zartes, weiches Hautgefühl. Avellanaöl ist durch seinen hohen Gehalt an Vitamin E sehr stabil gegen Oxidation und weist ein völlig anderes Fettsäurespektrum auf als das europäische Haselnussöl.

Zusammensetzung: 2 % Palmitinsäure, 24 % Palmitoleinsäure, 0,5 % Stearinsäure, 29 % Ölsäure, 9 % Linolsäure, 8 % Behensäure, Alpha-Tocopherol
Jodzahl: 87 | **VZ KOH:** 167 | **VZ NaOH:** 0,1190
Fetteigenschaft: nicht trocknend | **Haptik:** mittel
Verarbeitung: mit der Fettphase erhitzen
Verwendung: Basisöl; in kosmetischen Formulierungen bei sehr trockener, reifer Haut, empfindlicher Haut, bei Hautproblemen wie Neurodermitis und Schuppenflechte, in Sonnenschutzprodukten
Naturkosmetik: ja
Dosierung: 20–30 % in der Ölmischung

Avocadin
Persea gratissima (Avocado) oil (and)
Persea gratissima Avocado oil unsaponifiables

Der gelbliche, weiche, pastöse Stoff wird aus Avocadoöl gewonnen, neben dem er zu 20 bis 25 Prozent aus unverseifbaren Anteilen besteht, darunter ca. 80 bis 85 Prozent Sterole. Beta-Sitosterin und Stigmasterin machen den größten Anteil aus. Weiterhin enthält Avocadin auch Tocopherole, Triterpenalkohole und Ketosteroide. Phytosterole (Phytosterine) sind natürliche Bestandteile von pflanzlichen Fetten und Ölen. Sie ähneln in ihrer chemischen Struktur dem Cholesterin und bilden die Vorstufen von Vitaminen und Hormonen (Steroide). Phytosterole sind Bestandteile von Zellmembranen

Avocadin

und die drittgrößte Lipidkomponente in der Hornschicht nach Fettsäuren und Ceramiden. In verschiedenen Studien wurde belegt, dass Avocadin die Hautfeuchtigkeit und Elastizität der Haut deutlich verbessert und den transepidermalen Wasserverlust reduziert. Es stärkt die Hautbarriere und wirkt entzündungshemmend, indem es die Synthese von Botenstoffen, die bei einer Entzündung entstehen, reduziert. Durch UVA-Bestrahlung hervorgerufene Prozesse, die zur Faltenbildung führen, werden signifikant eingedämmt. Phytosterole können deshalb effektiv in die Hautalterungsprozesse eingreifen und die Haut wirksam vor weiterer Faltenbildung schützen. Avocadin hat in Emulsionen co-emulgierende und ganz leicht konsistenzgebende Eigenschaften. Bei höherer Dosierung kann der Emulgatoranteil geringfügig reduziert werden. Es verbessert die Verteilbarkeit von Emulsionen und deren Einziehverhalten deutlich. Avocadin ist nicht hitzeempfindlich. Es zählt zu den Lipiden und wird der Fettphase zugerechnet.

Verarbeitung: mit der Fettphase schmelzen
Verwendung: Wirkstoff in Cremes und Lotionen bei trockener Haut, geschädigter Haut, Neurodermitis, Schuppenflechte, in Sonnenschutz- und After-Sun-Produkten
Naturkosmetik: ja
Dosierung: 2–10 % in der Fettphase

Avocadoöl
Persea gratissima

Die Avocado stammt ursprünglich aus Zentralamerika und wird heute vorwiegend im Mittelmeerraum, im Süden der USA und im südlichen Afrika kultiviert. Avocadoöl wird aus der reifen Frucht durch Kaltpressung gewonnen. Es ist dunkelgrün und etwas dickflüssig. Der Geruch ist charakteristisch und sehr dominant. Auffällig sind der hohe Palmitoleinsäuregehalt sowie der hohe Lecithin- und Phytosteringehalt. Avocadoöl gilt als sehr hautpflegend und wird gut von der Haut aufgenommen. In Emulsionen wirkt es leicht konsistenzgebend und leicht emulgierend. Der starke Eigengeruch ist auch in einer Emulsion deutlich wahrnehmbar. Avocadoöl ist ein wertvolles und gut verträgliches Pflegeöl auch für geschädigte und sensible Haut. Es unterstützt die Haut durch seine regenerierenden Eigenschaften, bewahrt die Hautfeuchtigkeit und erzeugt ein gut gepflegtes, glattes Hautgefühl. Avocadoölseifen zeichnen sich durch gute Pflegeeigenschaften aus. Sie schäumen jedoch nicht. Das unraffinierte grüne Öl färbt die Seife entsprechend. Die Farbe ist auch relativ gut haltbar.

Zusammensetzung: 16 % Palmitinsäure, 6 % Palmitoleinsäure, 1 % Stearinsäure, 60 % Ölsäure, 13 % Linolsäure, Lecithin, Squalen, ca. 2 bis 4 % unverseifbare Anteile (Phytosterine), hoher Vitamingehalt, besonders die Vitamine A, D und E, Carotinoide
Jodzahl: 80 | **VZ KOH:** 183 | **VZ NaOH:** 0,1305
Fetteigenschaft: nicht trocknend | **Haptik:** mittel

Avocadoöl

Verarbeitung: mit der Fettphase erhitzen
Verwendung: Basisöl; bei trockener, reifer, empfindlicher Haut, geschädigter Haut, schuppiger Haut, bei Hautproblemen wie Neurodermitis und Schuppenflechte
Naturkosmetik: ja
Dosierung: Emulsion 20–30 % in der Ölmischung, Seife bis 30 %

Babassuöl
Orbignya phalerata

Babassu ist eine Palmenart, die in Brasilien beheimatet ist. Sie gehört zur botanischen Familie der Arecaceae (Palmengewächse). Die Nüsse sind ca. zwölf Zentimeter lang und enthalten ca. 50 Prozent Öl. Durch mechanisches Auspressen wird ein goldgelbes Öl gewonnen, dessen intensiv vanillartiger Duft an frischgebackene Krapfen erinnert. Kalt gepresstes Babassuöl ist nur selten erhältlich. Meist wird es raffiniert angeboten. Das raffinierte Öl ist klar, leicht gelblich und duftet dezent schmalzig-fettig. Aufgrund des hohen Laurinsäuregehaltes erstarrt es bei Raumtemperatur. Babassuöl ähnelt in der Zusammensetzung dem Kokosnussöl, fühlt sich auf der Haut aber leichter an, obwohl es sehr reichhaltig ist. Es verteilt sich sehr gut und verbessert dadurch die Haptik einer Emulsion deutlich. Babassuöl zieht gut ein, bindet Feuchtigkeit in der Haut, hat einen leicht kühlenden Effekt und hinterlässt keinen Fettglanz. Babassuöl erzeugt sehr harte, helle Seifen, die ausgezeichnet schäumen und eine hohe Waschkraft aufweisen. Der Pflegeeffekt ist jedoch gering. Babassuöl kann in Emulsionen und Seifen gut als Ersatz für Kokosöl verwendet werden.

Zusammensetzung: 45 % Laurinsäure, 15 % Myristinsäure, 12 % Ölsäure, 6 % Caprylsäure, 8 % Caprinsäure, 5 % Palmitinsäure, 3 % Stearinsäure, 1 % Linolsäure, ca. 1 % Unverseifbares
Jodzahl: 15 | **VZ KOH:** 247 | **VZ NaOH:** 0,1761
Fetteigenschaft: nicht trocknend | **Haptik:** leicht

Verarbeitung: mit der Fettphase erhitzen
Verwendung: Basisöl; für jede Haut, besonders für feuchtigkeitsarme Haut, fette Haut mit Unreinheiten, spröde, schuppige Haut, empfindliche Haut
Naturkosmetik: ja
Dosierung: Emulsion 20–30 % in der Ölmischung, Seife 20–60 %

Basiswasser, kosmetisches
Alcohol denat., Panthenol, Parfum

Kosmetisches Basiswasser ist ein Synonym der *Hobbythek* für eine vergällte und daher preiswerte Variante von reinem Weingeist, der mit einer hohen Branntweinsteuer belegt ist. Häufig wird daher zu vergälltem Alkohol gegriffen. Vergällen von Alkohol heißt, ihn ungenießbar zu machen. Dadurch entfällt die hohe Besteuerung und das Produkt kann preiswerter angeboten werden. Es gibt eine Reihe von Vergällungsmitteln, die in Kosmetika zugelassen sind (siehe auch Basiswissen Alkohole, S. 25). Das am häufigsten eingesetzte ist Phthalsäurediethylester. Von der Zeitschrift *Ökotest* wurden Phthalate als bedenklich eingestuft. Sie stehen im Verdacht, Leber, Nieren und Fortpflanzungsorgane zu schädigen. Da die Hersteller nicht verpflichtet sind, das verwendete Vergällungsmittel zu deklarieren, bleibt der Verbraucher im Ungewissen. Für die gesetzlich ausreichende Deklaration reicht die Angabe »Alcohol denat.« = denaturierter Alkohol. Kosmetisches Basiswasser ist mit

Phthalsäurediethylester vergällter Alkohol, dem ca. 2 Prozent D-Panthenol und ein Fixativ (Parfümstoff) zugesetzt sind.

Verwendung: Lösemittel; Grundlage für Haarwässer, Haarsprays, Deodorants, Fußsprays, Gesichtswässer, Rasierwässer und als Trägersubstanz für Parfümkompositionen
Naturkosmetik: nein
Dosierung: unbegrenzt

Beerenwachs
Rhus Verniciflua Peel Wax

Die weißen bis gelblichen, wachsig duftenden Pellets werden aus den Fruchtschalen des in China beheimateten Lacksumachs gewonnen. Die Beeren werden gekocht und anschließend wird das Rohwachs abgeschöpft. Es besteht vor allem aus Stearinsäure, Palmitinsäure und der seltenen Japansäure. Beerenwachs schmilzt bei ca. 52 °C. Aufgrund des relativ niedrigen Schmelzpunktes kann es nicht 1:1 gegen ein anderes Wachs ausgetauscht werden. In Emulsionen unterstützt es durch seine co-emulgierende Eigenschaft den Emulgator und stabilisiert auf diese Weise die Emulsion. Es erzeugt ein sehr angenehmes, nicht klebriges Hautgefühl. Cremes mit geringem Anteil Beerenwachs fühlen sich leichter an als mit der gleichen Menge Bienenwachs. Reine Fettmassen, wie z. B. Lippenpflege und Ölgele, werden geschmeidiger, lassen sich leichter auftragen und verstreichen.

Zusammensetzung: 80 % Palmitinsäure, 8 % Stearinsäure, 4 % Japansäure
Jodzahl: 22 | **VZ KOH:** 200 | **VZ NaOH:** 0,1425
Verarbeitung: mit der Fettphase schmelzen
Verwendung: Konsistenzgeber; Cremes und Lotionen, Lippenpflege und Wetterschutzcremes, zur Stabilisierung der Ölphase in W/O-Emulsionen
Naturkosmetik: ja
Dosierung: O/W-Emulsion 1–2 %, W/O-Emulsion und Ölgel 3–5 %

Betain/Kokosbetain
Cocoamidopropyl Betaine

Vor ca. 100 Jahren wurde im Saft der Zuckerrübe (lat. Beta vulgaris) eine Aminosäure entdeckt, man nannte sie Betain. Diese Aminosäure besitzt in ihrer Struktur eine quartäre Ammoniumgruppe und eine Säuregruppe. Die heutigen Waschgrundstoffe, die den gleichen chemischen Aufbau haben, werden deshalb als »Betain« bezeichnet. Sie werden aber nicht, wie fälschlicherweise manchmal behauptet wird, aus dem Saft der Zuckerrübe gewonnen. Das Tensid Betain – genauer gesagt Kokosbetain – wird mittels chemischer Prozesse aus Kokosfettsäuren hergestellt. Kokosbetain ist eine dünnflüssige hellgelbe Substanz mit leichtem Eigengeruch. Der pH-Wert liegt zwischen 5 und 6. Es ist ein amphoteres Tensid (siehe auch Basiswissen Tenside, S. 16) mit 30 Prozent

Teil 2: Kosmetikrohstoffe von A–Z

waschaktiver Substanz. Kokosbetain ist gut haut- und schleimhautverträglich, reduziert irritatives Potenzial anderer Tenside, wirkt schaumstabilisierend und leicht verdickend in Tensidmischungen. Das eigene Schaumbildungsvermögen ist jedoch nur mäßig ausgeprägt. Aufgrund seiner chemischen Struktur wirkt es leicht filmbildend. Eine höhere Dosierung in Shampoos für fettes, feines Haar führt schnell zu einer etwas strähnig wirkenden Frisur. In allen Reinigungsprodukten für normale und trockene Haut kann Betain höher dosiert werden.

WAS: 30 % | **Tensidklasse:** amphoter
Verarbeitung: mit anderen Tensiden mischen, dann ins vorbereitete Gel einrühren
Verwendung: Co-Tensid; alle Haut- und Haarreinigungsprodukte
Naturkosmetik: ja
Dosierung: fettes Haar, fette Haut 5–15 %, sonst bis 30 %, jeweils in der Tensidmischung

Bienenhonig
Mel

Schon in der Antike wurde Honig als Kosmetikum verwendet. Honig enthält eine komplexe Mischung verschiedener Kohlehydrate. Die Zuckerzusammensetzung wird vorwiegend durch die von den Bienen besuchten Pflanzen bestimmt. Honig enthält ca.

Bienenhonig

38 Prozent Fruchtzucker und ca. 31 Prozent Traubenzucker. Weiter sind etwa 21 Prozent Wasser, verschiedene Enzyme, Vitamine, Aminosäuren, Pollen, Mineralstoffe und über 120 Aromastoffe enthalten. Aufgrund des hohen Zucker- und geringen Wassergehalts ist er lange haltbar. Diese Kombination der Inhaltsstoffe wirkt leicht antibakteriell, transportiert Feuchtigkeit in die Hornschicht und lässt die Haut glatt, gut durchblutet und rosig erscheinen. Honig ist hitzeempfindlich, er sollte nicht über 40 °C erwärmt werden. Bei höheren Temperaturen werden viele seiner wertvollen Inhaltsstoffe zerstört. In Cremes sollte Honig nur gering dosiert werden. Eine hohe Dosierung führt schnell zu einem unangenehm klebrigen Hautgefühl. In anderen Produkten, wie Masken, Seifen und Badezusätzen, kann Honig durchaus großzügiger verwendet werden. Honig verbessert die Schaumqualität der Seifen, begünstigt durch den hohen Zuckergehalt das Erreichen der Gelphase und verleiht der Seife ein angenehmes Waschgefühl. Seifen mit Honig dürfen nicht isoliert werden, weil sie sehr schnell zu heiß werden können. Dadurch kann sich der Seifenleim trennen. Da Honig auch Blütenpollen enthält, sollten Allergiker ggf. auf die Verwendung verzichten.

Verarbeitung: in etwas Wasser lösen, dann während der Abkühlphase in die Emulsion geben; bei Verwendung in Seife den in Wasser gelösten Honig in den angedickten Seifenleim rühren
Verwendung: Wirkstoff; in Cremes, Lotionen, Gesichtsmasken, Gesichtswässern bei trockener, rissiger, spröder Haut, in Haarfestiger, Haarwässern und Shampoo bei trockenen, spröden Haaren, in Lippenpflege und Seifen

Naturkosmetik: ja
Dosierung: Emulsion bis 2 %, Badezusatz bis 20 %, Shampoo bis 5 %, Seife 1–3 % der Fettmenge

Bienenwachs
Cera flava oder Cera alba

Bienenwachs ist ein Ausscheidungsprodukt der Honigbienen. Es wird von den Wachsdrüsen in Form von hellen Wachsplättchen ausgeschieden. Ein Plättchen wiegt nicht mehr als 0,0008 g. Die Plättchen werden zunächst in der Wachstasche gesammelt, von dort aus mit dem Pollenkamm der Hinterbeine zu den Mundwerkzeugen transportiert. Dabei wird das Wachs mit Blütenpollen angereichert und erhält eine gelbe Färbung. Nun werden Drüsensekrete beigemengt, das Wachs weiter be- und verarbeitet und zum Schluss die Waben damit repariert oder ausgebaut. Zur Wachsgewinnung werden die Waben mit unterschiedlichen Techniken ausgeschmolzen. Bienenwachs ist ein komplexes Gemisch aus Estern langkettiger Fettalkohole, Fettsäuren, Kohlenwasserstoffen und über 300 bienenspezifischen Aromastoffen. Im Handel ist gelbes, natürliches Bienenwachs (Cera flava) und weißes, gereinigtes (Cera alba) erhältlich. Sie unterscheiden sich nur in Farbe und Duft. Das gelbe duftet intensiv honigartig, während das weiße Wachs fast geruchsneutral ist. Bienenwachs kommt meist als Pellets in den Handel, es schmilzt bei ca. 62 bis 65 °C. Die enthaltenen

Bienenwachs

freien Wachssäuren sind für die leicht emulgierende Wirkung verantwortlich und unterstützen in Emulsionen den Emulgator. Gering dosiert erzeugt Bienenwachs-haltige Creme einen zarten Schutzfilm auf der Haut, der vor Feuchtigkeitsverlust und Witterungseinflüssen schützt. Höher dosiert hinterlässt die Creme einen unangenehmen wachsigen Film. Bienenwachs ist aufgrund seines hohen Schmelzpunktes nicht für Badezusätze geeignet.

Zusammensetzung: 70–72 % Wachsester, vorwiegend Myricin (= Palmitinsäureester des Myricinalkohols), 14–15 % freie Wachssäuren (Cerotinsäure, Melissensäure u. a.), 1 % Alkohole, 12 % Kohlenwasserstoffe und 6 % bienenspezifische Aromastoffe

Jodzahl: 9 | **VZ KOH:** 94 | **VZ NaOH:** 0,0670 | **Schmelzbereich:** 62–65 °C

Verarbeitung: mit der Fettphase schmelzen

Verwendung: Konsistenzgeber, Co-Emulgator; Cremes bei rissiger Haut, Babypflege, Hautschutzsalben, Lippenpflegestifte

Naturkosmetik: ja

Dosierung: Emulsion 0,5–1 %, reine Fettmischungen wie Salben etc. bis 4 %

Biogard 221
Dehydroacetic Acid, Benzyl Alcohol

Die klare, leicht gelbliche Flüssigkeit besteht aus ca. 7–8 Prozent Dehydroessigsäure, ca. 50–90 Prozent Benzylalkohol und 1–10 Prozent Wasser. Benzylalkohol ist ein deklarationspflichtiger Riechstoff mit leichtem Mandelgeruch. Er wirkt hauptsächlich gegen Bakterien. Dehydroessigsäure ist ein Essigsäurederivat, das durch Abspaltung (Dehydrierung) von Wassermolekülen entsteht. Sie hat eine leicht antibakterielle Wirksamkeit, wird aber wegen ihrer guten Wirkung gegen Pilze eingesetzt. Die Mischung aus Dehydroessigsäure und Benzylalkohol wirkt gegen grampositive und gramnegative Bakterien sowie gegen Schimmelpilze. Biogard 221 konserviert zuverlässig von pH 2 bis 6,5. Der Konservierungsstoff ist in Wasser, Alkohol und Glycolen gut löslich. In Europa ist die Dosierung in Kosmetika auf 1,15 Prozent beschränkt, da hier eine maximale Konzentration von 1 Prozent Benzylalkohol und 0,6 Prozent Dehydroessigsäure nicht überschritten werden darf. Der Konservierungsstoff ist für alle kosmetischen Produkte zugelassen. Markenname: Geogard 221 (Lonza, Schweiz)

Verarbeitung: während der Abkühlphase einrühren
Verwendung: Konservierungsmittel; in allen kosmetischen Formulierungen bis pH-Wert 6,5
Naturkosmetik: ja*
Dosierung: 0,8 bis 1 %

Bioschwefel Fluid
Polysorbate 80, Sulfur

Die braune, zähflüssige Substanz besteht aus kolloidalen (feinstverteilten) Schwefelpartikeln, die an ein hydrophiles, ungesättigtes Fettsäurederivat (Polysorbate 80) angelagert sind. Bioschwefel Fluid ist nicht konserviert. Die Substanz toleriert einen weiten pH-Bereich (3–10). Der Geruch ist typisch für das Produkt. Bioschwefel wirkt antibakteriell, entzündungshemmend und Sebum regulierend. Die Substanz wird vor allem bei fetter Haut und fetten Haaren, bei Akne und Kopfschuppen eingesetzt. Der Hersteller beschreibt Bioschwefel als wasserlösliche Substanz, sie löst sich meinen Erfahrungen zufolge allerdings nur sehr langsam in Wasser. Bioschwefel lässt sich besser verarbeiten, wenn man ihn in etwas Lösungsvermittler oder Weingeist dispergiert. Markenname: Biosulphur Fluid (CLR, Chemisches Laboratorium Dr. Kurt Richter GmbH)

Verwendung: Wirkstoff; Reinigungs- und Pflegeprodukte bei fettem Haar, fetter Haut, Kopfschuppen, Akne
Naturkosmetik: nein
Dosierung: 0,1–2 %

Bittersalz → Siehe Magnesiumsulfat

B-Kons
Phenoxyethanol, Benzyl Alcohol, Potassium Sorbate, Aqua, Tocopherol

B-Kons ist eine Kombination verschiedener Konservierungsstoffe. Es besteht aus Phenoxyethanol, Benzylalkohol und Sorbinsäure. Die Mischung ist in Wasser gelöst und mit Vitamin E versetzt. Die Wirkstoffkombination deckt ein breites Wirkungsspektrum gegen Bakterien, Hefen und Schimmelpilze ab. Die konservierende Wirkung beruht auf einer chemischen Reaktion mit den Mikroorganismen. Deshalb treten bei stark kontaminierten Produkten Wirkstoffverluste auf. Für selbst gemachte Kosmetik bedeutet das, dass aufgrund unsteriler Rohstoffe das gesamte Wirkpotenzial nicht ausgeschöpft werden kann. Dieses Problem tritt bei fast allen Konservierungsmitteln auf. Um eine Haltbarkeit von etwa drei Monaten zu erreichen, muss immer äußerst sauber gearbeitet werden. Die klare bis leicht gelbliche Flüssigkeit weist einen leichten Eigengeruch mit warmer Mandelnote auf, der im fertigen Produkt jedoch nicht auffällt. Der dezente Geruch ist sehr leicht mit Duftstoffen zu überdecken. Die einzelnen Wirkstoffe gelten allgemein als gut verträglich und kaum irritierend. B-Kons kann in allen kosmetischen Produkten bis zu einem pH-Wert von 5,5 eingesetzt werden. Der pH-Wert von B-Kons ist leicht alkalisch und liegt zwischen 9 und 9,5. Dadurch erhöht sich der pH-Wert der Formulierung und muss nach Zugabe des Konservierungsstoffes neu eingestellt werden. B-Kons toleriert ein kurzfristiges Erhitzen auf bis zu 80 °C, was auch den Einsatz in W/O-Emulsionen erlaubt. Dieser Konservierungsstoff ist nicht bei allen Rohstoffhändlern verfügbar. Unter der Bezeichnung »B-Kons« wird er in Deutschland zurzeit von www.behawe.com angeboten. Bei www.aromantic.co.uk in Großbritan-

Borretschsamenöl

nien trägt er die Bezeichnung »Preservative K«, Markenname: Euxyl® K 700 (Schülke & Mayr GmbH).

Verarbeitung: Während der Abkühlphase zugeben, dann pH-Wert einstellen. Bei Verwendung in W/O-Emulsionen zur Wasserphase geben, dann pH-Wert einstellen, danach emulgieren.
Verwendung: alle kosmetischen Formulierungen bis pH 5,5
Naturkosmetik: nein
Dosierung: 1–1,5 %

Borretschsamenöl
Borago officinalis

Die blau blühende Borretschpflanze stammt ursprünglich aus dem Mittelmeerraum. Die Hauptanbaugebiete sind heute jedoch Frankreich, Spanien, die Niederlande und Lateinamerika. Aus den Samen wird ein gelbliches, klares Öl gewonnen. Borretschsamenöl enthält von allen bisher untersuchten Pflanzenölen den größten Anteil an Gamma-Linolensäure, von der im kalt gepressten Öl bis zu 21 Prozent enthalten sein können. Aufgrund des hohen Gehalts an mehrfach ungesättigten Fettsäuren ist das Öl nur sehr kurz haltbar (ca. zehn bis zwölf Wochen), deshalb wird es meist raffiniert angeboten. Das Öl wird auch in Kapseln vertrieben. Sie sind eine länger haltbare Alternative zu kalt gepresstem Borretschsamenöl in der Flasche. Borretschsamenöl hat stark hautregenerierende Eigenschaften, reguliert den Feuchtigkeitshaushalt, lindert Juckreiz und schützt vor freien Radikalen.

Zusammensetzung: 11 % Palmitinsäure, 4 % Stearinsäure, 16 % Ölsäure, 38 % Linolsäure, 21 % Gamma-Linolensäure, ca. 1 % unverseifbare Anteile
Jodzahl: 141 | **VZ KOH:** 191 | **VZ NaOH:** 0,1362
Fetteigenschaft: halb trocknend | **Haptik:** schwer
Verarbeitung: in die geschmolzene Fettphase geben oder während der Abkühlphase einrühren
Verwendung: Wirkstofföl; extrem trockene, rissige, empfindliche und schuppige Haut, Schuppenflechte, Neurodermitis, in Anti-Aging-Cremes
Naturkosmetik: ja
Dosierung: 5–15 % in der Ölmischung

Calophyllumöl
Calophyllum inophyllum

Der Calophyllumbaum, auch Tamanubaum genannt, ist in Afrika, Ostindien bis Polynesien weit verbreitet. Der immergrüne Baum kann bis zu 15 Meter hoch werden. Er trägt drei bis vier Zentimeter große Früchte (Nüsse), die gelb gefärbt sind und ähnlich wie Äpfel schmecken. Aus den glatten, kugeligen Nüssen wird ein dickflüssiges, dunkelgrünes bis bräunliches Öl gewonnen. Der markante würzige Geruch erinnert an Maggikraut und ist auch in Emulsionen und anderen Formulierungen sehr dominant. Calophyllumöl ist unter den Pflanzenölen eine Besonderheit, denn es enthält bis zu 20 Prozent verschiedene Cumarine, Harze und Säuren, wie Costanolid, Inophyllum P. und Calophyllsäure. Diese verleihen dem Öl seine antibakterielle, entzündungshemmende und antivirale Wirkung. Es stimuliert das Immunsystem und die Selbstheilungskräfte der Haut.

Zusammensetzung: 12 % Palmitinsäure, 19 % Stearinsäure, 45 % Ölsäure, 20 % Linolsäure
Jodzahl: 90 | **VZ KOH:** 197 | **VZ NaOH:** 0,1404
Fetteigenschaft: nicht trocknend | **Haptik:** schwer
Verarbeitung: in die geschmolzene Fettphase geben oder während der Abkühlphase einrühren
Verwendung: Wirkstofföl; in Salben und Cremes bei Akne, eitrigen und bakteriellen Hautentzündungen, in Massageölen bei rheumatischen Beschwerden
Naturkosmetik: ja
Dosierung: 3–10 % in der Ölmischung

Candelillawachs
Candelilla Cera

Candelillawachs wird von dem in Nord-Mexiko beheimateten Strauch Euphorbia antisyphilitica, der zur Familie der Wolfsmilchgewächse gehört, gewonnen. Der Strauch oder Busch wächst bevorzugt in dicht stehenden Beständen. Er besteht aus zahlreichen schlanken, blattlosen Stielen, die mit einem pulverförmigen Wachs bedeckt sind. Dadurch erhält der Busch eine blaugrüne Farbe. Mit dieser Wachsschicht schützt sich die Pflanze vor Austrocknung. Zur Wachsernte werden die Stängel zunächst getrocknet, anschließend in angesäuertem Wasser gekocht. Dadurch löst sich das Wachs und kann abgeschöpft werden. Nachdem es fest geworden ist, wird es raffiniert und gefiltert, wobei man ein hell- bis dunkelgelbes, hartes, brüchiges und glänzendes Wachs erhält. Es ist nahezu geruchsfrei. Erst beim Schmelzen macht sich ein süßlich-aromatischer Geruch bemerkbar. Candelillawachs besteht hauptsächlich aus gesättigten und ungesättigten Kohlenwasserstoffen, Estern von Säuren und Alkoholen und freien Säuren, Alkoholen, Sterolen, neutralen Harzen und mineralischen Stoffen. Candelillawachs wird primär als härtende Komponente in reinen Fettmassen wie z. B. Lippenpflegestiften eingesetzt. Es erzeugt einen leichten Glanz und verbessert die Struktur der Produkte. Sie lassen sich sehr gut auftragen und bleiben auch bei höheren Temperaturen im Sommer formstabil. Gering dosiert kann Candelillawachs auch als Konsistenzgeber in Wind- und Wetterschutzcremes eingesetzt werden. Es bildet einen leicht okklusiven Film, der die Haut vor Feuchtigkeitsverlust schützt.

Zusammensetzung: 50–65 % Kohlenwasserstoffe (C29-C33, C28-C34), 27–35 % Monoester, 10–15 % Alkohole, Sterine und Harze, 7–10 % Fettsäuren; darunter sind 23–29 % verseifbare und 71–77 % unverseifbare Komponenten
Jodzahl: 31 | **VZ KOH:** 54 | **VZ NaOH:** 0,0384
Schmelzbereich: 68–72 °C
Verarbeitung: mit der Fettphase schmelzen
Verwendung: Konsistenzgeber; vorwiegend in Lippenstiften und -pflegestiften, in Pflegebutter (Massagebars), Wind- und Wetterschutzcremes, Babycreme, Salben
Naturkosmetik: ja
Dosierung: Emulsion 0,5–1 %, Lippenpflege 3–5 %

Carnaubawachs
Carnauba/Carnauba Cera/Carnauba Wax

Die Copernicia cerifera Mart. gedeiht als ca. 15 Meter hohe Palme im Norden Brasiliens. Die größten Bestände wachsen in freier Natur, da es kaum Plantagen gibt. Die jungen Blatttriebe scheiden feine wachsartige Schuppen aus, die die Palme vor zu hoher Wasserverdunstung schützen. Das Wachs wird während der Trockenzeit geerntet, indem etwa alle zwei Monate sechs bis acht Blätter abgeschnitten und zum Trocknen ausgelegt werden. Die Blätter schrumpfen und die Wachsschuppen fallen ab oder können leicht abgebürstet werden. Pro Blatt kann man ca. acht bis zehn Gramm

Wachs gewinnen, das sind pro Baum und Jahr ca. 160 bis 200 Gramm. Das Rohwachs hat eine sehr dunkle Farbe. Nach mehreren Bleichvorgängen erhält man dunkel- bis hellgelbe Wachsschuppen oder -flocken, die so in den Handel gelangen. Carnauba ist das härteste bekannte Wachs natürlicher Herkunft. Es besteht vorwiegend aus gesättigten höheren Fettsäuren, Cerotinsäuremyricylester, Carnaubasäure, Cerotinsäure und Kohlenwasserstoffe. Die Schmelztemperatur liegt bei 83 bis 87 °C. Es wird primär als härtende Komponente in Lippenstiften und -pflegestiften eingesetzt. Carnaubawachs besitzt ein sehr gutes Ölbindevermögen, klebt nicht und reduziert das fettige Gefühl auf der Haut. Die Produkte bleiben auch bei höheren Temperaturen im Sommer formstabil.

Zusammensetzung: 40 % Ester von C_{20}-C_{30}-Säuren mit C_{30}-C_{34} Alkoholen, 14 % Ester von Hydroxycarbonsäuren mit C_{30}-C_{34} Alkoholen, 23 % Hydroxyzimtsäureester, 7 % Methoxyzimtsäureester, 12 % freie Wachsalkohole, 1 % Kohlenwasserstoffe, Polyester, 0,4 % Carnaubadiol; darunter befinden sich ca. 55 % unverseifbare Bestandteile
Jodzahl: 10 | **VZ KOH:** 87 | **VZ NaOH:** 0,0620
Schmelzbereich: 83–87 °C
Verarbeitung: in der Fettphase schmelzen
Verwendung: Konsistenzgeber; vorwiegend in dekorativer Kosmetik wie Lippenstifte, Kajalstifte und andere Schminkstifte, in Lippenpflegestiften und Salben
Naturkosmetik: ja
Dosierung: 2–6 %

Carotinöl
Helianthus annuus oil, Beta-Carotin, Tocopherol

Das tieforangefarbene Carotinöl ist eine Lösung von ca. 0,3 % Beta-Carotin in Sonnenblumenöl, die mit Vitamin E stabilisiert ist. Beta-Carotin ist die Vorstufe von Vitamin A, es wird deshalb auch als Provitamin A bezeichnet. Carotine sind rote Naturfarbstoffe, die zu den Carotinoiden gehören. Sie kommen in vielen Pflanzen vor wie z. B. in Karotten, Paprika und Früchten. Es handelt sich um unpolare Stoffe, denn sie sind fettlöslich. Carotinoide sind gute Antioxidantien und wirken vorzeitiger Hautalterung entgegen. Sie reduzieren oxidativen Stress, der durch zu hohe Sonneneinstrahlung verursacht wird. Sie verbessern die Zellteilung, verringern die Faltentiefe, erhöhen den Stoffwechsel der Haut und regulieren die Keratinbildung. Wegen ihrer straffenden und belebenden Eigenschaften zählen sie zu den typischen Anti-Aging-Wirkstoffen. Carotinöl ist sauerstoff- und lichtempfindlich und sollte daher gut verschlossen, dunkel und kühl gelagert werden. Carotine sind stark färbende Moleküle, die auf der Haut rötliche Flecken hinterlassen. Deshalb sollte das Öl niemals pur auf die Haut aufgetragen werden. Flecken auf der Kleidung lassen sich nur sehr schwer wieder entfernen.

Neben dem oben beschriebenen Carotinöl gibt es auch ein fettes Karottenöl. Es wird aus Karottensamen gepresst. Das Ölsäurebetonte Karottenöl enthält hohe Anteile an wertvollen Sterolen (Campesterol, Stigmasterol, Beta-Sitosterol) und Beta-Carotin. Es ist nicht mit dem oben beschriebenen Carotinöl vergleichbar.

Verarbeitung: Während der Abkühlphase in die Emulsion einrühren
Verwendung: Wirkstofföl; Hautöle und Emulsionen bei trockener, spröder, schuppiger Haut, trockener und schuppiger Kopfhaut, reifer Haut, Sonnenschutzcremes und After-Sun-Pflege
Naturkosmetik: ja
Dosierung: 0,2–0,5 %

Cellulose
Cellulose Gum

Cellulose ist Hauptbestandteil von pflanzlichen Zellwänden und somit das häufigste Polysaccharid auf der Erde. Für die verschiedenen Einsatzgebiete in der Nahrungsmittel-, Textil-, Kosmetik- und chemischen Industrie werden unterschiedliche Derivate aus Cellulose hergestellt. Bei der hier beschriebenen Cellulose handelt es sich um Carboxymethylcellulose, kurz CMC. Cellulose wird vorwiegend aus Nadel- und Laubhölzern gewonnen. Der Zellstoff wird gemahlen und mit Natronlauge gemischt. Es entsteht Alkalicellulose. Diese wird mit Chloressigsäure verethert, es entsteht Natrium-Carboxymethylcellulose. Es handelt sich um ein feines weißes Pulver mit neutralem Geruch. Es quillt nicht in Glycerin, Propylenglycol und fetten Ölen. In diesen Stoffen kann CMC problemlos vordispergiert werden, ohne dass es verklumpt. Weingeist ist als Dispergierhilfe nicht geeignet, denn das Pulver saugt den Alkohol auf und bildet bei Wasserzugabe Klumpen, die sich schwer lösen.

Cellulose

CMC bildet stabile, klare Gele, die nach dem Trocknen einen deutlichen Film ausbilden. Eine besondere Eigenheit von CMC ist, dass eine Dispersion in Wasser durch heftiges Schütteln oder Rühren Schaum bildet. Daher wird CMC häufig in Duschgels und Shampoos eingesetzt. Es wirkt schaumstabilisierend und beeinflusst das Schaumvolumen von Flüssigseifen positiv – sie schäumen intensiver. Bei der Rezepturplanung muss man beachten, dass sich CMC nicht mit neutralen Tensiden verträgt. Meine Tests ergaben, dass die Verdickung zunächst wunderbar funktionierte, nach einigen Stunden bzw. Tagen setzte sich jedoch CMC als »Gelscheibe« im Tensid ab. Man kann dem entgegenwirken, indem man CMC mit Xanthan oder einem anderen Gelbildner kombiniert. Dennoch sollte der Anteil neutraler Tenside möglichst gering gehalten werden. CMC ist ein ausgezeichneter Gelbildner für Hydrodispersionsgele, denn es ist in der Lage, bis zu 25 Prozent Lipide stabil zu integrieren, klassische Emulgatoren oder Co-Emulgatoren sind dabei überflüssig. In Emulsionen erzeugt CMC eine sehr glatte, sahnige Textur, die ein angenehmes Hautgefühl hinterlässt. Es reduziert das unangenehm Glitschige, z. B. bei Glycerinstearat SE. Allerdings können vor allem Lotionen bei großflächigem Auftrag zum Weißeln neigen. Gele auf CMC-Basis sind temperaturstabil bis + 90 °C. Man kann sie problemlos einfrieren, ohne dass sich Konsistenz oder Struktur verändern. Sie vertragen Säuren und Basen und sind von pH 3 bis 11 stabil. Die Zugabe von Salzen wird sehr gut toleriert.

Verarbeitung: 1. Wasser auf 50 °C erhitzen und unter Rühren mit einem Spatel das Pulver langsam einrieseln lassen. Kleinere Klümpchen lösen sich innerhalb von 5 bis 10 Min. vollständig auf. Es bildet sich ein wasserklares Gel. 2. Pulver in Glycerin vordispergieren (1:6) und warmes oder kaltes Wasser in kleinen Portionen mit dem Spatel einrühren, ca. 5 bis 10 Min. quellen lassen. Das wasserklare Gel weist so gut wie keine Luftbläschen auf. 3. In Emulsionen wird das Pulver in der Ölphase vordispergiert.

Verwendung: Gelbildner; als Stabilisator für alle Emulsionen, als Gelgrundlage für wässrige Zubereitungen, wie Duschgels, Shampoos, Haarspülungen und Hydrodispersionsgele
Naturkosmetik: nein
Dosierung: Emulsion 0,2–0,5 %, Flüssigseife 0,5–1,5 %

Centellaöl
Centella asiatica

Centella, auch Indischer Wassernabel oder Tigergras genannt, stammt aus Thailand und wächst dort bevorzugt an halbschattigen Standorten in der Nähe von Flüssen und Bächen. Centella gehört zur Pflanzenfamilie der Doldenblütler (Apiaceae). Sie ist eine kriechende Pflanze mit nierenförmigen, gezackten Blättern. Von Frühjahr bis Sommer bildet sie kleine rosafarbene bis rötliche Blüten. Für kosmetische Zwecke werden die Blätter verwendet. Sie enthalten Asiaticosid und andere Triterpensaponine, freie Triterpene und Flavonolglycoside sowie das Alkaloid Hydrocotylin und geringe Mengen ätherisches Öl. Centellaöl ist ein Mazerat der Blätter vorwiegend in Mandelöl. Centella fördert die Regeneration

Centellaöl

reifer Haut, beruhigt bei Hautreizungen, wirkt entzündungshemmend, lindert Juckreiz und stärkt das Bindegewebe. Im Handel ist auch ein wässrig-alkoholischer Extrakt der Blätter erhältlich.

Verarbeitung: in die geschmolzene Fettphase geben oder während der Abkühlphase einrühren
Verwendung: Wirkstofföl; Creme, Lotion bei reifer, trockener, entzündeter Haut
Naturkosmetik: ja
Dosierung: 3–10 % in der Ölmischung

Ceralan
Polyglyceryl-3 Beeswax

Das hellgelbe, feinkrümelige Wachs ist ein chemisch verändertes Bienenwachs. Hierbei werden die freien Fettsäuren des Bienenwachses zu Polyglcerinester umgewandelt. Dadurch wird das Wachs hydrophiler und fungiert als Co-Emulgator und Stabilisator in W/O-Emulsionen. Weiterhin zeigt es auch andere bemerkenswerte Eigenschaften. Es bildet mit Pflanzenölen glatte und stabile Gele. Diese Gelstrukturen binden nicht lösliche Feststoffe, wie z. B. Pigmente oder Peelingsubstanzen, in ihr Gerüst ein und sorgen für eine gleichmäßige Verteilung im Produkt. Es verhindert die Kristallisation der Ölphase, wenn z. B. in einer reinen Fettmasse Sheabutter verwendet wird. Mit Ceralan hergestellte Emulsionen und Ölgele zeichnen sich durch eine sehr gute Verteilbarkeit, das weiche, seidige

Hautgefühl nach dem Auftragen und ein gutes Einziehverhalten aus. Markenname: Cera Bellina (Koster Keunen, Holland, USA)

Schmelzbereich: 63–65 °C
Verarbeitung: mit der Fettphase schmelzen
Verwendung: Konsistenzgeber, Co-Emulgator; Cremes und Lotionen, wasserfreie Ölgele, dekorative Kosmetik, Lippenstifte, Sonnenschutzprodukte mit SoFi Tix Pulver
Naturkosmetik: ja
Dosierung: Ölgel 7–9 %, Co-Emulgator, Konsistenzgeber 2–5 %

Ceramid III
Ceramide

Ceramide sind wichtige Lipide der Hornschicht. Sie sind Hauptbestandteil des interzellulären Hornzellkitts und bilden zusammen mit Cholesterin und Fettsäuren liposomale Strukturen, die für eine intakte Barrierefunktion der Haut verantwortlich sind. Eine intakte Barriereschicht, die den TEWL reduziert und die Haut vor dem Eindringen von Fremdstoffen schützt, ist Grundvoraussetzung für eine gesunde Haut. Trockene, schuppige und rissige Haut ist meist auf einen verringerten Ceramidgehalt zurückzuführen. Ceramid III als Kosmetikrohstoff ist ein feines, weißes, geruchloses Pulver. Es wird aus Phytosphingosinen (langkettige Aminoakohole) und Stearinsäure durch Biofermentation hergestellt. Die amphiphilen Moleküle können schon bei geringer Konzentration

Ceramid III

in einer O/W-Emulsion die Haut spürbar glätten und den TEWL deutlich verringern. Der Schmelzpunkt des Pulvers liegt sehr hoch, sodass es nicht in allen Pflanzenölen klar gelöst werden kann. Der Hersteller empfiehlt, das Pulver zunächst in einem niedrig-viskosen Esteröl, z. B. Neutralöl, bei 90 °C zu lösen. Die restlichen Bestandteile der Fettphase wiegt man am besten vorher ab, mischt sie in einem Schälchen oder Gläschen und gibt sie hinzu, sobald das Pulver gelöst ist. Dabei muss weiter Hitze zugeführt werden, damit die Temperatur nicht unter 90 °C sinkt, denn dann würde das Pulver auskristallisieren. Die Wasserphase wird ebenfalls auf 90 °C erhitzt und mit der Fettphase emulgiert. Problematisch kann das Abwiegen des Stoffes werden, wenn Sie nur eine einfache Feinwaage besitzen. Bei unten genannter Dosierung benötigen Sie pro 50 Gramm Creme nur 0,025 bis 0,25 Gramm des Pulvers. Die meisten Feinwaagen decken diesen Wiegebereich nicht oder nicht zuverlässig ab. Sie können das Pulver auch mit der Messerspitze dosieren. Orientierungshilfe: 1 Msp. entspricht ca. 0,03–0,05 Gramm.

Verarbeitung: in Esteröl bei 90 °C lösen, dann restliche Fettphasenbestandteile zufügen, emulgieren
Verwendung: Wirkstoff; Creme, Lotion bei reifer, trockener, schuppiger Haut
Naturkosmetik: ja
Dosierung: 0,05–0,5 %

Cetylalkohol
Cetyl Alcohol

Cetylalkohol besteht aus vorwiegend C16-Fettalkoholen. Diese kommen in der Natur in Pflanzenölen, Wachsen und tierischen Fetten vor. Zur Herstellung können sowohl tierische als auch pflanzliche Fettalkohole verwendet werden. Die weißen, fast geruchlosen Schuppen oder Perlen schmelzen bei ca. 49 °C. Cetylalkohol wird primär als Konsistenzgeber und Co-Emulgator eingesetzt. Er hat ein gutes Wasserbindevermögen und bildet flüssig-kristalline Gelstrukturen aus, wodurch sowohl die Fett- als auch die Wasserphase einer Emulsion stabilisiert werden. Das gebundene Wasser wirkt in der Haut wie ein Depot, das nach und nach der Hornschicht zur Verfügung gestellt wird. Bei trockener Haut, die sofort viel freies Wasser benötigt, sollte daher Cetylalkohol nur gering dosiert werden. Cetylalkohol verbessert auch das Einziehverhalten einer Creme, dadurch wird das fettige Gefühl verringert. Die Creme wirkt »trockener« und glänzt nicht auf der Haut. Dieser Effekt ist vor allem bei fetter Haut und in Handcremes von Bedeutung. Er verbessert Feinheit, Konsistenz und Geschmeidigkeit von Emulsionen und zeigt in geringer Konzentration weichmachende und glättende Wirkung auf die Haut. Zu großzügiger Einsatz jedoch erzeugt ein stumpfes Hautgefühl und die Creme lässt sich nur schwer verstreichen.

Schmelzbereich: 49–51 °C
Verarbeitung: mit der Fettphase schmelzen
Verwendung: Konsistenzgeber; Emulsionen vorwiegend bei fetter Haut, unreiner Haut, in geringer Konzentration auch in

ChemiKons

Cremes bei trockener Haut, in Handcremes, Waschlotionen und Peelings, Haarspülungen und -kuren für jeden Haartyp, als Stabilisator der Wasserphase in O/W-Emulsionen
Naturkosmetik: ja
Dosierung: 0,5–1 % bei trockener Haut, sonst bis 3 %

ChemiKons
Phenoxyethanol, Ethylhexylglycerin

ChemiKons ist ein Konservierungssystem, das aus 90 Prozent Phenoxyethanol und 10 Prozent Ethylhexylglycerin besteht. Die meisten Mikroorganismen vermehren sich durch einfache Zellteilung. Sind gute Lebensbedingungen vorhanden, wachsen sie innerhalb von 20 Minuten heran und teilen sich. Die Wirkung von ChemiKons erfolgt durch chemische Reaktionen mit den Mikroorganismen. Der Konservierungsstoff greift die Mikroorganismen an den Grenzflächen an und vermindert dadurch ihre Zellteilungsfähigkeit. Sind allerdings durch unsaubere Arbeitsweise oder kontaminierte Rohstoffe zu viele Bakterien ins Produkt gelangt, muss mit Wirkstoffverlust gerechnet werden (dies gilt für alle Konservierungsstoffe). Das heißt, die Haltbarkeit der Produkte wird vermindert. Dies kann nicht durch eine höhere Dosierung ausgeglichen werden, denn dadurch könnten unter Umständen Unverträglichkeiten auftreten. ChemiKons ist gegen Bakterien, Hefen und Schimmelpilze gleichermaßen wirksam. Seine Vorteile liegen in seinen vielfältigen Einsatzmöglichkeiten, denn ChemiKons konserviert zuverlässig

Teil 2: Kosmetikrohstoffe von A–Z

bis pH 12. Der pH-Wert einer Emulsion muss nicht zwingend reguliert werden. ChemiKons ist daher auch einsetzbar, wenn säureempfindliche Emulgatoren, wie z. B. Tegomuls oder Glycerinstearat SE, verwendet werden. Auch zur Konservierung von basischen Produkten ist ChemiKons ein ideales Konservierungsmittel. ChemiKons ist klar löslich, dadurch kommt es bei klaren Gelen zu keiner Eintrübung. Weiterhin weist das Konservierungsmittel eine gute Temperatur- und Salzstabilität auf. ChemiKons wird als gut hautverträglich eingestuft. Der Stoff ist weltweit für Kosmetik zugelassen. Markenname: Euxyl® PE 9010 (Schülke & Mayr GmbH)

Verarbeitung: während der Abkühlphase einrühren
Verwendung: Konservierungsstoff; für alle kosmetischen Formulierungen bis pH 12
Naturkosmetik: nein
Dosierung: 1 %

Cocos Glucosid
Coco Glucoside

Cocos Glucosid ist eine dickflüssige, trübe Substanz mit leichtem Eigengeruch. Das milde Zuckertensid wird aus max. 0,5 Prozent Capronsäure, 24 bis 30 Prozent Caprylsäure, 15 bis 22 Prozent Caprinsäure, 37 bis 42 Prozent Laurinsäure, 12 bis 18 Prozent Myristinsäure und max. 4 Prozent Palmitinsäure mit Glucose hergestellt. Cocos Glucosid ist nicht konserviert. Der pH-Wert liegt deutlich im basischen Bereich zwischen 11 und 12. Die produkttypische Trübung löst sich nach Zugabe von Säure fast vollständig auf. Cocos Glucosid ist ein sehr mildes und reizfreies Tensid, das auch für empfindliche Haut empfohlen wird. Es besitzt eine gute Reinigungsleistung, zeigt jedoch nur mäßiges Schaumvolumen. In Tensidmischungen verstärkt es die Schaumkraft anderer Tenside. Cocos Glucosid besitzt eine leichte Substantivität zu Keratin. Dies bedeutet, dass es auf Haare und Haut glättende und weichmachende Wirkung zeigt. Markenname: Plantacare® 818 UP (Cognis)

WAS: 51–53 % | **Tensidklasse:** nichtionisch
Verarbeitung: mit den anderen Tensiden einer Rezeptur mischen und dann ins vorbereitete Gel einrühren
Verwendung: Basistensid, Co-Tensid; für alle flüssigen Duschgele, Badeschäume und Waschlotionen, Shampoos und Spülungen für jeden Haut- und Haartyp
Naturkosmetik: ja
Dosierung: 10–30 % in der Tensidmischung

Collagentensid P
Decyl Glucoside/C10-C16 Alkylpolyglucoside

Collagentensid P wird aus 33 bis 40 Prozent Caprylsäure, 21 bis 28 Prozent Caprinsäure, 27 bis 32 Prozent Laurinsäure und 9 bis 12 Prozent Myristinsäure mit Glucose hergestellt. Es handelt sich um eine trübe, dickflüssige Substanz mit leichtem Eigengeruch.

Collagentensid P ist nicht konserviert. Der pH-Wert liegt deutlich im basischen Bereich zwischen 11 und 12. Collagentensid P ist mit Cocos Glucosid vergleichbar und hat ähnliche Eigenschaften. Es schäumt relativ gut, ist mild zur Haut und nicht reizend. Markennamen: Plantacare® 2000 UP, Plantaren® 2000 N UP (Cognis)

Hin und wieder wird ein Collagentensid mit der INCI Potassium Cocoyl Hydrolyzed (Wheat) Protein angeboten. Hierbei handelt es sich um ein Kokosfettsäure-Protein-Kondensat. Diese sogenannten Cocoyl Polypeptide waren eines der ersten synthetischen Tenside. Sie gelten als mild und nicht irritierend. Allerdings haben sie mit dem oben beschriebenen Tensid nichts gemeinsam, denn das Cocoyl Hydrolyzed (Wheat) Protein ist ein anionisches Tensid.

WAS: 51–55 % | **Tensidklasse:** nichtionisch
Verarbeitung: mit den anderen Tensiden einer Rezeptur mischen und dann ins vorbereitete Gel einrühren
Verwendung: Co-Tensid; für alle flüssigen Duschgele, Badeschäume, Waschlotionen und Shampoos
Naturkosmetik: ja
Dosierung: 10–30 % in der Tensidmischung

Cosgard 221 → Siehe Biogard 221

Cupuaçubutter
Theobroma grandiflorum

Der Cupuaçubaum gehört zur botanischen Familie der Malvengewächse wie auch der Kakaobaum. Seine Heimat ist Brasilien. Wildwachsende Bäume können bis zu 20 Meter hoch werden. In Kulturen werden nur ca. sechs bis acht Meter Höhe erreicht. Ein ausgewachsener Baum produziert etwa 20 bis 30 Früchte, die jeweils bis zu zwei Kilogramm schwer werden können. Diese enthalten etwa 30 bis 50 bohnenförmige Samen, aus denen die Butter durch Pressen gewonnen wird. Cupuaçubutter wird meist nur raffiniert angeboten. Sie ist hellbeige, duftet fruchtig-frisch und ein bisschen kakaoähnlich. Sie ist bei Raumtemperatur ein festes Fett, schmilzt bei ca. 35 bis 37 °C und sollte schonend erwärmt werden. Cupuaçubutter hat ein gutes Wasserbindevermögen und kann als Co-Emulgator eingesetzt werden. Sie erzeugt feste Seifenstücke mit guten Pflegeeigenschaften. Cupuaçubutter bringt weder Reinigungsleistung noch Schaumvolumen in die Seife. Sie unterstützt jedoch die Schaumqualität insgesamt. Cupuaçubutter zieht gut ein, stärkt und schützt die Hautbarriere, bewahrt die Hautfeuchtigkeit und reguliert die Talgproduktion.

Zusammensetzung: 40 % Ölsäure, 33 % Stearinsäure, 7 % Palmitinsäure, 4 % Linolsäure, 11 % Arachinsäure, Tocopherole, ca. 2 % Phytosterole
Schmelzbereich: 35–37 °C
Jodzahl: 42 | **VZ KOH:** 187 | **VZ NaOH:** 0,1333
Fetteigenschaft: nicht trocknend | **Haptik:** schwer

Verarbeitung: in der bereits geschmolzenen Fettphase sanft schmelzen

Verwendung: Konsistenzgeber; in Emulsionen vorwiegend bei trockener, empfindlicher Haut und in Haarpflegeprodukten bei trockenen, spröden Haaren, als Ersatz für Sheabutter

Naturkosmetik: ja

Dosierung: 3–10 %, Seife bis 30 %

Decalact Deo
Sodium Caprol/Lauroyl Lactyl Lactate, Triethylcitrate, Salvia officinalis (Sage) Oil

Die klare, bernsteinfarbene, dickflüssige Substanz wird aus mittelkettigen Fettsäuren, Milchsäure, Zitronensäureester und Salbeiöl hergestellt. Decalact Deo enthält keine Konservierungsstoffe oder andere problematische Zusätze. Der Stoff ist öllöslich, von pH 4 bis 7,5 stabil und duftet angenehm süßlich, leicht blumig, ein bisschen nach Salbei. Das Wirkprinzip von Decalact Deo beruht auf dem Synergieeffekt aus antimikrobiell wirkenden Stoffen mit Zitronensäureester. Zitronensäureester gehört zur Stoffgruppe der Enzymhibitoren, die den Zersetzungsprozess des Schweißes verlangsamen und somit die Geruchsbildung (siehe auch S. 302). Damit das Wirkspektrum von Decalact Deo voll ausgeschöpft werden kann, empfiehlt der Hersteller die Rezepturen mit 3 bis 5 Prozent Zitronensäureester zu ergänzen. Decalact Deo zeigt auch im Sommer bei hohen Temperaturen herausragende Wirkung. Es ist reizfrei, brennt nicht auf frisch rasierter Haut und wird auch von empfindlicher Haut sehr gut vertragen. Deodorants mit Decalact Deo hinterlassen keinerlei Flecken auf der Kleidung. Decalact Deo ist einfach zu verarbeiten und kann sowohl in O/W-Emulsionen als auch in wässrigen Produkten eingesetzt werden. Bei der Herstellung von Deocremes kann Decalact Deo entweder in die Fett- oder in die Wasserphase gegeben oder während der Abkühlphase untergemischt werden. Für die Formulierung von Deosprays oder Roll-ons dispergiert man Decalact Deo zunächst in einem Lösungsvermittler und fügt anschließend Alkohol und Wasser inklusive aller weiteren Bestandteile hinzu. Auch alkoholfreie Rezepturen sind möglich.

Teil 2: Kosmetikrohstoffe von A–Z

Der pH-Wert der Produkte sollte auf 4 bis 4,5 eingestellt werden. Ist ein höherer pH-Wert (> 5) gewünscht, ist der Zusatz eines Puffersystems aus Natriumlaktat und Zitronensäure sinnvoll. Markenname: Dermosoft® Decalact Deo (Dr. Straetmans Chemische Produkte GmbH)

Verarbeitung: Creme: in Wasser- oder Fettphase einrühren oder während der Abkühlphase zugeben. Spray, Roll-on: mit Lösungsvermittler mischen, Wasser zugeben
Verwendung: Wirkstoff; Deocreme, Deospray, Deo-Roll-on
Naturkosmetik: ja*
Dosierung: 0,3–1 %

Dermofeel® G10LW
Polyglyceryl-10 Laurate

Die klare, leicht viskose Flüssigkeit ist ein Polyglycerin-Laurinsäure-Ester. Sie besteht aus ca. zehn Einheiten Glycerin, die mit Laurinsäure verestert sind. Beide Komponenten sind pflanzlichen Ursprungs. Im Herstellungsprozess werden umweltfreundliche Reaktionsmethoden eingesetzt. Dermofeel® G10LW ist ein Ecocert-zertifizierter und daher für Naturkosmetik zugelassener Lösungsvermittler. Er zeigt eine sehr gute Haut- und Schleimhautverträglichkeit und erzeugt ein angenehmes, nicht klebriges Hautgefühl. Im Handel wird eine 50-prozentige Verdünnung angeboten, die mit Zitronensäure stabilisiert ist. Dermofeel®

Dermofeel® G10LW

G10LW kann ohne weitere Vorbereitung direkt eingesetzt und als leistungsfähiger Emulgator und Lösungsvermittler in den unterschiedlichsten Produkten verwendet werden. Der Einsatz ist immer dann angezeigt, wenn öllösliche Substanzen in wässrige Lösungen eingearbeitet werden sollen. In Kombination mit ca. 10 Prozent Weingeist erzeugt Dermofeel® G10LW klare wässrige Lösungen. Auch ohne Alkohol funktioniert der Lösungsvermittler sehr gut. Die Lösungen bleiben allerdings trüb. Dermofeel® G10LW toleriert neben Alkohol auch Salze problemlos. Der Hersteller empfiehlt eine Dosierung von 1:5 bis 1:20 (Öl:Dermofeel® G10LW). Mit »Öl« sind hier alle im Rezept enthaltenen Pflanzenöle, öllöslichen Wirkstoffe und Duftstoffe gemeint. Im Körperspray eingesetzt erzeugt er klare Lösungen, die sich auf der Haut sehr angenehm anfühlen und nicht kleben. In Duschgelen verbessert er Waschkraft und Schaumvolumen. Je nach Gesamtrezeptur sind auch klare Duschgele möglich. Im Haarfestigerschaum sorgt er für mehr Volumen und Glanz bei feinem Haar, klebt nicht und lässt sich sehr gut ausbürsten. Dermofeel® G10LW ist eine natürliche Alternative zu dem PEG-basierenden Lösungsvermittler LV 41 der *Hobbythek*. Dermofeel® G10LW ist ein Markenname von Dr. Straetmans Chemische Produkte GmbH.

Verarbeitung: Öllösliche Bestandteile gründlich mit Dermofeel® G10LW verrühren, bis eine homogene Mischung entstanden ist. Dann Alkohol zugeben, falls die Mischung klar werden soll, und diesen ebenfalls gut unterrühren. Anschließend wird die Wasserphase dazugegossen.

Verwendung: Emulgator, Lösungsvermittler; in allen wässrigen Lösungen, in denen öllösliche Stoffe eingesetzt werden sollen wie z. B. Körperspray, Gesichtswasser; Duschgele, Shampoos, Haarpflege- und Haarfestigerschäume, Deodorants, Reinigungslotionen, als Co-Emulgator in sprühbaren Emulsionen
Naturkosmetik: ja
Dosierung: 3–20 %

Dermofeel Öl
Isoamyl Laurate

Dermofeel Öl ist ein aus natürlichen Basisstoffen synthetisch hergestelltes Esteröl. Isoamyl Laurate, auch Laurinsäure-Isoamylester genannt, ist ein Ester des Isoamylalkohols mit Laurinsäure. Isoamylalkohol ist eine organische Verbindung aus der Gruppe der Alkohole. Er wird durch den Abbau der Aminosäure Leucin durch Vergärung mit Hefen gebildet. Laurinsäure ist eine gesättigte Fettsäure, die aus Kokosöl gewonnen wird. Das sehr dünnflüssige, klare Öl weist einen dezenten Eigengeruch auf, der bei geringer Dosierung in den Produkten nicht mehr wahrnehmbar ist. Da das Öl extrem dünnflüssig ist, kann bei hoher Dosierung die Viskosität der Emulsion verringert werden. Planen Sie in diesem Fall einen höheren Anteil Fettalkohole ein, um dies wieder auszugleichen. Dermofeel Öl ist gut erhitzbar und oxidationsstabil. Es kann in Mischungen die Haltbarkeit anderer Öle stabilisieren, was bei der Verwendung in Sonnenschutzprodukten von

Dermofeel Öl

großem Vorteil ist. Das polare Öl besitzt eine ausgezeichnete Dispergierfähigkeit für mineralische Sonnenfilter und andere Pigmente. Seine niedrige Viskosität ermöglicht es, Pigmente sehr gut zu benetzen, dadurch lassen sie sich in einer Emulsion fein verteilen. Dies ist wichtig, weil mineralische Sonnenfilter auf der Haut ihre Wirksamkeit entfalten. Dazu müssen die Partikel wie eine schützende Decke gleichmäßig verteilt auf die Haut aufgebracht werden. Dermofeel Öl ist unter anderem auch deshalb ein Öl erster Wahl zur Formulierung von Make-up-Produkten. Es überzeugt durch seine hohe Spreitfähigkeit und Leichtigkeit und die damit verbundenen Eigenschaften zur Formulierung von Pflegeprodukten mit professioneller Haptik und Textur. Ein geringer Zusatz des Öls in einer Hautcreme bewirkt, dass sich die Creme besser verstreichen lässt und schneller einzieht. Sie vermittelt ein leichtes, samtiges, nicht fettendes Hautgefühl. Markenname: Dermofeel® sensolv (Dr. Straetmans Chemische Produkte GmbH)

Verarbeitung: mit der Fettphase erhitzen
Verwendung: Basisöl; Creme, Lotion, Sonnenschutzprodukte für jede Haut
Naturkosmetik: ja*
Dosierung: 1–20 % in der Ölmischung

Distelöl
Carthamus tinctorius

Die Färberdistel gehört zur Familie der Korbblütengewächse. Ihre natürliche Verbreitung reicht von Ägypten bis Mitteleuropa. Die Blütenblätter enthalten den Farbstoff Chartamin, der in Ägypten schon 3500 v. Chr. zum Färben von Stoffen verwendet wurde. Die Samen enthalten etwa 25 bis 35 Prozent Öl, das wegen seiner hohen Anteile an mehrfach ungesättigten Fettsäuren vor allem in der Küche sehr geschätzt wird. Mit fast 80 Prozent Linolsäure weist es den höchsten Linolsäuregehalt unter den Pflanzenölen auf. Kalt gepresstes Distelöl ist dünnflüssig, hat eine kräftige goldgelbe Farbe und ist mild-nussig im Geschmack. Es wird gut von der Haut aufgenommen. Cremes mit Distelöl glänzen nicht auf der Haut, daher wird es häufig bei fetter Haut und Mischhaut empfohlen. Distelöl ist ein preiswertes Öl für die Seifensiederei. Es bringt gute Pflegeeigenschaften mit, trägt jedoch nicht zu Reinigungsleistung und Schaumqualität bei. Soll die Seife hell werden, verwendet man raffiniertes Distelöl. Es erzeugt weiße Seifen. Generell sollte das Öl nur sparsam dosiert werden, weil es nicht lange haltbar ist.

Zusammensetzung: 6 % Palmitinsäure, 2 % Stearinsäure, 10 % Ölsäure, 79 % Linolsäure, 0,5 % Alpha-Linolensäure u. a., ca. 1 % unverseifbare Anteile, Vitamin E und A, Squalen
Jodzahl: 145 | **VZ KOH:** 192 | **VZ NaOH:** 0,1368
Fetteigenschaft: halb trocknend | **Haptik:** mittel
Verwendung: Basisöl; fette Haut mit Akne, normale Haut mit Neigung zu Entzündungen, Mischhaut mit öliger Tendenz

Naturkosmetik: ja
Dosierung: 10–60 % in der Ölmischung, Seife bis 20 %

D-Panthenol 75
Panthenol

D-Panthenol wird synthetisch hergestellt und ist in Reinform eine sehr zähe Masse. Zur einfacheren Verarbeitung ist D-Panthenol 75 mit 25 Prozent destilliertem Wasser verdünnt. Auch diese Verdünnung ist noch sehr klebrig und dickflüssig, lässt sich aber gut dosieren. Panthenol selbst ist kein Vitamin. Erst im Körper bzw. in Haut und Haaren wird es in die als Vitamin B_5 wirksame D-Panthothensäure umgewandelt und verwertbar gemacht. D-Panthothensäure findet man in gebundener Form als Coenzym A in allen Körperzellen. Es ist der Co-Faktor für Lipidsynthesen und wirkt bei Entgiftungsprozessen mit. Panthenol dringt gut in Haut und Haar ein. Es besitzt ein nachhaltiges Feuchthaltevermögen und wirkt glättend auf Haut- und Haaroberfläche. Es fördert die Zellteilung, beugt Irritationen vor, wirkt entzündungshemmend, juckreizlindernd und wundheilend. D-Panthenol verbessert den Feuchtigkeitsgehalt der Haare, verleiht Glanz, Geschmeidigkeit und Fülle. Es verbessert die Kämmbarkeit und wirkt in höherer Dosierung (5–10 Prozent) haarverdickend. Es penetriert über die Haarwurzel in den Haarschaft und wird dort in vitaminwirksame Pantothensäure umgewandelt. D-Panthenol verbessert die Flexibilität und Stabilität von brüchigen

Teil 2: Kosmetikrohstoffe von A–Z

Fingernägeln. D-Panthenol ist hitzeempfindlich, es darf nicht über 40 °C erwärmt werden. Kommt D-Panthenol mit starken Basen oder Säuren in Kontakt, vermindert sich seine Wirksamkeit erheblich. Die beste Stabilität und Wirksamkeit ist im pH-Bereich zwischen 4 und 6 gegeben.

Verarbeitung: während der Abkühlphase einrühren
Verwendung: Wirkstoff; kann in allen Formulierungen eingesetzt werden, die eine Wasserphase enthalten. Creme und Lotion für jede Haut, Shampoo, Haarkur, Deodorant, Gesichts- und Rasierwasser, Sonnenschutzmilch
Naturkosmetik: nein
Dosierung: Lotion 0,5–2 %, Creme 3–5 %, Haarpflege 3–10 %, Wundheilsalben bis 10 %

Ectoin
Ectoin

Es handelt sich um ein weißes, kristallines Pulver, das biotechnisch aus extremophilen Mikroorganismen hergestellt wird. Sie sind die älteste Lebensform auf der Erde und können selbst unter extremsten Bedingungen überleben. Sie leben z. B. im kochenden Wasser von Geysiren, unter dem Eis der Antarktis oder in Wüsten und Salzseen. In besonders trockener Umgebung, die zusätzlich durch hohen Salz- und UV-Stress gekennzeichnet ist, finden sich häufig halophile (»Salz liebende«) Bakterien, wie z. B. Ectothiorhodospira halochloris oder Halomonas elongata. Halophile Bakterien bilden Ectoine, um die Biomoleküle in ihren Zellen vor Hitze, Frost, Trockenheit und osmotischem Stress zu schützen. Für die Gewinnung von Ectoin werden die Mikroorganismen mit Nährstoffen versorgt, damit sie sich vermehren und Ectoin im Übermaß bilden. Ist nach etwa zehn Stunden die Konzentration hoch genug, werden die Bakterien einer Lösung ohne Salze und Nährstoffe ausgesetzt. In dieser kargen Umgebung geben sie das Ectoin ab. Über Filter und Reinigungsgeräte wird das feine weiße Pulver gewonnen. Ectoin ist eine organische Verbindung mit geringer Molmasse (142,2 g/mol.). Der polare, amphotere Stoff zeigt sehr gute Wasserlöslichkeit. Ectoin toleriert hohe Salzzugaben ebenso wie einen weiten pH-Bereich von 1–9. Es ist stabil bei Hitze sowie Kälte und völlig unkompliziert zu verarbeiten. Ectoin ist leicht löslich in Wasser, Ethanol, Glycerin und Propylenglycol, zudem stabil bei Licht- und Sauerstoffeinfluss.

Ectoin schützt nachweislich die Zellen vor Umwelteinflüssen wie UV-Strahlung, Hitze, Trockenheit, Kälte und Reizungen, z. B. durch Tenside. Es gleicht den osmotischen Druck aus und besitzt eine schützende und stabilisierende Wirkung auf Hautzellen. Es stärkt die Schutzbarriere der Haut, sorgt für einen nachhaltigen Feuchtigkeitsaufbau und schützt das hauteigene Immunsystem vor hoher UV-Belastung und deren Folgen. Ectoin ist jedoch kein aktiver Sonnenschutzfilter. In Sonnencremes wird Ectoin als hautschützende Ergänzung eingesetzt. Der Wirkstoff wird allgemein gut vertragen und zeigt kein irritatives Potenzial. Markenname: RonaCare® Ectoin (Merck KGaA)

Verarbeitung: in kalter oder heißer (bis 80 °C) Wasserphase lösen
Verwendung: Wirkstoff; in Pflegeprodukten für jede Haut, besonders jedoch für empfindliche, gestresste Haut und in Sonnenschutzcremes
Naturkosmetik: ja*
Dosierung: 0,3–2 %

Elastinpulver P
Hydrolyzed Wheat Protein

Mit dem Begriff »Elastin« assoziiert man in der Regel einen Stoff aus tierischem Material. Früher waren die Grundstoffe tatsächlich tierischen Ursprungs. Seit vielen Jahren jedoch wird unter der

Elastinpulver P

Bezeichnung »Elastinpulver P« ein Rohstoff auf pflanzlicher Basis verkauft. Dies wird durch den Zusatz »P« in der Bezeichnung signalisiert. Elastinpulver P ist ein Proteinhydrolysat aus Weizengluten, dessen lange Proteinketten mittels Hydrolyse zerkleinert werden. Das feine, sehr leichte gelbliche Pulver wird durch Sprühtrocknung hergestellt. Es ist löslich in Wasser, Glycerin, Propylenglycol und allen anderen wässrig-alkoholischen Systemen. Elastinpulver ist kompatibel mit anionischen, kationischen, nichtionischen und amphoteren Stoffen. Elastinpulver P wirkt stabilisierend auf den Säureschutzmantel der Haut, erzeugt auf Haut und Haaren einen elastischen, feinen Film, der die äußere Schuppenschicht glättet. Es verbessert die Elastizität der Haut und mildert kleine Fältchen. Es erhöht die Haut- und Haarfeuchtigkeit, lässt die Haare fülliger, griffiger und glänzend aussehen. Markenname: Hydrotriticum 2000 (Croda Chemicals Europe)

Verarbeitung: in etwas Wasser lösen, dann während der Abkühlphase in die Emulsion einrühren
Verwendung: Wirkstoff; Haut- und Haarpflegemittel bei trockenem, geschädigtem Haar, feinem Haar, trockener Kopfhaut, reifer, trockener, feuchtigkeitsarmer Haut
Naturkosmetik: ja
Dosierung: 0,5–2 %

Emulmetik™ 320
Hydrogenated Lecithin

Emulmetik™ 320 ist ein gräuliches, feines Pulver mit dezentem Geruch. Es ist ein hydriertes Lecithin, das aus 97 Prozent Phospho- und Glydolipiden besteht. Darin sind ca. 23 Prozent Phosphatidylcholin enthalten. Durch die Hydrierung werden die Doppelbindungen der ungesättigten Fettsäuren des Lecithins mit Wasserstoff abgesättigt. Dadurch entstehen Ester gesättigter Fettsäuren, die einen höheren Schmelzpunkt aufweisen und auch wesentlich stabiler gegen oxidativen Verderb sind. Das Verfahren der Hydrierung ist auch aus der Margarineherstellung bekannt. Durch die chemische Veränderung verliert das Lecithin seine Flexibilität und kann daher nicht mehr so schnell in die Haut eindringen. Seine schützende Wirkung entfaltet sich daher vorwiegend auf der Hautoberfläche, indem es durch seine leicht okklusiven Eigenschaften den TEWL reduzieren hilft. Dennoch beeinflusst es das Einziehverhalten einer Creme positiv und erzeugt bei niedriger Dosierung leichte, nicht fettende Emulsionen. Emulmetik™ 320 wird primär in niedriger Dosierung als Co-Emulgator und Wirkstoff für reichhaltig pflegende Cremes eingesetzt. Auch als Solo-Emulgator in höherer Dosierung sind gut pflegende Emulsionen möglich. In diesem Fall sind Stabilisatoren wie Gelbildner, Fettalkohole oder Wachse und evtl. ein geringer Anteil eines anderen Emulgators nötig, denn Emulmetik™ 320 bringt von sich aus keine Konsistenz mit. Der Hersteller empfiehlt, Emulmetik™ 320 bei ca. 78 bis 80 °C in der Wasserphase zu dispergieren, diese Mischung ca. 20 Minuten quellen zu lassen (die Temperatur muss über diesen Zeitraum weitgehend gehalten werden) und

Emulmetik™ 320

anschließend in die geschmolzene Fettphase zu geben und wie gewohnt zu emulgieren. Mit dieser Herstellungsmethode erzeugt man bevorzugt O/W-Emulsionen. Meinen Erfahrungen zufolge kann man Emulmetik™ 320 auch mit der Fettphase schmelzen, dadurch spart man sich die Wartezeit. Emulsionen, die mit der einfacheren Methode hergestellt werden, tendieren aber eher zu Mischemulsionen mit ausgeprägterer Rückfettung. Durch die Kombination mit anderen Lecithinen wie z. B. Fluidlecithin Super oder Lysolecithin lässt sich die Rückfettung leicht reduzieren und die Emulsion wieder in den Bereich O/W ziehen. Emulmetik™ 320 ist ein Markenname von Lucas Meyer Cosmetics.

Verarbeitung: 1. In 80 °C heißem Wasser 20 Min. quellen lassen, dann Fettphase zugeben, hochtourig emulgieren. 2. Mit der Fettphase schmelzen, auf ca. 80 °C erhitzen, heiße Wasserphase zugeben, hochtourig emulgieren.
Verwendung: Emulgator, Co-Emulgator; Cremes mit 20 bis 35 % Fettphase bei trockener, feuchtigkeitsarmer Haut, reifer Haut, geschädigter Haut
Naturkosmetik: ja
Dosierung: 13–15 % der Fettphase oder 2–3 % der Gesamtmenge, als Wirkstoff 0,5–1 %

Emulprot → Siehe Tego® Emulprot

Teil 2: Kosmetikrohstoffe von A–Z

Emulsan
Methyl Glucose Sesquistearate

Emulsan, das auch unter der Bezeichnung Emulsan II angeboten wird, ist ein nichtionischer O/W-Emulgator. Die hell- bis dunkelgelben kleinen Pastillen werden aus Palmitin- und Stearinsäure mit Glucose hergestellt. Emulsan ist ein Emulgator für Cremes und Lotionen, die sich im Fettphasenbereich zwischen 15–25 % bei Lotionen und 25–40 % bei Cremes bewegen. Er erzeugt glatte, geschmeidige Emulsionen, die auch bei Zugaben von Salzen, Säuren und anderen Elektrolyten sowie bei pH-Wert-Schwankungen zwischen 3,5 und 8,5 stabil bleiben. Emulsan eignet sich auch hervorragend als Co-Emulgator, wenn oben genannte Stoffe in Rezepturen mit weniger stabilen Emulgatoren wie z. B. Tegomuls eingesetzt werden sollen. Emulsan bringt von sich aus nur sehr wenig Konsistenz mit. Daher ist die Kombination mit Fettalkoholen und anderen Konsistenzgebern sinnvoll. Emulsan bevorzugt hochtouriges Rühren, z. B. mit einem Stabmixer. Auf diese Weise erhält man leichte Cremes und Lotionen, die sich sehr gut auftragen lassen, gut einziehen und kaum nachfetten. Bei deutlich niedrigeren Scherraten wirken die Emulsionen häufig schwer und filmbildend. Frisch hergestellte Emulsionen sind zunächst noch relativ dünn, erreichen aber nach einigen Stunden eine schöne, cremige Konsistenz. Markenname: Tego® Care PS (Evonik Goldschmidt GmbH)

Verarbeitung: mit der Fettphase schmelzen; beide Phasen auf ca. 70 bis 80 °C erhitzen, bevorzugt One-Pot-Methode: heiße

Erdnussöl

Wasserphase ohne Rühren in die heiße Fettphase gießen und dann hochtourig emulgieren

Verwendung: Emulgator; Lotion 15–25 % Fettgehalt, Cremes 25–40 % Fettgehalt; Cremes und Lotionen bei trockener, feuchtigkeitsarmer Haut, normaler Haut und empfindlicher Haut

Naturkosmetik: ja

Dosierung: Lotion 13–15 % der Fettphase oder 2–3 % der Gesamtmenge; Cremes 18–20 % der Fettphase oder 4–6 % der Gesamtmenge

Erdnussöl
Arachis hypogaea

Die Erdnuss ist botanisch eine Hülsenfrucht (Fabaceae; Hülsenfrüchtler) und keine Nuss im eigentlichen Sinne. Sie stammt ursprünglich aus den Anden Südamerikas und wird heute weltweit in warmen Gebieten angebaut. Nach der Ernte werden die fettreichen Früchte ca. zwei bis vier Wochen getrocknet, anschließend geschält und gepresst. Aus 100 Kilogramm Erdnüssen, die ca. 30 Kilogramm Schalen und 70 Kilogramm Samen enthalten, können etwa 34 Kilogramm Öl gewonnen werden. Erdnussöl ist dickflüssig, klar und leicht gelblich mit dem typischen nussigen Geruch und Geschmack. Die raffinierte Qualität ist fast geruchsneutral und deutlich heller in der Farbe. Erdnussöl ist gut erhitzbar und, sofern sorgfältig verschlossen und dunkel gelagert, auch gut haltbar. Es sollte aber nicht im Kühlschrank aufbewahrt werden, denn es wird bei Temperaturen von < 10 °C sehr dickflüssig und flockig. Das etwas zähflüssige Öl wird nur langsam von der Haut aufgenommen und hat ausgezeichnete Gleiteigenschaften. Dies macht es zu einem nützlichen Basisöl für Massagen. Der hohe Gehalt an ungesättigten Fettsäuren bringt pflegende Wirkung in eine Seifenrezeptur. Der feine nussige Geruch bleibt aber leider nicht erhalten.

Zusammensetzung: 10 % Palmitinsäure, 3 % Stearinsäure, 55 % Ölsäure, 25 % Linolsäure, 1 % Arachinsäure, 2 % Behensäure
Jodzahl: 93 | **VZ KOH:** 191,5 | **VZ NaOH:** 0,1365
Fetteigenschaft: nicht trocknend | **Haptik:** schwer
Verwendung: Basisöl; sehr trockene, schuppige Haut, Massageöle, Seifen
Naturkosmetik: ja
Dosierung: 5–20 % in der Ölmischung, bis 30 % in Seifen

Euxyl K 700 → Siehe B-Kons

Euxyl PE 9010 → Siehe ChemiKons

Facetensid
Disodium PEG-5 Laurylcitrate Sulfosuccinate, Sodium Laureth Sulfate

Facetensid ist ein sehr dünnflüssiges, klares hellgelbes Tensid, das aus Polyethylenglycol (PEG), Zitronensäure und verschiedenen Fettalkoholen hergestellt wird. Polyethylenglycol wird durch Polymerisation von Ethylenoxid mittels alkalischer Katalyse hergestellt. Polyethylenglycole sind nicht toxisch und werden meist auch problemlos vertragen. Facetensid ist ein anionisches Tensid, dessen pH-Wert zwischen 5 und 6 liegt. Es zeichnet sich durch gute Hautverträglichkeit und ausgezeichnetes Schaumverhalten aus, bei entsprechender Rezeptplanung kann man extrem milde Reinigungsprodukte herstellen. Die austrocknende Wirkung, die alle Aniontenside haben, sind mit 3 bis 5 Prozent Glycerin erheblich zu reduzieren. Kombiniert man Facetensid mit milden Zuckertensiden und Lecithin, erreicht man cremig schäumende und mild reinigende Präparate. Facetensid ist einfach zu verarbeiten und eine gute Basis für alle Duschgele und Shampoos. Markenname: Rewopol® SB CS 50 K (Evonik Goldschmidt GmbH)

WAS: 40 % | **Tensidklasse:** anionisch
Verarbeitung: mit anderen Tensiden mischen und dann ins vorbereitete Gel einrühren
Verwendung: Basistensid; Shampoos, Dusch-, Bade- und Waschseifen für jede Haut und jedes Haar
Naturkosmetik: nein
Dosierung: bis 40 % in der Tensidmischung; bei fettem Haar bzw. fetter Haut bis 60 %

Farnesol
Farnesol

Farnesol gehört zur Gruppe der Sesquiterpenole, die in der Natur in einigen ätherischen Ölen vorkommen. Ursprünglich wurde Farnesol aus Akazien gewonnen, später entdeckte man diesen Stoff auch in Rosen-, Lindenblüten-, Moschuskörner-, Orangenblüten- und Petitgrainöl. Farnesol fungiert in den Pflanzen als Pheromon, ein Lockstoff für Insekten. Für die Kosmetikindustrie wird Farnesol jedoch synthetisch durch saure Isomerisierung (Umwandlung eines Moleküls) von Neridiol hergestellt. Es handelt sich um eine klare, ölige Flüssigkeit, die dezent nach Lindenblüten und Maiglöckchen duftet. Farnesol ist licht- und sauerstoffempfindlich, es oxidiert daher leicht. Es sollte immer kühl, dunkel und gut verschlossen gelagert werden. Farnesol hat desodorierende, konservierende und antibakterielle Wirkung und wird daher häufig als Deowirkstoff sowie in Anti-Akne-Produkten eingesetzt. Farnesol ist wirksam gegen Staphylococcus epidermidis, Staphylococcus aureus, Propionibacterium acnes, Corynebacterium xerosis. Letzterer ist ein Bakterienstamm, der für den Abbau von Schweiß und den damit verbundenen Schweißgeruch verantwortlich ist. Farnesol gilt allgemein als gut verträglich. Bei empfindlichen Personen können jedoch Unverträglichkeiten auftreten. Farnesol ist ein unpolarer Stoff, der gut in Öl und Alkohol löslich ist. Für den Einsatz in wässrigen Lösungen ist ein Lösungsvermittler oder Emulgator nötig.

Verarbeitung: Während der Abkühlphase einrühren. Für den Einsatz in wässrigen Lösungen wird Farnesol mit einem

Lösungsvermittler vermischt und dann mit der wässrigen Lösung verrührt.
Verwendung: Wirkstoff; Deodorant, desodorierendes Fußspray und Waschemulsion, in Pflegeprodukten bei Akne
Naturkosmetik: nein (erlaubt ist nur Farnesol, das aus natürlichen Quellen stammt)
Dosierung: 0,3–0,5 %

Flavoxan® 14
Caprylic/Capric Triglyceride, Rosmarinus officinalis (Rosemary) Leaf Extract, Lecithin, Tocopherol

Flavoxan® 14 ist eine Mischung aus Neutralöl (MCT-Öl), Diterpenphenolen aus Rosmarin, Lecithin und Vitamin E. Die ölige Substanz ist dickflüssig, dunkelgrün und duftet krautig-frisch, typisch nach Rosmarin. Aus den Blättern des Rosmarins werden durch Hochdruckextraktion mit natürlicher Quellkohlensäure Diterpenphenol und Carnosolsäure extrahiert. Um einen standardisierten Wirkstoffgehalt von 11 bis 13 Prozent zu erhalten und die Dosierung zu erleichtern, werden die beiden Wirkstoffe in Neutralöl gelöst. Lecithin fungiert als Stabilisator, damit die Mischung homogen bleibt. Lecithin sowie Tocopherol stammen aus nicht genmanipulierten Pflanzen. Das Produkt besteht zu 100 Prozent aus natürlichen Rohstoffen. Flavoxan® 14 reduziert die Reaktionsgeschwindigkeit von Fettsäuren mit Sauerstoff. Dadurch bietet es einen guten Oxidationsschutz bei Pflanzenölen mit einem hohen

Teil 2: Kosmetikrohstoffe von A–Z

Anteil mehrfach ungesättigter Fettsäuren. Bei unten genannter Dosierung ist der Rosmaringeruch im Öl nicht mehr wahrnehmbar. Flavoxan® 14 ist ein Markenname der FLAVEX® Naturextrakte GmbH.

Verarbeitung: sofort nach dem Öffnen der Ölflasche zugeben und gründlich verschütteln
Verwendung: Antioxidans; zur Stabilisierung von fetten Ölen, Carotinoiden und ätherischen Ölen
Naturkosmetik: ja*
Dosierung: 0,2–0,4 %; 2–4 Tropfen auf 50 ml Pflanzenöl

Fluidlecithin Super
Lecithin, Carthamus tinctorius Oil, Glycerin, Caprylic/Capric Triglyceride, Alcohol, Glyceryl Stearate, Ascorbyl Palmitate

Bis vor einigen Jahren wurde unter der Verkaufsbezeichnung »Fluidlecithin Super« ein Produkt aus Phosphatidylcholin, Distelöl und Weingeist (INCI: Lecithin, Carthamus tinctorius Oil, Alcohol) angeboten. Dieses Produkt wird nicht mehr hergestellt. Heute ist die klare goldgelbe Flüssigkeit ein Substanzgemisch aus mind. 50 Prozent Phosphatidylcholin, Distelöl, Glycerin, Triglyceriden aus Caprin- und Caprylsäure, Glycerinmonostearat, Weingeist und Vitamin-C-Palmitat. Phosphatidylcholin ist ein hochwertiges Lecithin mit vielfältigen Eigenschaften. Es glättet die Hautoberfläche, fördert die Regene-

Fluidlecithin Super

ration geschädigter Haut, stabilisiert die Hautbarriere und verbessert die Aufnahme von Wirkstoffen in die Hornschicht. Fluidlecithin Super erzeugt reinweiße, dünnflüssige Emulsionen, deren pH-Wert bei 6,5 liegt. Es kann mit Milchsäure ohne Stabilitätsverlust auf den hautfreundlichen pH-Wert von 5,5 eingestellt werden. Fluidlecithin Super bringt von sich aus keine Konsistenz mit, das prädestiniert diesen Emulgator auch für sprühbare Formulierungen. Für Lotionen und Cremes sind Konsistenzgeber und Gelbildner immer erforderlich. Fluidlecithin Super bevorzugt hochtouriges Rühren, z. B. mit einem Stabmixer. Auf diese Weise erhält man glatte, fein dispergierte, stabile Emulsionen und verhindert die sonst entstehende puddingartige Konsistenz. Fluidlecithin Super eignet sich für den Fettphasenbereich von 25 bis 40 Prozent. Die Emulsionen ziehen sehr gut ein und hinterlassen ein gepflegtes Hautgefühl. Emulsionen mit dem »alten« Fluidlecithin Super glänzten sehr stark, dies ist mit der neuen Formulierung nicht mehr der Fall. Es bleibt ein feiner, seidiger Schimmer, der die Haut strahlen lässt. Der leichte Lecithingeruch lässt sich mit Duftstoffen gut maskieren. Fluidlecithin Super kann in kalt und heiß gerührten Emulsionen eingesetzt werden. Auch misslungene Emulsionen, die durch Rechen- oder Wiegefehler zu wenig Emulgator enthalten, lassen sich durch einfaches Nachdosieren retten. Fluidlecithin Super kann auch als Badeölemulgator verwendet werden. Nach einiger Zeit setzt sich Fluidlecithin am Flaschenboden ab, durch kurzes Aufschütteln des Badeöls lässt sich dieses kleine Manko aber schnell beheben. Markenname: Phosal® 50 SA+ (Phospholipid GmbH)

Verarbeitung: Mit der Fettphase erhitzen oder, bei kalt gerührten Emulsionen, mit der Ölphase mischen. Mit Stabmixer emulgieren.

Verwendung: Emulgator; Creme, Lotion, Spray 25–40 % Fettgehalt, bei trockener, geschädigter Haut, als rückfettende Komponente in Dusch- und Haarwaschmittel, im Badeöl und als Co-Emulgator

Naturkosmetik: ja*

Dosierung: Creme, Lotion 20 % der Fettphase oder 5–8 % der Gesamtmenge, Badeöl 10–15 %, Co-Emulgator 1–3 %

Geogard 221 → Siehe Biogard 221

Glycerin
Glycerol

Glycerin gehört zu den dreiwertigen Alkoholen. Aufgrund seines süßlichen Geschmacks wird er auch Zuckeralkohol genannt. Glycerin bildet den Molekülkern aller Fette. Es ist sowohl in pflanzlichen als auch in tierischen Fetten zu finden. Glycerin ist in der menschlichen Haut, neben Aminosäuren, Harnstoff, Salzen u. a., Teil des hauteigenen Feuchthaltesystems. Die im Handel erhältliche klare Flüssigkeit wird sowohl synthetisch aus Propylen, einem ungesättigten Kohlenwasserstoff, als auch durch Fettverseifung hergestellt. Es handelt sich meist um 85-prozentiges Glycerin, der Rest ist Wasser. Obwohl sich die Flüssigkeit beim Verreiben zwischen den Fingern leicht ölig anfühlt, ist sie nicht in Fetten und Ölen löslich. Mit Wasser und anderen Alkoholen dagegen kann man Glycerin in jedem beliebigen Verhältnis mischen. Glycerin hat stark hygroskopische (wasseranziehende) Eigenschaften. Es ist daher ein ausgezeichnetes Feuchthaltemittel für Haut und Haar, das häufig in Kosmetik eingesetzt wird. Der polare Stoff ist in der Lage, Wassermoleküle an sich zu binden, sie in die Haut einzuschleusen und dort einzulagern. Einen lang anhaltenden Synergieeffekt erzielt man durch die Kombination von Glycerin und Harnstoff. Glycerinhaltige Emulsionen zeichnen sich durch eine geschmeidige Textur und eine gute Verteilbarkeit aus. In tensidhaltigen Formulierungen mindert es deren Reizwirkung und wirkt einer übermäßigen Entfettung und Austrocknung von Haut und Haaren entgegen. Wird Glycerin zu hoch dosiert, erzeugt es klebrig wirkende Cremes und Lotionen. Auch in Shampoos für fettes oder feines Haar sollte sich die Dosierung im unteren Bereich bewegen. Glycerin neigt dazu, die Haare schwer und strähnig wirken zu lassen.

Verarbeitung: in der heißen oder kalten Wasserphase lösen
Verwendung: Wirkstoff; in allen kosmetischen Formulierungen als Feuchthaltemittel, z. B. Duschgel, Shampoo, Körper- und Gesichtscreme, Haarfestiger und Haarspray
Naturkosmetik: ja (nur pflanzliches Glycerin)
Dosierung: Haut- und Haarpflege 1–5 %, Hautreinigung bis 10 %, Shampoo 1–3 %

Glycerinstearat SE
Glyceryl Stearate SE

Glycerinstearat SE ist eine Kombination von Mono- und Diglyceriden aus Pflanzenölen und ca. 3 Prozent Kaliumstearat. Der Zusatz »SE« beschreibt die selbstemulgierende Form des Glycerinstearats, die durch Kaliumstearat (Kaliumseife) erreicht wird. Im Handel ist es als grobes Pulver und auch als Pellets erhältlich. Glycerinstearat SE schmilzt bei ca. 60 °C und erzeugt reine O/W-Emulsionen. Die Formulierungen sind anfangs noch etwas dünnflüssig, dicken aber nach einigen Stunden nach. Aufgrund des enthaltenen Kalium-

Glycerinstearat SE

stearates ist Glycerinstearat SE pH-Wert-sensibel und benötigt einen pH-Bereich zwischen 6,8 und 8,2. Auch großzügiger Einsatz von Salzen und anderen Elektrolyten kann die Stabilität der Emulsion beeinträchtigen. Mit einigen kleinen Tricks lassen sich dennoch stabile Emulsionen mit dem hautphysiologischen pH-Wert von 5,5 erzielen. Man kann Glycerinstearat SE mit einem anderen Emulgator, z. B. Emulsan, kombinieren. Auch der Einsatz von Gelbildnern und Fettalkoholen, die die Wasserphase stabilisieren, erlauben, den pH-Wert mit 0,1 % Milchsäure auf 5,5 zu senken. Emulsionen mit Glycerinstearat SE sind leicht, geschmeidig, fühlen sich feucht an, ziehen sehr gut ein und hinterlassen keinen Fettglanz. Markennamen: Tegin® Powder, Tegin® Pellets (Evonik Goldschmidt GmbH), Imwitor® 960 K Flakes (SASOL), Cutina® GMS SE (Cognis)

Schmelzbereich: 54–62 °C
Verarbeitung: mit der Fettphase schmelzen, beide Phasen auf ca. 65 bis 70 °C erhitzen, heiße Wasserphase unter Rühren in die heiße Fettphase gießen, emulgieren
Verwendung: Lotion 20 % Fettphase, Creme 25–40 % Fettphase; für leichte Cremes und Lotionen bei fetter Haut, feuchtigkeitsarmer Haut, Mischhaut
Naturkosmetik: ja
Dosierung: Lotion 15 % der Fettphase oder 3 % der Gesamtmenge, Creme 18–20 % der Fettphase oder 4–7 % der Gesamtmenge

Glycintensid
Disodium Cocoamphodiacetate

Glycintensid wird in einigen Online-Shops auch unter dem Handelsnamen Rewoteric® AM 2 C NM angeboten. Glycintensid ist eine niedrig-viskose gelbe Flüssigkeit mit leichtem Eigengeruch. Es handelt sich um ein Glycinderivat, das durch chemische Reaktion aus Glycin, Aminosäuren und Fettsäuren hergestellt wird. Glycin ist eine natürliche, hydrophile Aminosäure, die auch in vielen Nahrungsmitteln vorkommt, wird meist aber synthetisch hergestellt. Glycintensid zählt zur Gruppe der amphoteren Tenside. Es ist stabil im pH-Bereich zwischen 4 und 9 sowie bei hartem Wasser. Ergänzt man die Formulierung mit etwas Salz, kann man das Schaumvolumen deutlich erhöhen. Wie alle amphoteren Tenside reagiert Glycintensid im sauren pH-Bereich amphoter und im alkalischen Bereich anionisch. Es besitzt gute Haut- und Schleimhautverträglichkeit und schäumt auch beim Einsatz von Ölen noch sehr gut. Glycintensid ist für alle Haut- und Haartypen geeignet. Da es leichte Conditionereigenschaften zeigt, sollte bei schnell fettenden und/oder sehr feinen Haaren eher niedrig dosiert werden. Rewoteric® AM 2 C NM ist ein Markenname der Firma Evonik Goldschmidt GmbH.

WAS: 39 % | **Tensidklasse:** amphoter
Verarbeitung: mit anderen Tensiden mischen, dann ins vorbereitete Gel einrühren
Verwendung: Basistensid, Co-Tensid; Duschgel, Badeschaum und Waschlotion, Shampoo für jede Haut und jedes Haar
Naturkosmetik: nein
Dosierung: 3–30 % in der Tensidmischung

Granatapfelsamenöl
Punica granatum L.

Die ursprüngliche Heimat des Granatapfelbaumes ist das südwestliche Asien, vorwiegend der Iran und Afghanistan. Heute reichen seine Verbreitungsgebiete vom Mittelmeerraum über Vorderasien, Südafrika, China, Australien und Südamerika. Der Granatapfelbaum ist recht klein mit seiner maximalen Wuchshöhe von etwa fünf Metern. Die Frucht ist eine kugelige, bis zu 12 Zentimeter große Steinbeere mit dicker, lediger rötlicher Schale. Die zahlreichen Samen machen etwa 3 Prozent des Gewichts der Frucht aus und enthalten ca. 15 bis 20 Prozent Öl. Unter Ausschluss von Hitze, Licht und Sauerstoff wird ein hellgelbes, lieblich duftendes Öl gepresst. Es sollte kühl, trocken und lichtgeschützt gelagert werden, dann kann eine Haltbarkeit von bis zu zwölf Monaten ab der Herstellung erreicht werden. Granatapfelkernöl wird vorwiegend als Wirkstofföl eingesetzt. Es fördert die Zellneubildung, regeneriert das Gewebe und wirkt hautstraffend.

Zusammensetzung: 4 % Palmitinsäure, 2 % Stearinsäure, 6 % Ölsäure, 7 % Linolsäure, 74 % Punicinsäure (GLA, konjungierte Linolensäure*), 2 % unverseifbare Anteile
Jodzahl: 235 | **VZ KOH:** 192 | **VZ NaOH:** 0,1368
Fetteigenschaft: trocknend | **Haptik:** mittel
Verwendung: Wirkstofföl; für trockene, reife Haut, geschädigte Haut
Naturkosmetik: ja
Dosierung: 10–20 % in der Ölmischung

---

* paarweises Bindungsphänomen bei Molekülen mit mehrfach ungesättigten Fettsäuren

Guarkernmehl
Cyamopsis tetragonoloba

Guarkernmehl ist ein pflanzlicher Gelbildner, der aus den Samen von Cyamopsis tetragonoloba gewonnen wird. Die Guarpflanze hat auf dem indischen Subkontinent eine lange Tradition als eine der wesentlichen Nahrungsquellen für Mensch und Tier. Sie ist eine äußerst trockenheitsresistente Pflanze, die in den Halbtrockenzonen von Indien und Pakistan wächst. Durch Trennung der einzelnen Samenbestandteile wird das Endosperm herausgelöst und fein gemahlen. Endosperm ist das Nährgewebe der Samen, das den Keimling umgibt. Guarkernmehl ist ein grauweißes, mehlähnliches Pulver. Es enthält neben dem Polysaccharid Guaran ca. 10 bis 15 Prozent Wasser, 5 bis 6 Prozent Protein, 2,5 Prozent Rohfaser und 0,5 bis 0,8 Prozent Asche. Guarkernmehl bildet mit Wasser stabile, trübe Gele. Wird es direkt in Wasser eingerührt, neigt es sehr stark zu Klümpchenbildung. Ein Vordispergieren in Weingeist, Glycerin oder Öl ist daher sinnvoll. Guarkernmehl ist eine nichtionische Substanz, die über einen weiten pH-Bereich und bei Salzzugaben stabil ist. Gele aus Guarkernmehl können auch geringe Mengen Öl (bis ca. 5 %) in ihre Struktur stabil einbinden. Gele aus Guarkernmehl neigen sehr stark zur Filmbildung auf der Haut und erzeugen beim Verreiben kleine Flusen. Dies lässt sich durch eine Kombination mit Xanthan sehr gut beheben. Guarkernmehl wird vorwiegend als Stabilisator in Emulsionen, zur Verdickung von Roll-on-Produkten und als Kämmbarkeitshilfe in Shampoos eingesetzt. Gele mit Guarkernmehl sind besonders anfällig für Schimmelpilze und andere Bakterien. Sie müssen immer sehr gut konserviert werden.

Guarkernmehl

Verarbeitung: Für eine Gelgrundlage in Weingeist oder Glycerin dispergieren, dann Wasser unter Rühren mit einem Mixer zugießen. Als Stabilisator in Emulsionen in der geschmolzenen Fettphase dispergieren, dann Wasser zugießen und emulgieren.
Verwendung: Gelbildner; Stabilisator in Emulsionen, Grundlage für wässrige Gele, Viskositätsregler in Shampoo und Duschgel
Naturkosmetik: ja*
Dosierung: Stabilisator in Emulsionen 0,1–0,2 %; Gelgrundlage 0,5–1,5 %

Haarchitin liquid
Chitosan

Chitin ist nach Cellulose das am häufigsten vorkommende Polysaccharid auf der Erde. Es ist eines der Hauptbestandteile in der Zellwand von Pilzen sowie in der Außenhaut von Krustentieren und Insekten. Schalen von Krebstieren sind die Ausgangsmaterialien für das im Handel erhältliche Haarchitin liquid. Aus den Schalen wird das Polysaccharid herausgelöst und gemahlen. Dieses Pulver ist sehr schwer wasserlöslich. Es benötigt einen sauren pH-Wert, damit es sich klar löst. Zur einfacheren Anwendung wird im Handel eine fertige Lösung angeboten. Diese farblose, zähe Substanz kann problemlos in Wasser gelöst werden. Haarchitin liquid ist ein kationischer Stoff, der vor allem in Haarpflegeprodukten zur Verbesserung der Nasskämmbarkeit eingesetzt wird. Es schützt durch seine filmbildenden Eigenschaften die Haare vor Spliss und verbessert deren Feuchtigkeitsgehalt. Auch in Cremes und Lotionen, vor allem bei reifer, trockener Haut, kann Haarchitin liquid eingesetzt werden. Seine filmbildenden Eigenschaften mildern kleine Fältchen und lassen die Haut glatt und ebenmäßiger aussehen. Es schützt die Haut vor Feuchtigkeitsverlust und erhält ihre Geschmeidigkeit. Markennamen: Protasan™ UP (FMC BioPolymer), Storm-Klear Liquid-Floc™ (Vanson, Inc.).

Verarbeitung: in Wasser lösen und während der Abkühlphase ins Produkt einrühren
Verwendung: Wirkstoff; Shampoo, Haarkur und -spülung, Haarfestiger, Creme für reife, trockene Haut, Augencreme

Naturkosmetik: ja
Dosierung: 0,5–1 %

Haarfestiger HF 37 | HF 64
PVP/VA Copolymer

Es handelt sich um ein synthetisch durch Copolymerisation hergestelltes Kunstharz. Es besteht aus den beiden nicht ionischen Polymeren Polyvinylpyrrolidon und Polyvinylacetat. Durch variable Mischungsverhältnisse dieser beiden Stoffe können Filmbildner für verschiedene Anwendungsbereiche für Haarpflegeprodukte hergestellt werden. Die Wasserlöslichkeit bzw. Feuchtigkeitsbeständigkeit wird durch das Mischungsverhältnis der beiden Kunstharze Polyvinylpyrrolidon (PVP) und Polyvinylacetat (PVA) erreicht. Ersteres ist wasserlöslich, geschmeidiger und dadurch feuchtigkeitsempfindlicher, während PVA wasserabweisend ist. Es kann in Wasser nur dispergiert werden. Bei den beiden Produkten steht »HF« für Haarfestiger und die beiden Zahlen geben das jeweilige Mischungsverhältnis an. HF 37 besteht aus 30 Prozent PVP und 70 Prozent PVA. Um eine einfache Verarbeitung zu gewährleisten, wurde das Pulver 1:1 in Isopropylalkohol gelöst. Diese sirupartige, klebrige, klare Flüssigkeit kann problemlos in Weingeist weiter verdünnt werden. Sie wird aufgrund ihrer Wetterbeständigkeit vorwiegend als Filmbildner für Haarsprays eingesetzt. HF 64 ist ein weißes Pulver, das zu 60 Prozent aus PVP und 40 Prozent PVA besteht. Der geringere Anteil PVA reduziert die Wetterbeständigkeit und erhöht die Wasserlöslichkeit.

Das prädestiniert diese Substanz für den Einsatz in Haarfestigersprays und -gelen, die auch, wenn gewünscht, ganz ohne Alkohol formuliert werden können. Beide Produkte lassen sich gut ausbürsten, erzeugen keinen Build-up-Effekt und verkleben nicht, die richtige Dosierung vorausgesetzt. Formulierungen für trockenes Haar können zum Schutz der Haare mit ca. 0,5–1 Prozent öligen Pflegestoffen optimiert werden. Hier bieten sich Isopropylmyristat und Brokkolisamenöl an. Ebenso ist ein Zusatz von ca. 1 Prozent Feuchthaltemittel wie z. B. Sorbit, Honigquat oder Sodium PCA sinnvoll. Mit ca. 5–10 Prozent Glycerin lassen sich auch Wetgele und Haarpomaden realisieren. Markenname: Luviskol® VA (BASF AG)

Verarbeitung: HF 37 in Weingeist lösen, HF 64 entweder in Weingeist oder Wasser lösen
Verwendung: Wirkstoff; Filmbildner in Haarspray, Haarfestigerspray, Haarfestigergel, Wetgel
Naturkosmetik: nein
Dosierung: HF 37 6–10 %; HF 64 1–5 %

Haarguar
Guar Hydroxypropyl Trimonium Chloride

Haarguar ist ein Synonym für eine kationische Substanz, die aus Guarkernmehl gewonnen wird. Das feine cremefarbene Pulver ist, ohne Klümpchen zu bilden, gut in Wasser löslich. Es ist mit den gängigen anionischen, kationischen und amphoteren Tensiden kompati-

Haarguar

bel. Seine Quat-ähnlichen (Stoff mit antistatischer Wirkung, kationisches Tensid) Eigenschaften verhindern die statische Aufladung der Haare, verbessern deren Nass- und Trockenkämmbarkeit sowie die Frisierbarkeit. Haarguar verbessert die Schaumqualität und Konsistenz von Shampoos und anderen Reinigungspräparaten auf Tensidbasis. Haarguar ist über einen weiten pH-Bereich (4–10) stabil. Um das ganz Wirkpotenzial auszuschöpfen, sind bei der Verarbeitung einige Punkte zu beachten. Das Pulver wird zunächst in Wasser eingerührt. Wenn es gut verteilt ist, werden die Tenside darin gelöst. Nun wird der pH-Wert auf 5–5,5 eingestellt und die Mischung auf 40–50 °C erwärmt. Die Mischung dickt leicht an. Anschließend werden die restlichen Rezeptbestandteile untergemischt. Nun kann der pH-Wert entsprechend angepasst werden. Markennamen: N-Hance® HPCG 1000 (Ashland Industries Europe GmbH), Activsoft® C-14 (Innospec Inc.), Jaguar® C-17 (Rhodia Novecare)

Verarbeitung: in kaltes oder heißes Wasser einrühren
Verwendung: Wirkstoff, Gelbildner; Haarconditioner in Shampoo und Spülung bei trockenem, geschädigtem Haar, Duschemulsion bei sehr trockener Haut, Lotion und Creme zur Stabilisierung der Emulsion, Rasiercreme und -gel
Naturkosmetik: nein
Dosierung: 0,1–0,5 %

Teil 2: Kosmetikrohstoffe von A–Z

Haarsoft HT
Coco Glucoside, Glyceryl Oleate

Haarsoft HT wird in einigen Online-Shops auch unter dem Markennamen Lamesoft® PO 65 angeboten. Die milchig-trübe, pastöse Substanz ist eine Mischung aus Cocos Glucosid und der lipophilen Komponente Glycerylmonostearat, das aus Kokos-, Palmkern-, Sonnenblumen- und Maiskeimöl gewonnen wird. Haarsoft wird als rückfettender Wirkstoff in Shampoos, Duschgelen und tensidhaltigen Badezusätzen eingesetzt. Haarsoft unterstützt Waschkraft und Schaumvolumen einer Tensidmischung. Es wirkt leicht verdickend auf das Endprodukt und ist mit allen Tensiden kompatibel. Aufgrund seiner Conditionereigenschaften verbessert Haarsoft die Kämmbarkeit der nassen Haare und reduziert deren statische Aufladung. Es schützt Haut und Haar vor übermäßiger Entfettung und vor Feuchtigkeitsverlust. Haarsoft ist gut verträglich und reizfrei. Es ist deshalb auch für sehr empfindliche Haut und Babyprodukte geeignet. Markenname: Lamesoft® PO 65 (Cognis)

Verarbeitung: mit Tensiden gut vermischen
Verwendung: Wirkstoff, Rückfetter; Shampoo bei trockenem Haar, empfindlicher Kopfhaut, Duschgel, Badeschaum, Handwaschgel
Naturkosmetik: ja
Dosierung: 2–5 %

Haarwasser, kosmetisch D 95 % → Siehe Basiswasser

Hagebuttenkernöl → Siehe Wildrosenöl

Hanföl
Cannabis sativa

Hanf ist die älteste Nutzpflanze der Welt. Sie stammt ursprünglich aus China und wird heute überall in warmen bis gemäßigten Zonen kultiviert. Es gibt zwei Cannabis-Unterarten: Cannabis sativa ssp. indica und Cannabis sativa ssp. sativa. Zur Ölgewinnung werden die Samen schonend gepresst. Beim handelsüblichen Hanföl beträgt der Gehalt an dem Rauschmittel THC (Tetrahydrocannabinol), das nicht im Samen selbst zu finden ist, unter 0,3 Prozent. Durch unsachgemäße Herstellung können jedoch größere Mengen des öllöslichen THC ins Hanföl gelangen. Hier ist also auf sehr gute Qualität zu achten. Hanföl ist dunkelgelb bis dunkelgrün mit nussigem, krautigem Geruch und Geschmack. Es ist ein ausgesprochen wertvolles Hautöl, da sein Fettsäurespektrum dem unserer Haut sehr ähnlich ist. Es zieht gut ein, besitzt hervorragende Gleiteigenschaften, macht die Haut weich und glatt. Es fördert die Zellneubildung, stärkt die Widerstandskraft und wirkt entzündlichen Prozessen entgegen. Hanföl ist ein gutes Pflegeöl für Naturseifen. Es sollte immer mit Kokos-, Babassu- oder Palmkernöl kombiniert werden, denn Hanföl erzeugt sehr weiche Seifen, die nicht schäumen und keine Waschkraft mitbringen. Aufgrund seiner oxidativen Anfälligkeit sollte es nur gering dosiert werden.

Zusammensetzung: 6 % Palmitinsäure, 2 % Stearinsäure, 11 % Ölsäure, 50 % Linolsäure, 20 % Alpha-Linolensäure, bis zu 1,5 % unverseifbare Anteile, Vitamine, Carotinoide, Chlorophyll
Jodzahl: 162 | **VZ KOH:** 191 | **VZ NaOH:** 0,1361
Fetteigenschaft: halb trocknend | **Haptik:** mittel
Verwendung: Basisöl; fette Haut, Akne, entzündete Haut, trockene, raue Haut, Neurodermitis
Naturkosmetik: ja
Dosierung: 10–30 % in der Ölmischung, Seife bis 10 %

Harnstoff
Urea

Harnstoff ist eine natürliche Substanz, die im Körper gebildet und über die Nieren ausgeschieden wird. Harnstoff ist auch mit sieben Prozent Teil des natürlichen Feuchthaltesystems der Haut. Für kosmetische und medizinische Zwecke wird Harnstoff nicht aus natürlichen Quellen gewonnen, sondern aus Ammoniak und Kohlendioxid synthetisch hergestellt. Harnstoff kommt als Granulat und als Pulver in den Handel. Er ist gut in Wasser und Alkohol

Harnstoff

löslich. Harnstoff ist in wässrigen und wasserhaltigen Systemen problematisch, denn er neigt dazu, sich unter alkalischer Reaktion spontan zu zersetzen. Ein stechender Ammoniakgeruch ist ein deutliches Indiz für den Zersetzungsprozess. Der pH-Wert des Produktes steigt drastisch an, wodurch pH-abhängige Konservierungsmittel unwirksam werden. Um diese chemische Reaktion hinauszuzögern, ist es sinnvoll, mit Natriumlaktat und Milchsäure leicht sauer zu puffern. Ebenfalls hilfreich ist die Aufbewahrung harnstoffreicher Emulsionen in einem geschlossenen System wie z. B. Airless-Spender oder Kruken. Der anfangs eingestellte pH-Wert kann in diesen Behältnissen bis zu vier Monate aufrechterhalten werden. Harnstoff wird in kosmetischen Produkten vorwiegend wegen seiner stark hydratisierenden Wirkung eingesetzt. In höherer Konzentration (über 10 Prozent) wirkt Harnstoff keratolytisch bzw. keratoplastisch (erweichender Effekt auf das Keratin der Haut), schuppenlösend und juckreizlindernd. Durch seine polare Struktur kann er Wassermoleküle an sich binden und in die Haut einschleusen. Das Wasser wird in der Hornschicht gebunden, wodurch die Geschmeidigkeit und Glätte der Haut bewahrt wird. Harnstoff wird häufig in Kombination mit Glycerin eingesetzt, da sich diese beiden Stoffe hervorragend ergänzen und einen Synergieeffekt erzeugen.

Verarbeitung: in kaltem Wasser lösen und während der Abkühlphase in die Emulsion einrühren

Verwendung: Wirkstoff; Creme, Lotion, Gesichtswasser bei trockener, reifer Haut, Akne, stark verhornter Haut (z. B. an den Fußsohlen), Schuppenflechte

Naturkosmetik: nein
Dosierung: 2–5 %, bei stark verhornter Haut bis 10 %

Haselnussöl
Corylus avellana

Die Haselnuss wird in ganz Europa kultiviert, vorwiegend jedoch in Spanien, der Türkei und Italien. Für die Ölgewinnung werden die Nüsse meist geröstet, geschält und anschließend gepresst. Manchmal werden die Nüsse auch ungeröstet gepresst. Die unterschiedlichen Gewinnungsmethoden sowie verschiedene Herkunftsländer bringen Haselnussöle hervor, die in ihrer Fettsäurezusammensetzung schwanken können, wobei das Verhältnis von Ölsäure zu Linolsäure immer ausgeglichen ist. Haselnussöl ist goldgelb bis gelbbraun und klar. Es duftet und schmeckt angenehm nussig mild. Haselnussöl zieht nur langsam in die Haut ein. Es eignet sich daher ausgezeichnet als Basisöl für Massagen und in Wetterschutzcremes. Es strafft und festigt das Gewebe, wirkt durchblutungsfördernd und hautglättend. Haselnussöl bringt gute Pflegeeigenschaften in Naturseifen, die jedoch lange weich bleiben und nicht schäumen. Kombinieren Sie Haselnussöl immer mit Kokos-, Babassu- oder Palmkernöl.

Zusammensetzung: 5–6 % Palmitinsäure, 2–3 % Stearinsäure, 78–83 % Ölsäure, 6–12 % Linolsäure, Vitamin D, Vitamin E, Phytosterine

Jodzahl: 87 | **VZ KOH:** 191 | **VZ NaOH:** 0,1361
Fetteigenschaft: nicht trocknend | **Haptik:** mittel
Verwendung: Basisöl; empfindliche Haut, trockene Haut, reife, fahle Haut
Naturkosmetik: ja
Dosierung: 10–30 % der Ölmischung, Seife bis 30 %

Heliozimt K

3,4-Methylendioxybenzaldehyd, Phenylpropylalcohol

Die klare, dünnflüssige Substanz ist eine Mischung aus etwa 10 bis 15 Prozent Heliotropin und 85–90 Prozent Hydrozimtalkohol. Heliotropin wird auch Piperonal genannt. Es ist einer der bekanntesten vanilligen Riechstoffe. Heliotropin wird häufig zusammen mit Cumarin, Vanillin und ähnlichen Stoffen in der Parfümerie verwendet. Piperonal ist Bestandteil vieler ätherischer Öle. Es kann relativ preiswert aus Safrol (Bestandteil in Pfefferöl, Sassafrasöl) mit Alkali hergestellt werden. Heliotropin ist in Wasser unlöslich, es löst sich gut in Alkoholen und Benzol. Wird der Stoff längere Zeit Licht und Sauerstoff ausgesetzt, zersetzt er sich und verfärbt sich braun. Hydrozimtalkohol, auch Phenylpropanol genannt, wird aus Zimtaldehyd synthetisch hergestellt. Zimtaldehyd ist Bestandteil einiger ätherischer Öle und wird als hautreizend eingestuft. In der Parfümerie wird er häufig als Riechstoff eingesetzt. Beide Substanzen wirken hautreizend. Der Einsatz in Parfüms ist daher auf

0,1–0,5 Prozent begrenzt. Sie bilden zusammen ein gut wirksames Konservierungsmittel für Kosmetika, das bis pH 7 verwendet werden kann. Der intensive, blumig-zimtige Duft von Heliozimt K kann schwer mit anderen Duftstoffen überdeckt werden. Empfindliche Personen sollten Heliozimt K meiden, denn es ist häufig Auslöser von Allergien und Hautreizungen.

Verarbeitung: während der Abkühlphase in die Emulsion einrühren
Verwendung: Konservierungsstoff; für alle kosmetischen Formulierungen bis pH 7
Naturkosmetik: nein
Dosierung: 1 %

Holundersamenöl
Sambucus nigra

Der Holunder gehört zur botanischen Familie der Moschuskrautgewächse. Es gibt ca. 20 bis 40 verschiedene Sambucus-Arten. Die bekannteste dürfte der Schwarze Holunder sein. Man findet die Büsche fast überall in Mitteleuropa. Der Saft aus den Beeren gilt schon lange als Hausmittel bei Erkältung und Nierenleiden. Aus den Samen wird ein gelbgrünes bis dunkelgrünes, krautigwürzig duftendes Öl gewonnen. Holundersamenöl wird gut von der Haut aufgenommen. Der hohe Anteil an ungesättigten Fettsäuren sowie die Phytosterine sind in der Hautpflege besonders wertvoll. Holundersamenöl stärkt die Zellmembrane und die

Holundersamenöl

Widerstandsfähigkeit der Haut. Es schützt die Barriereschicht der Haut, wirkt entzündungshemmend und hautberuhigend. Holundersamenöl ist hitzeempfindlich, es sollte kühl und dunkel gelagert werden.

Zusammensetzung: 7 % Palmitinsäure, 2 % Stearinsäure, 11 % Ölsäure, 43 % Linolsäure, 36 % Alpha-Linolensäure, Phytosterine, Flavonoide, Carotinoide
Jodzahl: 180 | **VZ KOH:** 185 | **VZ NaOH:** 0,1318
Fetteigenschaft: trocknend | **Haptik:** mittel
Verarbeitung: in die geschmolzene Fettphase geben oder während der Abkühlphase einrühren
Verwendung: Wirkstofföl; fette Haut, Akne, empfindliche Haut
Naturkosmetik: ja
Dosierung: 10–20 % in der Ölmischung

Honig → Siehe Bienenhonig

Teil 2: Kosmetikrohstoffe von A–Z

Honigpulver
Mel, Maltodextrin

Honigpulver wird aus flüssigem Bienenhonig durch Sprühtrocknung hergestellt. Als Trägerstoff wird häufig Malzzucker verwendet. Weiterhin gibt es noch andere Verfahren wie z. B. den Honig mit einem Trenn- und Trägerstoff zu mischen und anschließend unter Wärmezufuhr zu trocknen. Der Nachteil dieser Methode besteht darin, dass bei hohen Temperaturen viele Aroma- und Wirkstoffe verloren gehen. Honigpulver ist ein sehr feines beigefarbenes Pulver mit typischem und unverwechselbarem Duft. Es ist extrem feuchtigkeitsempfindlich, zieht Feuchtigkeit aus der Luft an und verklumpt dann zu einer bräunlichen, harten Masse. Die Substanz muss daher unter allen Umständen sehr gut verschlossen, möglichst luftdicht gelagert werden. Um das Verklumpen etwas hinauszuzögern, kann man das Pulver mit etwas Stärke, Kieselsäure oder Bittersalz mischen und in gut schließbare Dosen füllen. Alternativ kann man Honigpulver aus einem Teil flüssigen Bienenhonig und zwei Teilen Maisstärke selbst herstellen. Verrühren Sie den Honig mit der Stärke und mahlen Sie diese Masse anschließend in einem Multihacker zu feinem Pulver. Wenn Sie das Pulver aufbewahren möchten, ist es sinnvoll, es vor dem Verpacken an der Luft oder bei 30 bis 35 °C im Backofen zu trocknen. Das selbst hergestellte Honigpulver bleibt durch den Stärkeanteil sehr lange rieselfähig. Es kann wie das Original verwendet werden. Die Darreichungsform als Pulver prädestiniert es zum Einsatz in Badepulver und Badekugeln, denn es klebt nicht und lässt sich sehr gut mit anderen Pulverbestandteilen vermischen. Gekauftes Honigpulver kann auch in Emulsionen und Reinigungspräparaten verwendet werden. Das

Wirkungsspektrum ist das gleiche wie bei flüssigem Bienenhonig (siehe dort).

Verarbeitung: Badeprodukte: mit anderen Pulverbestandteilen mischen. Emulsion, Duschgel, Shampoo: in kaltem Wasser lösen und während der Abkühlphase zugeben.
Verwendung: Wirkstoff; Badekosmetik, Creme, Lotion, Duschgel, Shampoo bei trockener, empfindlicher Haut.
Naturkosmetik: ja*
Dosierung: Emulsion 2–3 %, Badekosmetik bis 20 %

Honigquat 50
Aqua, Hydroxypropyltrimonium Honey

Honigquat 50 wird aus desodoriertem Bienenhonig hergestellt, der durch chemische Reaktion kationisiert wird. Dadurch erhält die Substanz ein intensives, selbstständiges Aufziehvermögen. Kationische Substanzen sind durch ihre positive Ladung in der Lage, ihre Moleküle in das negativ geladene Keratin der Haare einzulagern. Die Haaroberfläche erscheint dadurch glatt und glänzend. Aufgrund seines geringen Molekulargewichtes kann Honigquat 50 sehr leicht in den Haarschaft eindringen und Feuchtigkeit mitnehmen, um sie dort nachhaltig zu speichern. Es hat die Fähigkeit, etwa doppelt so viel Feuchtigkeit im Haar zu speichern wie die gleiche Menge Glycerin. Der Vorteil von Honigquat 50 besteht darin, dass es weder klebrig ist noch die Haare beschwert. Die kationische Wirkung von Honigquat 50 reduziert die statische Aufladung der Haare und verbessert dadurch die Kämmbarkeit von nassem und trockenem Haar erheblich. Es glättet die Oberflächenstruktur der Haare, verleiht Glanz und Geschmeidigkeit. Honigquat 50 ist für Rinse-off- und Leave-on-Haarpflegeprodukte geeignet. In Haarsprays und anderen Produkten mit hohem Alkoholgehalt (> 40 Prozent) flockt Honigquat 50 unter Eintrübung aus. Markenname: Honeyquat 50 (Arch Chemicals Inc.)

Verarbeitung: in der kalten oder heißen Wasserphase lösen oder ins fertige Produkt einrühren
Verwendung: Wirkstoff; Shampoo, Haarspülung, Haarfestiger bei trockenen, spröden Haaren, Creme, Lotion, Gesichts- und Körpertonic bei trockener, rauer, feuchtigkeitsarmer Haut.
Naturkosmetik: nein
Dosierung: 2–5 %

Hyaluronsäure
Sodium Hyaluronate/Hyaluronic Acid

Hyaluronsäure ist ein sehr wichtiger natürlicher Bestandteil des Bindegewebes und der Haut. Sie erfüllt im Körper viele wichtige Funktionen wie z. B. die Speicherung von Wasser in der Haut, dient als Schmiermittel zwischen den Gelenken und im Gallertkern der Bandscheiben. Früher hat man Hyaluronsäure aus Hahnenkämmen gewonnen. Heute wird sie biotechnisch aus der

Zellmembran von Mikroorganismen hergestellt. Es handelt sich um das Natriumsalz der Hyaluronsäure. Das Pulver ist sehr leicht und kann große Mengen Wasser binden. Hyaluronsäure bildet thixotropische Gele, die im Ruhezustand fest sind und unter Bewegung fließfähig werden. Durch ihr hohes Wasserbindevermögen reguliert Hyaluronsäure den Feuchtigkeitshaushalt der Haut, verbessert deren Elastizität und Spannkraft. Im Handel sind eine hochmolekulare und eine niedermolekulare Hyaluronsäure erhältlich. Niedermolekulare Hyaluronsäure wird im Handel als solche speziell ausgewiesen. Die hochmolekulare Sorte wird entweder als »Hyaluronsäure« oder mit dem Zusatz »HT« angeboten. »HT« steht für »Hobbythek« und sagt nichts über die Qualität aus.

Hyaluronsäure, hochmolekular: Ihre Molmasse liegt meist bei 1,5 Mio. g/mol. Diese großen Moleküle können die Hornschicht der Haut nicht durchdringen. Gele mit hochmolekularer Hyaluronsäure bilden einen leichten, flexiblen Film auf der Haut, der den transepidermalen Wasserverlust reduziert und kleine Fältchen aufpolstert. Das Hautbild erscheint dadurch feiner und glatter. Dieser Effekt zeigt sich nur so lange, wie die Hyaluronsäure verwendet wird.

Hyaluronsäure, niedermolekular: Ihre Molmasse liegt zwischen 8.000 und 27.000 g/mol. Dieses geringe Molekulargewicht ermöglicht es, dass sie leichter die Hautbarriere überwinden kann und in der Haut als Feuchtigkeitsspeicher fungiert. Niedermolekulare Hyaluronsäure verstärkt die Zell-Zell-Verbindungen in der Hornschicht und verbessert so den Feuchtigkeitsgehalt der Haut. Gele aus niedermolekularer Hyaluronsäure sind dünnflüssiger und bilden keinen Film auf der Haut.

Teil 2: Kosmetikrohstoffe von A–Z

Verarbeitung: 1. Unter Rühren mit einem Mixer das Pulver langsam in handwarmes Wasser rieseln lassen. 2. Das Pulver mit etwas Weingeist benetzen und unter Rühren mit einem Mixer handwarmes Wasser zugießen; dieses Gel in die 30 °C warme Emulsion rühren.
Verwendung: Wirkstoff; Creme bei trockener, feuchtigkeitsarmer Haut, reifer Haut, Augenpflegecreme, spezielle Anti-Falten-Produkte
Naturkosmetik: ja
Dosierung: 0,1–0,5 %

Incroquat® Behenyl TCM
Cetearyl Alcohol, Behentrimonium Chloride

Incroquat® Behenyl TCM ist ein selbstemulgierender kationischer Emulgator, der als weiße, wachsige Pellets oder als weiße Schüppchen in den Handel kommt. Behentrimonium Chloride ist ein quartäres Aminsalz, das aus der Behensäure von Rapsöl durch chemische Veränderung hergestellt wird. Die konsistenzgebende Komponente ist Cetylstearylalkohol. Dies ist eine Mischung aus ca. 50 Prozent Cetylalkohol und ca. 50 Prozent Stearylalkohol, die auch unter der Bezeichnung Lanette O bekannt ist. Incroquat® Behenyl TCM besteht aus 25 Prozent Behentrimonium Chloride als Aktivsubstanz und 75 Prozent Cetearylalkohol. Manche Händler führen ein Produkt mit der Bezeichnung »Kurquat«. Dies ist ein ähnlicher Stoff wie Incroquat® Behenyl TCM, jedoch mit ca. 75 Prozent Aktivsubstanz. Beide Produkte können gegeneinander ausgetauscht werden. In Rezepten, die Incroquat® Behenyl TCM verwenden, wird nur ein Drittel von Kurquat benötigt, da es die höhere Aktivsubstanz besitzt. Die restlichen zwei Drittel werden mit Cetylalkohol oder Lanette O aufgefüllt. Incroquat® Behenyl TCM wird vorwiegend als Conditioner in Haarspülungen und -kuren eingesetzt. Er verhindert die statische Aufladung der Haare und verbessert deren Nasskämmbarkeit erheblich, glättet den Haarschaft und verleiht dadurch Glanz und gute Frisierbarkeit. Incroquat® Behenyl TCM ist kein echtes Pflegemittel, denn es führt dem Haar keine Feuchtigkeit zu. Es sollte eher unter dem Aspekt »Erste Hilfe bei geschädigten Haaren« betrachtet werden. Incroquat® Behenyl TCM ist ein Markenname der Croda Chemicals Europe.

Verarbeitung: mit der Fettphase schmelzen
Verwendung: Emulgator, Wirkstoff; Cremespülung und -kur für trockene, störrische, glanzlose Haare
Naturkosmetik: nein
Dosierung: 3–6 %

Isopropylalkohol
Isopropyl Alcohol

Isopropylalkohol ist ein zweiwertiger Alkohol, der aus Propen, einem Gas, synthetisch hergestellt wird. Er wird auch Propanol-2 oder IPA genannt. Charakteristisch ist sein medizinisch-stechender Geruch. Isopropylalkohol kann preiswert hergestellt werden und wird deshalb häufig in Desinfektions- und Reinigungsmitteln verwendet. Die Kosmetikindustrie verwendet IPA vorwiegend in Haarsprays, Haarwässern, Rasierwässern und ähnlichen Produkten. IPA wirkt stark antimikrobiell. Er ist deshalb ein ausgezeichnetes Desinfektionsmittel, z. B. für Rührgeräte und Cremetiegel. Alkohol beeinflusst die Durchlässigkeit der Zellmembran von Mikroben, dies führt zur Zerstörung der Membranproteine. Die Mikroorganismen sterben ab. Allerdings ist der reine Alkoholgehalt für die Wirkung eines Desinfektionsmittels maßgebend. Ist er zu hoch, über 70 Prozent, werden auch die Kohlenhydrate der Zellwände zerstört, was zur Verkapselung der Mikroben führt. Sie sterben dadurch nicht ab, sondern begeben sich nur in Ruheposition. Sobald durch Verdunstung der Alkoholgehalt sinkt, werden sie

Isopropylmyristat

wieder aktiv. Deshalb ist es wichtig, höherprozentige Alkohole mit Wasser auf 70 Vol.-% zu verdünnen. Alkohol braucht etwa fünf Minuten, um richtig wirksam zu werden. Die zu desinfizierenden Flächen müssen während dieser Zeit feucht bleiben. Beim Hantieren mit Isopropylalkohol sollte auf gute Belüftung geachtet werden, denn seine Dämpfe können betäubend wirken. Auch sollte der Kontakt mit Augen und Schleimhäuten vermieden werden. Bei Hautkontakt unbedingt gründlich die Hände waschen und gut eincremen, da IPA stark entfettend wirkt.

Verwendung: Desinfektionsmittel, Lösemittel; zur Reinigung (Desinfizierung) von Arbeitsgeräten, Tiegeln und Flaschen. Isopropanol kann natürlich auch als Grundlage für Haarsprays und Haarfestiger eingesetzt werden.
Naturkosmetik: nein
Dosierung: nach Bedarf

Isopropylmyristat
Isopropyl Myristate

Das klare, dünnflüssige, farb- und geruchlose Öl ist ein Ester der Myristinsäure (C14) mit Isopropylalkohol. Es ist auch unter der Bezeichnung »Myristinsäureisopropylester« und mit der Abkürzung »IPM« bekannt. Isopropylmyristat ist oxidationsstabil, es schützt daher andere, weniger stabile Öle in einer Ölmischung. Es weist einen sehr hohen Spreitwert von 1200 mm^2/10 Min. auf, der deutlich über dem von natürlichen Pflanzenölen liegt. IPM eignet sich daher als Spreithilfsmittel für leichte, nicht aufliegende Emulsionen. Ein geringer Zusatz IPM in der Ölmischung verbessert die Verteilbarkeit und das Einziehverhalten von Emulsionen erheblich und erzeugt ein weiches, glattes Hautgefühl. Dies macht sich auch in Emulsionen mit hohem Fettgehalt bemerkbar. Der Fettglanz wird reduziert, die Creme zieht besser ein und liegt nicht schwer auf. Der hohe Spreitwert prädestiniert IPM auch als rückfettenden und schützenden Wirkstoff in Haarpflegeprodukten. Man kann das Öl sogar pur (tropfenweise) in die Haare kneten, ohne dass diese fettig oder strähnig wirken. Es glättet den Haarschaft, verbessert die Kämmbarkeit nasser Haare, verhindert die statische Aufladung und schützt die Haare vor Austrocknung.

Jodzahl: 1 | **VZ KOH:** 206 | **VZ NaOH:** 0,1468 | **Haptik:** sehr leicht
Verarbeitung: Für Emulsionen mit der Fettphase erhitzen. Für Haarpflegeprodukte mit den anderen Wirkstoffen zugeben.
Verwendung: Basisöl, Wirkstoff; Creme, Lotion, Lippenpflege, Shampoo, Haarspülung, Haargel, Haarfestiger
Naturkosmetik: nein*
Dosierung: 2–15 %

Johannisbeersamenöl
Ribes nigrum

Die Schwarze Johannisbeere gehört zur botanischen Familie der Stachelbeergewächse und ist auch unter dem Namen »Cassis« bekannt. Der bis zu zwei Meter hoch wachsende Strauch ist in Europa weit verbreitet. Er wächst bevorzugt an sonnigen und halbschattigen Plätzen und auf feuchten Böden. Die weißen Blüten befinden sich auf gebogen hängenden Trauben. Die Beeren mit grünlichem Fruchtfleisch enthalten zahlreiche kleine Samen, aus denen ein klares gelbliches bis grünliches Öl gepresst wird. Es duftet fruchtig, grün, leicht blumig und schmeckt fruchtig mit leicht bitterem Nachgeschmack. Johannisbeersamenöl ist aufgrund seiner hohen Anteile mehrfach ungesättigter Fettsäuren sehr oxidationsanfällig, daher ist es nicht lange haltbar. In Pflegeprodukten sollte es immer mit stabilen Ölen gemischt werden. Sein Fettsäurespektrum ist dem von Nachtkerzen- und Borretschöl ähnlich. Johannisbeersamenöl ist eines der wenigen Pflanzenöle, das sowohl Alpha- als auch Gamma-Linolensäure enthält. Es wirkt entzündungshemmend, hautregenerierend und antiallergisch. Es ist sehr mild mit hautberuhigenden Eigenschaften.

Zusammensetzung: 11 % Ölsäure, 47 % Linolsäure, 11 % Alpha-Linolensäure, 17 % Gamma-Linolensäure, ca. 2 % Unverseifbares, Alpha- und Gamma-Tocopherole
Jodzahl: 175 | **VZ KOH:** 190 | **VZ NaOH:** 0,1354

Fetteigenschaft: trocknend | **Haptik:** mittel
Verarbeitung: in die geschmolzene Fettphase geben oder während der Abkühlphase einrühren
Verwendung: Wirkstofföl; trockene, entzündete Haut, Akne, zu Allergien neigende Haut, reife Haut, in speziellen Anti-Falten-Produkten
Naturkosmetik: ja
Dosierung: 10–20 % in der Ölmischung

Johanniskrautöl
Hypericum perforatum

Johanniskraut gehört zur Familie der Hartheugewächse. Es wächst bevorzugt in Hecken, entlang von Straßen und lichten Wäldern. Die mehrjährige Pflanze ist in ganz Europa weit verbreitet. Der Blütenstand setzt sich aus mehreren goldgelben Blüten zusammen. Die Blüte hat fünf grüne, ovale Kelchblätter und fünf ovale Kronblätter. Die Oberfläche ist häufig mit schwarzen Punkten oder Strichen und helleren Punkten versehen. Die zahlreichen Staubgefäße sind in Büschel zusammengefasst. Mit den blühenden Sprossspitzen wird durch Mazeration Johanniskrautöl gewonnen. Hypericin, der rote Farbstoff, der auch Wirkstoff ist, färbt das Öl leuchtend rot. Johanniskrautöl wirkt straffend, heilungsfördernd, durchblutungsfördernd, entzündungshemmend. Mit der Anwendung von Johanniskraut-Zubereitungen sollte man vorsichtig sein,

Jojobaöl

denn der rote Farbstoff erhöht die Lichtempfindlichkeit der Haut. Längere Aufenthalte in der Sonne müssen nach der Anwendung unbedingt vermieden werden.

Verwendung: Wirkstofföl; Hautöle und Emulsionen bei trockener Haut, rauer Haut, empfindlicher, juckender Haut, sonnengeschädigter Haut, Verbrennungen, Rheuma, Hämatome, Zellulite
Naturkosmetik: ja
Dosierung: 5–20 % in der Ölmischung

Jojobaöl
Simmondsia chinensis/Buxus chinensis

Jojoba ist ein Strauch, der in Halbwüsten und Wüsten wächst, er ist in Mexiko, Kalifornien und dem Gebiet der Sonorawüste beheimatet. Aus den Samen (Nüsse) wird ein goldgelbes, flüssiges Wachs gepresst, das bei niedrigen Temperaturen (< 7 °C) fest wird. Jojoba besteht nicht aus Triglyceriden, sondern aus Estern langkettiger Fettsäuren und Alkoholen. Die chemische Struktur des Öls ähnelt dem des natürlichen Walrats. Jojobaöl wird aufgrund seiner Zusammensetzung nicht ranzig und soll eine Haltbarkeit von bis zu 25 Jahren haben. Länger als drei Jahre sollten Sie es trotzdem nicht lagern. In Mischungen mit anderen Pflanzenölen verbessert es deren Haltbarkeit. In Emulsionen wirkt Jojobaöl als Co-Emulgator und Co-Konsistenzgeber. Jojobaöl ist geruchsneutral und eignet sich daher ausgezeichnet als Grundlage für Naturparfüms. Jojobaöl ist antiallergen und ein gutes Basisöl für alle Hauttypen. Durch seine ausgezeichnete Tiefenwirkung reguliert es den Feuchtigkeitshaushalt und macht die Haut glatt und geschmeidig, festigt das Bindegewebe und beugt Faltenbildung vor. Aufgrund des hohen Gehalts an unverseifbaren Bestandteilen erzeugt Jojobaöl ausgesprochen gut pflegende Seifen.

Zusammensetzung: Gemisch aus Wachsestern C38-C44, diese beinhalten, ca. 47–49 % Fettsäuren (davon ca. 68 % Gadoleinsäure, ca. 12 % Ölsäure, ca. 18 % Gondonsäure) sowie 50–52 % Fettalkohole, darunter bis zu 49 % Unverseifbares, Provitamin A, Aminosäuren, Mineralien, Squalen
Jodzahl: 85 | **VZ KOH:** 93 | **VZ NaOH:** 0,0662
Fetteigenschaft: nicht trocknend | **Haptik:** schwer
Verarbeitung: mit der Fettphase erhitzen
Verwendung: Basisöl; Pflegeprodukte für jeden Hauttyp, Aromamassagen, Trägeröl für Naturparfüm, Naturseifen, Lippenpflege, Reinigungscremes, Make-up-Entferner
Naturkosmetik: ja
Dosierung: Hautpflege 5–20 % in der Ölmischung, Seife bis 30 %

Jojobaperlen
Jojoba Ester

Die kleinen, festen und glatten Kügelchen werden aus Wachsester C36-C46 von Jojobaöl hergestellt. Sie schmelzen bei ca. 70 °C. Jojobaperlen werden als Abrasivstoff in Peelingprodukten verwendet. Sie haben keine scharfen Kanten und sind daher auch für empfindliche Haut geeignet. Mikroverletzungen, wie sie bei sehr harten Peelingkörpern vorkommen können, sind mit Jojobaperlen nicht zu erwarten. Jojobaperlen sind in verschiedenen Teilchengrößen von 150 bis 600 Mikrometer erhältlich. Noch vor wenigen Jahren konnte man sie nur als weiße Kügelchen kaufen, heute sind sie in verschiedenen Farben zu haben. Achten Sie beim Kauf auf die C.I.-Nummer der verwendeten Farbstoffe, denn nicht alle sind unbedenklich und für Naturkosmetik geeignet. Jojobaperlen sind leicht und fein, daher lassen sie sich sehr einfach in eine Waschcreme einrühren. Spezielle Rezepte sind dafür nicht nötig. Sie können Ihre bestehenden Rezepte einfach durch Zugabe der Perlen in eine Peelingwaschcreme verwandeln. Zur Verwendung in einem Duschgel ist es sinnvoll, die Perlen zuerst trocken mit dem Gelbildner zu mischen und dann das Wasser hinzuzufügen. Dadurch werden die Perlen in die Gelstruktur eingebettet und bleiben im Duschgel gleichmäßig verteilt.

Verarbeitung: Creme: während der Abkühlphase zugeben. Duschgel: mit dem Gelbildner mischen, dann wie gewohnt Gel herstellen.
Verwendung: Wirkstoff; Peelingzusatz in Creme, Lotion, Duschgel für empfindliche, trockene Haut
Naturkosmetik: ja
Dosierung: 1–5 %

Kakaobutter
Theobroma cacao

Die Heimat des Kakaobaumes sind die tropischen Regenwälder entlang des Amazonas und Orinocos. Die heutigen Hauptanbaugebiete sind Zentral- und Westafrika, Mittel- und Südamerika, Ceylon, Indonesien, Neuguinea und die Philippinen. Die Kakaobohnen enthalten 54 Prozent Kakaobutter, 11 Prozent Eiweiß, 9 Prozent Zellulose, 7 Prozent Stärke, 6 Prozent Gerbstoffe und farbgebende Bestandteile, 5 Prozent Wasser, 3 Prozent Mineralstoffe und Salze, 2 Prozent organische Säuren und Geschmacksstoffe, 1 Prozent Theobromin, 1 Prozent verschiedene Zucker und 0,2 Prozent Koffein. Aus den Bohnen wird durch Pressen und anschließendes Filtrieren die Kakaobutter gewonnen. Kakaobutter schmilzt bei ca. 30 bis 35 °C, sie verträgt keine große Hitze und sollte deshalb schonend erwärmt werden. Im Handel sind unterschiedliche Qualitäten verfügbar. Die unraffinierte Kakaobutter ist blassgelb und duftet nach Schokolade mit leichtem Vanillearoma. Raffinierte Ware ist ein fast weißes bis gräuliches Fett mit nur noch sehr dezentem Geruch. Die desodorierte Kakaobutter ist völlig geruchsneutral. Kakaobutter gibt es pulverisiert, als Chips und im Block. Emulsionen mit Kakaobutter sind zunächst noch sehr weich und erreichen erst nach einigen Tagen ihre endgültige Konsistenz. Sie neigen dazu, einen leichten Fettglanz zu hinterlassen. Kakaobutter wird gerne als härtendes Fett in Naturseifen verwendet. Sie erzeugt zwar selbst keinen Schaum, unterstützt aber seine Cremigkeit.

Zusammensetzung: 27 % Palmitinsäure, 34 % Stearinsäure, 33 % Ölsäure, 2 % Linolsäure und 0,5 % Alpha-Linolensäure

Teil 2: Kosmetikrohstoffe von A–Z

Schmelzbereich: 30–35 °C
Jodzahl: 37 | **VZ KOH:** 195 | **VZ NaOH:** 0,1390
Fetteigenschaft: nicht trocknend | **Haptik:** schwer
Verarbeitung: in der bereits erhitzten, geschmolzenen Fettphase sanft schmelzen
Verwendung: Konsistenzgeber; Creme und Lotion für sehr trockene, reife Haut, spröde, rissige Haut, für Nachtcreme, Lippenpflege, Balsame und Salben. Als Pflegekomponente in Badebomben, als festigende Komponente in Badebutter, Körperpflegebutter und Naturseife
Naturkosmetik: ja
Dosierung: Emulsion 3–5 %, Seife bis 10 %, Bade- und Körperbutter bis 50 %

Kaliumsorbat
Potassium Sorbate

Kaliumsorbat ist das Salz der Sorbinsäure. Es wird durch chemische Veränderung aus der Sorbinsäure hergestellt. Das durch die Modifizierung entstandene Kaliumsalz nennt man Sorbat. Die Sorbinsäure ist eine ungesättigte Fettsäure, die in der Natur in der Vogelbeere (Eberesche) zu finden ist. Kaliumsorbat wird im Handel als grau-weißes Granulat und als 25-prozentige Lösung angeboten. Vor einigen Jahren gab es auch eine 1:5-Mischung. Diese Mischung bestand aus einem Teil Kaliumsorbat und fünf Teilen Wasser und beinhaltete 16,6 Prozent Kaliumsorbat. Meinen Recherchen zufolge

Kaliumsorbat

wird diese Mischung heute nicht mehr angeboten, aber völlig ausschließen kann ich es nicht. Kaliumsorbat ist gut wirksam gegen Hefen und Schimmelpilze, zeigt aber nur mäßige Wirksamkeit gegen Bakterien. Für eine ausreichende Konservierung muss Kaliumsorbat mit einem anderen Konservierungsmittel kombiniert werden. Hier bietet sich Weingeist an, denn dieser wirkt sehr gut gegen Bakterien. In dieser Kombination haben sich 0,2 Prozent Kaliumsorbat-Granulat und 10 Prozent Weingeist (bezogen auf die Wasserphase) bewährt. Kaliumsorbat ist ein pH-empfindlicher Konservierungsstoff, der nur im Bereich zwischen 4 und 5,5 ausreichend wirksam ist. Kaliumsorbat ist auch für Lebensmittel zugelassen und wird mit E 202 deklariert. Kaliumsorbat gilt als gut verträglich, kann aber, wie alle Konservierungsstoffe, Allergien auslösen.

Verarbeitung: Granulat in etwas Wasser lösen, dann während der Abkühlphase einrühren. Lösung während der Abkühlphase einrühren. Anschließend pH-Wert der Formulierung auf max. 5,5 einstellen.
Verwendung: Konservierungsmittel; für alle kosmetischen Formulierungen bis pH 5,5
Naturkosmetik: ja
Dosierung: Granulat 0,2 %, Lösung 1 %

Kamillenöl
Matricaria chamomilla/Chamomilla recutita

Die echte Kamille ist in ganz Europa verbreitet, bis auf die nördlichen Teile. Sie ist sowohl am Meer als auch auf den Bergen zu finden und wächst häufig auf Wiesen und entlang von Straßen. Die Blüten der Kamille sind zu Köpfchen zusammengefasst. Sie bestehen aus zwei unterschiedlichen Blütenarten. Die inneren, kleinen, konisch geformten gelben Blüten sind von zungenförmigen weißen Blütenblättern eingefasst. Erstere sitzen auf einem völlig hohlen Blütenboden. Zur Herstellung von Kamillenöl werden die Blütenköpfe in Pflanzenöl mazeriert. Im Kamillenölmazerat ist kein Chamazulen enthalten. Das blau färbende Chamazulen entsteht nur bei der Destillation der Kamillenblüten. Kamillenöl wirkt entzündungshemmend, heilungsfördernd, hautberuhigend und reizlindernd. Manche Menschen reagieren jedoch allergisch auf Kamille. Allergiker sollten auf die Anwendung von Kamillenzubereitungen verzichten.

Verarbeitung: in die geschmolzene Fettphase geben oder während der Abkühlphase einrühren
Verwendung: Wirkstofföl; kosmetische Formulierungen bei fetter Haut, unreiner Haut, trockener Haut, reifer Haut, empfindlicher Haut, Mischhaut mit Tendenz zu Unreinheiten, trockenem Haar, Schuppen, Sonnenschutzcreme, After-Sun-Pflege
Naturkosmetik: ja
Dosierung: 5–10 % in der Ölmischung

Karottenöl → Siehe Carotinöl

Kieselsäure
Silica

Kieselsäure zählt zu den anorganischen Gelbildnern und kommt in der Natur in Kieselalgen und im Schachtelhalm vor. Als Kieselsäuren werden die Sauerstoffsäuren des Siliziums bezeichnet. Bedingt durch die Herstellungsprozesse entstehen unterschiedliche Kieselsäurepulver. Sie unterscheiden sich in ihrer Teilchengröße, ihrem Aussehen und in ihrer Wirkung. Die eine, ein gräuliches Pulver mit höherer Teilchengröße, trägt die INCI-Bezeichnung »Hydrated Silica«. Bei dieser Kieselsäure stehen neben der Gelbildung die abrasiven Eigenschaften im Vordergrund. Hydrated Silica wird im kosmetischen Bereich vorwiegend in Zahnpasten als Verdickungsmittel und Abrasiv eingesetzt. Die andere trägt die INCI-Bezeichnung »Silica«. Es handelt sich hier um eine Kieselsäure mit kleiner Teilchengröße und hohem Wasserbindevermögen. Dieses reinweiße Pulver ist voluminös, sehr fein und sehr leicht. Es fühlt sich auf der Haut stumpf an. Silica bildet in Wasser stabile Gele sowie mit Ölen und Fetten klare Ölgele. Silica kann bis zu 40 Prozent Wasser absorbieren, ohne seine Rieselfähigkeit zu verlieren. In Konzentrationen von 0,5 bis 1 Prozent verbessert es die Fließfähigkeit von Puder. Gibt man ca. 2 bis 3 Prozent Silica in Schüttelmixturen mit Feststoffanteil (z. B. Pigmente), verringert es die Sedimentationsgeschwindigkeit der Feststoffpartikel. Kieselsäurehaltige Zubereitungen sind temperaturbeständig, nicht klebrig und wenig anfällig für Mikroorganismen. Höhere Konzentrationen in kosmetischen Formulierungen wirken leicht austrocknend und erzeugen ein stumpfes, raues Gefühl auf der Haut. Silica staubt sehr stark. Achten Sie darauf, dass Sie die feinen Staubpartikel nicht einatmen. Kieselsäure ist zwar nicht giftig, aber in der Nase sehr unangenehm. Schließen Sie vorher Fenster und Türen, vermeiden Sie Luftzug und tragen Sie ggf. eine Atemschutzmaske. Waschen Sie sich anschließend die Hände, damit anhaftende Partikel nicht versehentlich in die Augen gelangen. Kieselsäure wird manchmal mit Kieselerde verwechselt. Sie sind nicht identisch. Achten Sie beim Kauf auf die genaue Bezeichnung und fragen Sie ggf. Ihren Händler. Kieselerde bildet keine Gele, sie ist eher für Gesichtsmasken geeignet.

Verarbeitung: in kaltes oder warmes Wasser oder in Öl einrühren
Verwendung: Gelbildner; klare Zahnputzgelees, Ölgel, Deodorant, als Rieselhilfe für Fuß- und Körperpuder sowie Milchbäder, zur Stabilisierung von W/O-Emulsionen
Naturkosmetik: ja
Dosierung: je nach gewünschter Konsistenz 5–10 %

Kiwisamenöl
Actinidia chinensis

Die Kiwi gehört zur botanischen Familie der Strahlengriffelgewächse. Sie wird auch »Chinesische Stachelbeere« genannt. Die ursprüngliche Heimat ist China, heute jedoch wird sie meist in Neuseeland kultiviert. Die eiförmigen grünen Früchte mit der braunen, behaarten Schale zählen zu den Beerenfrüchten. Aus den kleinen dunklen Samenkörnchen wird mittels CO_2-Extraktion ein klares gelbes Öl gewonnen, das angenehm aromatisch duftet. Kiwisamenöl fällt durch seinen hohen Gehalt an dreifach ungesättigter Alpha-Linolensäure auf, die in dieser Konzentration bisher nur in Fischölen nachgewiesen wurde. Kiwisamenöl ist selten erhältlich und sehr teuer. Es ist nur kurze Zeit haltbar und wird daher meist mit Diterpenphenol aus Rosmarin stabilisiert. Es sollte im Kühlschrank gelagert werden. Kiwisamenöl hat entzündungshemmende Eigenschaften, es unterstützt die Regeneration der Haut und hält sie geschmeidig.

Zusammensetzung: 5 % Palmitinsäure, 2 % Stearinsäure, 11 % Ölsäure, 15 % Linolsäure, 65 % Alpha-Linolensäure, ca. 1 % unverseifbare Anteile
Jodzahl: 123 | **VZ KOH** 196 | **VZ NaOH:** 0,1397
Fetteigenschaft: halb trocknend | **Haptik:** mittel
Verwendung: Wirkstofföl; fette Haut, entzündete Haut, rissige Haut, Neurodermitis, Schuppenflechte, in Anti-Aging-Produkten
Naturkosmetik: ja
Dosierung: 10–20 % in der Ölmischung

Koffeinextrakt
Caffeine

Koffein ist das meistgebrauchte Aufputschmittel der Welt. Es war die erste Droge, die schon vor Tausenden von Jahren von den Chinesen in Form von Tee konsumiert wurde. Koffein zählt zu den psychoaktiven Stoffen aus der Gruppe der Stimulantien. Es ist in natürlicher Form in Kaffee, grünem und schwarzem Tee, Matetee, Guaranabeeren, Kolanüssen und Kakaobohnen enthalten. Die Lebensmittelindustrie hat in den letzten Jahren viele Energy-Produkte auf den Markt gebracht, deren anregende Wirkung auf künstlich zugesetztem Koffein beruht. Die anregende, stimulierende und entwässernde Wirkung von Koffein nutzt auch die Kosmetikindustrie in verschiedenen Produkten gegen Haarausfall und Zellulite. Koffein soll sich positiv auf die Wachstumsphase der Haare auswirken. Fraglich ist jedoch, ob das Koffein durch eine Haarwäsche tatsächlich die Haarwurzeln erreicht. Sicher scheint zu sein, dass durch Koffein-haltige Haarpflegepräparate die Durchblutung der Kopfhaut angeregt wird. Wirksamer scheinen Produkte zu sein, die nach der Haarwäsche verwendet werden wie z. B. ein Tonikum. Ähnlich verhält es sich bei Produkten gegen Zellulite. Es konnte zwar nachgewiesen werden, dass Koffein entwässernd und straffend auf das Gewebe wirkt und darüber hinaus ein Enzym aktiviert, welches Fett spalten kann. Dazu muss Koffein aber in tiefere Hautschichten eindringen können. Die Industrie verpackt den Wirkstoff daher in Liposomen, die ein tieferes Eindringen ermöglichen.

Reines Koffein ist ein weißes, kristallines Pulver. Es löst sich relativ gut in Wasser und Alkohol. Allerdings neigt es in höherer Dosie-

Koffeinextrakt

rung (> 1 Prozent) zum Auskristallisieren. In dieser Form ist es kosmetisch nicht mehr wirksam. Um auch in selbst gemachten Kosmetikprodukten das Auskristallisieren zu verhindern, habe ich der Kosmetikindustrie ein wenig »über die Schulter« geschaut. Es ist tatsächlich so, dass in Lipodermin verkapseltes Koffeinpulver nicht mehr auskristallisiert. Ich habe das Pulver mit etwa der doppelten Menge Lipodermin verrührt und unter kräftigem Rühren Wasser hinzugegossen. Wichtig dabei ist, dass wirklich hochtourig gerührt wird, damit sich Liposome ausbilden können. Dadurch wird der Wirkstoff in der Liposomhülle verkapselt. Die Aufnahme durch die Haut wird beschleunigt und die Rekristallisation verhindert. Koffein ist allerdings kein Wundermittel, weder gegen Haarausfall noch gegen Zellulite. Als unterstützend wirkendes Kosmetikum kann es durchaus gute Ergebnisse erzielen.

Verarbeitung: mit Lipodermin verrühren, Wasser zugießen, hochtourig mixen, dann während der Abkühlphase in die Emulsion einrühren
Verwendung: Wirkstoff, Creme, Lotion bei schlaffer, reifer Haut, geschwollenen Augen und Beinen, Shampoo und Haarwasser bei Haarausfall
Naturkosmetik: ja
Dosierung: 0,5–3 %

Kokosbetain → Siehe Betain

Kokosöl
Cocos nucifera

Die Kokospalme wächst vorwiegend rund um den Äquator (Philippinen, Indonesien, Indien). Sie braucht mindestens 20 °C Lufttemperatur, um zu blühen. Aus dem getrockneten Fruchtfleisch (Kopra) der Nüsse wird ein helles, dünnflüssiges Öl gepresst. Das unraffinierte Öl duftet intensiv nach Kokos, das raffinierte ist fast duftneutral. Kokosöl ist bei mitteleuropäischen Temperaturen fast immer ein festes Fett. Es schmilzt bei ca. 25 bis 28 °C, diese Eigenschaft verleiht dem Öl einen gewissen kühlenden Effekt auf der Haut. Es hat ausgezeichnete Spreiteigenschaften, fettet sehr gut nach, schützt vor dem Austrocknen, wirkt feuchtigkeitsspendend, dringt aber nur langsam in die Haut ein. Kokosöl ist eines der wichtigsten Öle in der Seifensiederei. Es erzeugt sehr gut schäumende, schneeweiße, feste Seife, der Schaum ist jedoch nicht stabil. Reine Kokosölseifen sind nicht besonders pflegend, sie können sogar leicht austrocknend wirken. Kombinieren Sie Kokosöl immer mit öl- und/oder linolsäurereichen Ölen. Kokosöl ist gekühlt bis zu zwei Jahre haltbar.

Zusammensetzung: 5 % Caprylsäure, 5 % Caprinsäure, 46 % Laurinsäure, 19 % Myristinsäure, 10 % Palmitinsäure, 3 % Stearinsäure, 8 % Ölsäure, 2 % Linolsäure
Jodzahl: 9 | **VZ KOH:** 252 | **VZ NaOH:** 0,1796
Schmelzbereich: 25–28 °C
Fetteigenschaft: nicht trocknend | **Haptik:** leicht
Verarbeitung: mit der Fettphase schmelzen

Verwendung: Basisöl; trockene Haut, rissige Haut, reife Haut, After-Sun-Lotion, Haarpflegeprodukte bei trockenen, spröden Haaren, Naturseife
Naturkosmetik: ja
Dosierung: 20–30 % in der Ölmischung, Seife bis 40 %

Kollagentensid → Siehe Lamepon® S

Kukuinussöl
Aleurites moluccana (L.) Willd.

Der Kukuinussbaum ist in Hawaii, Polynesien, dem südlichen Asien und Australien beheimatet. Er gehört zur Familie der Wolfsmilchgewächse. Die Kukuinussfrüchte sind dunkelgrün und haben eine harte Schale. In jeder Frucht befinden sich ein oder zwei walnussgroße, steinähnliche Nüsse, aus denen ein klares hellgelbes Öl durch Kaltpressung gewonnen wird. Es riecht etwas säuerlich, grasig und ein bisschen dumpf. Kukuinussöl wird gut von der Haut aufgenommen, es zieht schnell ein, ohne einen Fettfilm zu hinterlassen. Aufgrund des hohen Gehalts an ungesättigten Fettsäuren unterstützt es den Ceramidaufbau, schützt vor Feuchtigkeitsverlust und trägt so zur Regeneration der Hautbarriere bei. Es besitzt einen natürlichen Lichtschutzfaktor und hilft bei sonnengereizter Haut.

Bei kühler, trockener, licht- und luftgeschützter Lagerung ist es bis zu zwölf Monate haltbar.

Zusammensetzung: 6 % Palmitinsäure, 13 % Ölsäure, 46 % Linolsäure, 33 % Alpha-Linolensäure, Vitamin A und E, bis zu 1 % Unverseifbares
Jodzahl: 165 | **VZ KOH:** 190 | **VZ NaOH:** 0,1354
Fetteigenschaft: halb trocknend | **Haptik:** mittel
Verarbeitung: mit der Fettphase erhitzen
Verwendung: Basisöl; fette Haut, trockene Haut, Akne, reife Haut, geschädigte Haut, in Sonnenschutzprodukten.
Naturkosmetik: ja
Dosierung: 50–60 % in der Ölmischung

Kurquat KDM → Siehe Incroquat® Behenyl TCM

Lamecreme
Glyceryl Stearate, Glyceryl Stearate Citrate

Unter der Verkaufsbezeichnung Lamecreme konnte man bis Ende der 1990er Jahre einen Emulgator kaufen, der ursprünglich für die Lebensmittelindustrie entwickelt wurde. Er wurde damals aus Palmöl, Rindertalg und Zitronensäureester hergestellt. Seitdem wird Lamecreme mit völlig anderer Zusammensetzung angeboten. Der neue Emulgator Lamecreme ist eine Kombination aus einem anionischen Emulgator und einem nichtionischen Co-Emulgator. Er besteht aus Glycerinmonostearat aus Stearin- und Palmitinsäure sowie aus Glycerylester aus C16-C18-Mono-, Di- und Triglyceriden mit Zitronensäureester. Glyceryl Stearate Citrate ist ein anionischer Emulgator, der vorwiegend wegen seiner stabilisierenden Wirkung verwendet wird. Er verhindert aufgrund seiner Polarität das Zusammenfließen der Öltröpfchen einer Emulsion. Glycerinmonostearat ist ein nichtionischer Co-Emulgator und Konsistenzgeber, durch den die Emulsion nach dem Auftragen ein nicht fettendes, leichtes Hautgefühl verleiht. Mit dieser Kombination erhält man einen unkompliziert zu verarbeitenden Emulgator, mit dem auch Einsteiger hervorragend zurechtkommen. Die hellgelben, wachsigen Pellets schmelzen bei 60 bis 65 °C. Lamecreme bevorzugt hochtouriges Rühren, z. B. mit einem Stabmixer. Dadurch lassen sich seine Vorzüge voll ausschöpfen. Bei geringer Einsatzkonzentration erzeugt er stabile, cremige Emulsionen mit angenehmer Haptik. Sie lassen sich gut verstreichen, ziehen bestens ein und hinterlassen keinerlei Fettglanz. Das angenehm pflegende Hautgefühl ist dem von Cremes mit Montanov 68 ähnlich. Lamecreme ist für Cremes und Lotionen mit Fettphasen von 15 bis 45 Prozent geeignet. Er toleriert Salze, Säuren und andere Elektrolyte ohne Beeinträchtigung von Konsistenz und Haptik. Lamecreme ist ein ausgezeichneter Co-Emulgator zur Stabilisierung von Cremes mit salz- und säureempfindlichen Emulgatoren wie z. B. Tegomuls und Glycerinstearat SE. Die besten Ergebnisse erzielt man mit einer Dosierung von 8 bis 10 Prozent der gesamten Fettphase. Je nach gewünschter Konsistenz fügt man mehr oder weniger Konsistenzgeber hinzu. Dadurch lässt sich von fließfähiger Lotion bis zur kompakten Creme eine breite Produktpalette herstellen.

Schmelzbereich: 60–65 °C
Verarbeitung: In der Fettphase schmelzen, bei 70–80 °C hochtourig emulgieren. Entweder die Wasserphase in dünnem Strahl zugießen und dabei rühren oder One-Pot-Methode (Wasser ohne Rühren zugeben, dann erst emulgieren)
Verwendung: Emulgator; Lotion 15–25 % Fettgehalt, Creme 20–45 % Fettgehalt; Creme und Lotion für normale, trockene, reife Haut, Mischhaut
Naturkosmetik: ja
Dosierung: Creme und Lotion 8–10 % der Fettphase

Lamepon® S
Potassium Cocoyl Hydrolyzed Collagen

Lamepon® S wird teilweise auch unter der Bezeichnung »Kollagentensid« angeboten. Es wird aus pflanzlichen Fettsäuren von Kokos-

Lamepon® S

und Palmkernöl sowie tierischem Kollagen durch Protein-Fettsäure-Kondensation hergestellt. Dahinter verbirgt sich eine chemische Reaktion innerhalb der Molekülgruppen. Bei der Kondensationsreaktion verbinden sich zwei Moleküle, wobei ein Molekül abgespalten wird. Lamepon® S ist ein anionisches Tensid mit mildem, leicht seifigem Eigengeruch und einem pH-Wert von 6 bis 7. Die klare hell- bis dunkelgelbe Flüssigkeit schäumt sehr gut und besitzt eine gute Waschkraft. Ergänzt man die Formulierung mit etwas Glycerin, kann man das Schaumvolumen deutlich verbessern. Kombiniert man Lamepon® S mit nichtionischen Tensiden und Lecithin, erhält man sehr milde und hautverträgliche Duschgele und Shampoos. Allerdings sollte die Dosierung von Rückfettern nicht zu großzügig ausfallen. Zu hohe Anteile Lecithin oder Pflanzenöl in der Formulierung reduzieren das Schaumvolumen erheblich. Lamepon® S sollte immer mit anderen Tensiden kombiniert werden, da es, solo eingesetzt, die Haut austrocknen kann. Lamepon® S ist ein Markenname von Cognis.

WAS: 30 % | **Tensidklasse:** anionisch
Verarbeitung: mit anderen Tensiden mischen, dann ins vorbereitete Gel einrühren
Verwendung: Basistensid; Shampoos, flüssige Dusch-, Bade- und Waschseifen für jede Haut und jedes Haar
Naturkosmetik: nein
Dosierung: bis 40 % in der Tensidmischung, bei fettem Haar, bzw. fetter Haut bis 60 %

Lamesoft® PO 65 → Siehe Haarsoft HT

Lanolin
Lanolin Anhydrid

Lanolin wird auch als Wollfett oder Wollwachs bezeichnet. Es handelt sich um ein wachsartiges Fett, das von den Talgdrüsen der Schafhaut abgesondert wird. Dieses Fett dient den Schafen als Schutzfilm für die Wollfasern. Das Wollfett wird durch Auswaschen der geschorenen Wollfasern und anschließender Reinigung gewonnen. Es entsteht eine dunkelgelbe bis bräunliche, zähe und sehr klebrige Masse. Meist riecht es deutlich nach Schaf, aber es gibt auch desodorierte Ware, deren Geruch sehr dezent ist. Lanolin besteht aus einem komplexen Gemisch aus verschiedenen Esterverbindungen, Di-Estern und Hydroxyestern, darunter verschiedene Alkohole, Sterole und Fettsäuren. Da die Schafe häufig mit Insektiziden behandelt werden, können Rückstände davon im Lanolin enthalten sein. Achten Sie beim Einkauf auf rückstandsgeprüfte Ware. Lanolin schmilzt bei ca. 40 °C, es kann bis zu 300 Prozent Wasser binden. Dieser Wert bezieht sich auf den reinen Lanolinanteil. Werden weitere Öle und Fette beigemischt, muss der Lanolin-Anteil erhöht werden. Lanolin ist ein echter W/O-Emulgator, der mindestens 50 Prozent Fettphase benötigt. Liegt die Fettphase deutlich darunter, wird die Emulsion instabil, sie kann sich trennen. Mit Fettalkoholen und Wachsen kann man dies etwas ausgleichen. Dennoch fühlen sich Emulsionen auf

Lanolin

Lanolin-Basis meist sehr fettig und schwer an. In modernen Emulsionen wird Lanolin vorwiegend als Wirkstoff und Co-Emulgator eingesetzt. Neuere Untersuchungen haben ergeben, dass Lanolin in der Hornschicht eingelagert werden kann. Es hat ausgesprochen gute weichmachende Eigenschaften, schützt die Haut vor dem Austrocknen und begünstigt die Regenerierung barrieregestörter Haut.

Wichtig: Wenn Sie Lanolin in der Apotheke kaufen, verlangen Sie nach Wollfett oder Wollwachs. Apotheker verstehen unter »Lanolin« eine Mischung aus Wollwachs, Paraffin und Wasser.

Jodzahl: 32 | **VZ KOH:** 105 | **VZ NaOH:** 0,0749

Verarbeitung: Als W/O-Emulgator mit der Fettphase schmelzen, heiße Wasserphase unter moderatem Rühren tröpfchenweise zugießen und bis zum Erkalten der Creme kontinuierlich rühren. Als Co-Emulgator und Wirkstoff mit der Fettphase schmelzen. Die weitere Verarbeitung richtet sich nach dem Hauptemulgator.

Verwendung: Emulgator, Co-Emulgator, Wirkstoff; Creme, Lotion für trockene, spröde, reife Haut, Shampoo, Haarspülung für trockene, stumpfe Haare, als Wirkstoff bei geschädigter Haut

Naturkosmetik: ja

Dosierung: Solo-Emulgator 15–18 % in der Fettphase, Wirkstoff und Co-Emulgator 2–3 %

Lathanol® LAL
Sodium Lauryl Sulfoacetate

Lathanol® LAL ist auch unter der Abkürzung »SLSA« bekannt und wird teilweise unter dieser Bezeichnung im Handel angeboten. SLSA ist ein weißes, feines Pulver, das aus Laurinsäure von Kokosöl und organischen Salzen aus Essigsäure hergestellt wird. Das Pulver besteht aus ca. 65 Prozent Sodium Lauryl Sulfoacetat. Weitere Komponenten sind Natriumsulfat und Natriumchlorid. SLSA erzeugt üppigen, stabilen Schaum und verfügt über ausgezeichnete Reinigungsleistung. Der pH-Wert einer 3-prozentigen Lösung liegt bei 6,5. SLSA ist in Formulierungen von pH 5 bis 9 beständig. Es toleriert auch Salze sehr gut. Mit SLSA als Hauptkomponente lassen sich feste Formulierungen wie z. B Shampoobars oder Badeschaum im Stück realisieren. Auch für cremeartige Produkte wie Dusch- oder Bademousse ist SLSA hervorragend geeignet. In flüssigen Produkten wird SLSA nur als Co-Tensid eingesetzt. Höhere Dosierungen verdicken das Produkt sehr stark, sodass es seine Fließfähigkeit verliert. Bei der Verarbeitung sollten einige Besonderheiten beachtet werden. Generell sollte man mit dem Pulver vorsichtig umgehen, denn es staubt sehr stark und kann die Atemwege reizen. Für empfindliche Personen ist daher das Tragen eines Mundschutzes nützlich. SLSA kann, wie unten beschrieben, in heißem Wasser gelöst werden. Doch dabei entsteht sehr viel Schaum. Es kann auch passieren, dass sich nicht alle Partikel auflösen. Die einfachere Methode ist daher, das Pulver zunächst mit den anderen Tensiden sanft zu verrühren und dann erst mit Wasser zu verdünnen. Auf diese Weise werden die Pulverpartikel benetzt und lösen sich dadurch besser. SLSA ist ein mildes, haut-

Leinöl

freundliches Tensid, das die Haut nicht austrocknet und ein weiches Hautgefühl hinterlässt. Lathanol® LAL ist ein Markenname von Stepan Company, USA.

WAS: 65 % | **Tensidklasse:** anionisch
Verarbeitung: Für flüssige Reinigungsprodukte: 1. SLSA mit 80 °C heißem Wasser übergießen, sanft rühren, bis es sich gelöst hat, dann mit anderen Tensiden mischen. 2. Flüssige Tenside mit SLSA sanft verrühren, dann 80 °C heißes Wasser unterrühren. Für feste Reinigungsprodukte und Badepulver: mit anderen pulvrigen Bestandteilen mischen.
Verwendung: Basistensid; feste und flüssige Reinigungsprodukte wie Duschgel, Shampoo, Waschgel, schäumende Badekugeln, pulvriger und flüssiger Badeschaum
Naturkosmetik: ja
Dosierung: flüssige Produkte 5–30 %, feste und pulvrige Produkte bis 50 %

Leinöl
Linum usitatissimum

Der blau blühende Lein ist eine uralte Kulturpflanze, die schon in der Antike von den Ägyptern angebaut und zur Herstellung von Leintüchern genutzt wurde. Die kleinen braunen Leinsamenkörnchen enthalten ca. 38 bis 44 Prozent Öl. Kaltgepresstes Leinöl ist etwas zähflüssig, klar, goldgelb bis leicht bräunlich mit strengem, typischem Geruch und Geschmack. Leinöl ist ein stark trocknendes Öl. Streicht man es auf einer Fläche aus, erstarrt es innerhalb von 24 bis 36 Stunden zu einem festen, transparenten Film. Leinöl wird wegen seiner stark trocknenden Eigenschaften und des intensiven Eigengeruchs nur äußerst selten in kosmetischen Produkten verwendet. Leinöl sollte aufgrund seiner kurzen Haltbarkeit auch in Seifen nur sehr gering dosiert werden. Der hohe Gehalt an mehrfach ungesättigten Fettsäuren begünstigt die schnelle Oxidation des Öls.

Zusammensetzung: 5 % Palmitinsäure, 3 % Stearinsäure, 18 % Ölsäure, 18 % Linolsäure, 55 % Alpha-Linolensäure, Schleimstoffe, Vitamin E
Jodzahl: 187 | **VZ KOH:** 192 | **VZ NaOH:** 0,1369
Fetteigenschaft: trocknend | **Haptik:** mittel
Verwendung: Basisöl; fette Haut, Akne, rissige Haut
Naturkosmetik: ja
Dosierung: 5–10 % in der Ölmischung, Seifen bis 10 %

Lipodermin HT
Aqua, Lecithin, Alcohol

Lipodermin HT ist ein klares gelbes Gel mit dem typischen Lecithingeruch. Es besteht aus 20 Prozent Lecithin, 16 Prozent Weingeist zur Konservierung und 64 Prozent Wasser. Im Lecithinanteil sind bis zu 87 Prozent hautphysiologisch hochwertiges Phosphati-

Lipodermin HT

dylcholin enthalten. Bei Lipodermin handelt sich um ein sogenanntes Präliposomkonzentrat. Liposome sind winzige Hohlkügelchen aus Lipiden mit einem Wasserkern. Sie können, bedingt durch ihre Struktur, tief in die Hornschicht der Haut eindringen und nehmen dabei Wirkstoffe mit. In Lipodermin liegen die Liposome fragmentartig vor. Sie werden erst durch den Kontakt mit Wasser sowie durch kräftiges Rühren voll ausgebildet und verkapseln zuvor zugefügte Wirkstoffe in ihrem inneren Kern. Auf diese Weise wird der Transport von wasser- und öllöslichen Wirkstoffen in die Haut beschleunigt. Mit Lipodermin und etwas Gelbildner kann man hochkonzentrierte Wirkstoffseren herstellen. In Emulsion, Ölgel oder Balsam verbessert es deren Einziehverhalten signifikant. Der sonst übliche Glanz von fettreichen Formulierungen wird deutlich reduziert. Es glättet spürbar die Haut und wird daher oft in spezieller Anti-Falten-Pflege eingesetzt. Vereinzelt wird empfohlen, dass Gel pur bei akuter Akne anzuwenden. In diesem Fall wird es punktuell auf die betroffenen Stellen aufgetragen. Vermeiden Sie eine großflächige Behandlung mit dem puren Gel, es kann die Haut austrocknen. Was bei Pickeln erwünscht ist, kann bei gesunder Haut zu Hautschuppung führen. Markenname: Natipide® II (Kuhs GmbH)

Seit 2009 wird im Handel ein weiteres Produkt unter der Verkaufsbezeichnung »Lipodermin« angeboten. Es handelt sich um eine hellgelbe, cremig-gelige Substanz mit der INCI: Aqua, Lecithin, Alcohol Carthamus tinctorius (Safflower) Oil. Sie enthält die gleiche Menge Phosphatidylcholin wie das Originalprodukt Natipide® II. Die Zusammensetzung wurde jedoch um ca. 0,5 Prozent Distelöl ergänzt. Verwendung, Verarbeitung und Dosierung sind bei beiden Produkten gleich. Wenn im Online-Shop Ihrer Wahl keine INCI angegeben ist, fragen Sie nach, um welches Produkt es sich handelt.

Verarbeitung: Gel, Serum: Alle Wirkstoffe und Öle zur Wasserphase geben und mit Lipodermin hochtourig emuligieren. Emulsion: Wasserlösliche Wirkstoffe in etwas Wasser lösen, mit Lipodermin kräftig verrühren, dann während der Abkühlphase in die Emulsion einrühren.

Verwendung: Wirkstoff; Creme, Lotion, Serum, Ölgel bei trockener, reifer, feuchtigkeitsarmer Haut, Creme und Gel bei fetter, unreiner Haut, Augenpflegecreme, After-Sun-Pflege

Naturkosmetik: ja

Dosierung: 2–5 %, bei fetter Haut bis 15 %

Lorbeeröl
Laurus nobilis L.

Der echte Lorbeer stammt aus Vorderasien und ist heute vorwiegend im Mittelmeerraum beheimatet. Größere Kulturen findet man in Italien, Jugoslawien, Griechenland und der Türkei. In diesem milden Klima gedeiht der immergrüne Baum sehr gut und kann bis zu zehn Meter hoch werden. Die tiefschwarzen, eiförmigen Früchte enthalten ca. 30 bis 40 Prozent fettes Öl, das durch Auspressen gewonnen wird. Lorbeeröl ist eine dunkelgrüne bis bräunlich-grüne salbenartige Masse, die bei ca. 30 °C schmilzt. Es duftet aromatisch-würzig. Der Geruch erinnert ein bisschen an

Lorbeeröl

Eukalyptus. Lorbeeröl enthält neben Fettsäuren auch 2 bis 3 Prozent ätherische Öle, deren Hauptkomponente Eucalyptol ist. Dieser Bestandteil kann bei empfindlichen Personen zu Hautreizungen und Unverträglichkeiten führen. Lorbeeröl wird vorwiegend in Cremes und Salben bei entzündlichen Hautprozessen eingesetzt. Es ist auch unverzichtbarer Bestandteil einer Seife nach Art der Alepposeife, eine Spezialität aus Syrien. Sie besteht nur aus Oliven- und Lorbeeröl. Je höher der Lorbeeröl-Anteil ist, desto fester wird die Seife und desto besser schäumt sie.

Zusammensetzung: 20 % Laurinsäure, 10 % Palmitinsäure, 1 % Palmitoleinsäure, 2 % Stearinsäure, 35 % Ölsäure, 20 % Linolsäure, 2 % Alpha-Linolensäure, Chlorophyll, Kohlenwasserstoffe, Bitterstoffe, Sesquiterpenlaktone
Jodzahl: 87 | **VZ KOH:** 203 | **VZ NaOH:** 0,1447
Fetteigenschaft: nicht trocknend | **Haptik:** mittel
Verarbeitung: mit der Fettphase schmelzen
Verwendung: Wirkstofföl; Creme, Salbe bei rheumatischen Beschwerden, Furunkel, Abszessen, Seife
Naturkosmetik: ja
Dosierung: 5–10 % in der Ölmischung, Seife 12–45 %

Lösungsvermittler LV 41
PEG-40 Castor Oil

Die klare, sirupartige Flüssigkeit wird durch chemische Behandlung von Rizinusöl hergestellt. Der lipophile Teil wird aus Polyethylenglycol und Glycerinethoxylat gebildet. Der hydrophile Teil besteht aus Glycerinmonostearat, Polyethylen-Glycolexystearat und Glycol-Polyglycerylester. LV 41 ist ein nichtionischer Emulgator und Lösungsvermittler für wässrige Formulierungen. In Duschgel, Shampoo und Waschemulsion fungiert LV 41 als Rückfetter und Conditioner. Er erzeugt mit öllöslichen Duft- und Wirkstoffen klare Lösungen. Dies erreicht man, indem man LV 41 mit öllöslichen Substanzen im Verhältnis 1:1 mischt und ca. 10 bis 15 Prozent Weingeist zufügt. Bei zu hoher Dosierung bleibt häufig ein unangenehm klebriges Gefühl auf der Haut. LV 41 gilt als allgemein gut verträglich. Markenname: Cremophor CO 410 (BASF)

Verarbeitung: mit den öllöslichen Zutaten gründlich vermischen, dann mit Weingeist aufgießen und zum Schluss Wasser zufügen
Verwendung: Lösungsvermittler, Emulgator; Gesichtswasser, Rasierwasser, Körpertonic mit öligen Bestandteilen, Shampoo für trockenes, sprödes Haar, Duschgel für trockene Haut
Naturkosmetik: nein
Dosierung: 0,5–5 %

Lysolecithin
Lecithin/Lysolecithin

Das gelb-braune, sirupartige Lysolecithin ist ein durch enzymatische Veränderung aufbereitetes Lecithin, wodurch die Wasserlöslichkeit erhöht wird. Der Phosphatidylcholingehalt liegt bei 15 Prozent. Lysolecithin ist ein Mischemulgator, der sowohl O/W- als auch W/O-Emulsionen erzeugen kann. Er ist für heiß- und kaltgerührte Emulsionen einsetzbar und kann, wie Fluidlecithin Super, auch in einer fertigen Emulsion nachdosiert werden. Lysolecithin ist ein sehr leistungsfähiger Emulgator, der für ein breites Fettphasenspektrum von 18 bis 70 Prozent einsetzbar ist, wobei er die besten Ergebnisse im Bereich von 20 bis 45 Prozent Fettphase liefert. Bei der Verarbeitung sollten einige Besonderheiten beachtet werden. Lysolecithin bringt von sich aus keine Konsistenz mit. Deshalb sollte der Anteil an Butter, Wachs und/oder Gelbildner erhöht werden. Es kann in der heißen Wasser- oder Fettphase gelöst werden. Die Emulsionen erhalten, bedingt durch die dunkle Farbe, einen leichten Vanilleton. Sie sind zunächst sehr flüssig und benötigen ein bis zwei Tage, bis sie die endgültige Konsistenz erreichen. Als sinnvoll hat sich erwiesen, die Creme während dieser Reifezeit einige Male umzurühren bzw. die Lotionflasche zu schütteln. Emulsionen mit Lysolecithin zeichnen sich durch das angenehme Hautgefühl nach dem Auftragen, schnelles Einziehverhalten und gute Verträglichkeit aus. In Mischungen mit anderen Emulgatoren vermindert Lysolecithin die Viskosität der Emulsion. Dies ist besonders bei der Herstellung von Lotionen oder sprühbaren Formulierungen interessant. Lysolecithin kann auch als Emulgator für Badeöle verwendet werden. Der intensive Geruch des

Teil 2: Kosmetikrohstoffe von A–Z

Lecithins ist jedoch schwer mit Duftstoffen zu überdecken. Nach einiger Zeit setzt sich Lysolecithin am Flaschenboden ab. Dies kann durch kurzes Schütteln der Flasche schnell behoben werden.

Verwendung: Emulgator; leichte, nicht fettende Creme und Lotion für fette Haut und Mischhaut, Co-Emulgator für trockene Haut, für alle öligen Badezusätze
Naturkosmetik: ja
Dosierung: Emulsion 2–5 %, Badezusatz bis 15 %

Macadamianussöl
Macadamia ternifolia

Die Macadamianuss gehört zur botanischen Familie der Silberbaumgewächse und stammt ursprünglich aus den Regenwäldern von Queensland im Osten Australiens. Die Hauptanbaugebiete sind neben Australien auch Hawaii, Neuseeland, Südafrika, Malawi, Kenia, Brasilien und Kalifornien. Die Macadamianuss wird häufig auch »Queenslandnuss« oder »Königsnuss« genannt. Die hellen, relativ großen Nüsse sind von einer sehr harten Schale umgeben und enthalten bis zu 78 Prozent Öl. Die Ölgewinnung ist ein aufwendiger Prozess, der überwiegend in Handarbeit erfolgt. Kalt gepresstes Macadamianussöl ist goldgelb bis leicht bräunlich mit intensiv nussigem Geruch und Geschmack. Mit den gut 20 Prozent Palmitoleinsäure ist es eine Besonderheit unter den Pflanzenölen. So hohe Werte dieser einfach ungesättigten Fettsäure sind sonst nur in tierischen Fetten zu finden. Bei Pflanzenölen liegt der Palmitoleinsäuregehalt bis auf wenige Ausnahmen unter 0,5 Prozent. Macadamianussöl ist ein gutes Basisöl für Massagen, da es sich zwar gut verteilen lässt, aber nicht sofort in die Haut einzieht. Es reguliert den Verhornungsprozess und begünstigt den Hautstoffwechsel. Die leicht filmbildenden Eigenschaften glätten raue und rissige Haut. Macadamianussöl ist in Seifen sehr beliebt, denn es erzeugt feste, nahezu weiße Seifen mit guten Pflegeeigenschaften.

Zusammensetzung: 9 % Palmitinsäure, 22 % Palmitoleinsäure, 2 % Stearinsäure, 60 % Ölsäure, 2 % Linolsäure, 2 % Arachinsäure, Vitamin A und E

Jodzahl: 76 | **VZ KOH:** 192 | **VZ NaOH:** 0,1368
Fetteigenschaft: nicht trocknend | **Haptik:** mittel
Verarbeitung: mit der Fettphase erhitzen
Verwendung: Basisöl; trockene, spröde Haut, schuppige Haut, geschädigte Haut, empfindliche Haut, spröde und brüchige Haare und Fingernägel
Naturkosmetik: ja
Dosierung: 50–60 % in der Ölmischung, bis 40 % in Seife

Magnesiumstearat
Magnesium Stearate

Das feine cremefarbene bis gräuliche Pulver wird durch chemische Reaktion aus Fettsäuren, hauptsächlich Stearin- und Palmitinsäure, gewonnen. Mit Magnesium, Seifen und Glycerin werden die Glyceride der Fettsäuren gespalten. Das Ergebnis ist das Magnesiumsalz der Stearinsäure. Magnesiumverbindungen gesättigter Fettsäuren sind als Zwischenprodukte auch im menschlichen Organismus zu finden. Das Pulver fühlt sich leicht fettig an, saugt Feuchtigkeit auf und zeigt gute Haftfähigkeit. Es ist unlöslich in Wasser. Magnesiumstearat wird häufig als Trennmittel in der Pharmazie zur Tabletten- und Granulatherstellung sowie als Rieselhilfe in Kosmetikprodukten eingesetzt. Vor allem in Puder, wie z. B. Lidschatten, Rouge oder Körperpuder, fungiert Magnesiumstearat als Haftmittel. Es sorgt dafür, dass sich die Puderpartikel besser mit dem Hautfett verbinden und der

Puder so auf der Haut haftet. Die Eigenschaft, Feuchtigkeit aufzusaugen, kann man sich auch in Rezepturen für pulverförmige Badezusätze zunutze machen. Ein geringer Zusatz Magnesiumstearat im Badepulver verhindert das Verklumpen der Zutaten und sorgt dafür, dass sich das Pulver gut dosieren lässt. In Körperbutter (festes Körperöl) eingesetzt, erzeugt Magnesiumstearat ein sanftes, pudriges Hautgefühl.

Verarbeitung: mit anderen pulvrigen Zutaten mischen oder in die Fettmasse einrühren.
Verwendung: Hilfsstoff; dekorative Kosmetik, Körperpuder, Deopuder, Körperbutter, Körperöl, Badepulver, Badebomben, Badekonfekt
Naturkosmetik: ja (eingeschränkt: nur, wenn es aus natürlichen Quellen stammt)
Dosierung: 5–10 %

Magnesiumsulfat
Magnesium Sulfate

Magnesiumsulfat, auch Bittersalz oder Epsomsalz genannt, ist ein natürliches Salzmineral, das in der Natur als Kieserit auf Salzstöcken vorkommt. Es kann auch aus Magnesium und Schwefelsäure synthetisch hergestellt werden. Der weiße, kristalline Feststoff ist stark hygroskopisch und muss deshalb immer sehr gut verschlossen gelagert werden. Magnesiumsulfat löst sich bei 20 °C mit 340 g/l.

Der pH-Wert dieser Lösung beträgt 7. Den Namen »Bittersalz« hat es wegen seines unangenehm bitteren Geschmacks erhalten. Im landwirtschaftlichen Bereich nutzt man die Bitterstoffe als Düngemittel und um die Braunfärbung der Nadeln bei Nadelgehölzen zu verhindern. Die Pharmazie setzt Bittersalz als hochwirksames Abführmittel ein. Im kosmetischen Bereich wird Magnesiumsulfat als Rieselhilfe für pulverförmige Badezusätze, als härtender Bestandteil in sprudelnden Badekugeln sowie als Stabilisator in W/O-Emulsionen genutzt. Die stark wasseranziehenden Eigenschaften bewirken in pulvrigen Badezusätzen, dass das Badepulver rieselfähig und somit gut dosierbar bleibt. Sprudelnde Badekugeln profitieren ebenso von der Wasserbindefähigkeit des Bittersalzes. Es sorgt dafür, dass die Kugeln sehr schnell trocknen und steinhart werden. Allerdings müssen die Kugeln dennoch vor Feuchtigkeit geschützt werden, denn das Bittersalz zieht auch Feuchtigkeit aus der Luft an und zerstört dadurch den Zusammenhalt der Bestandteile – die Kugeln können bröselig werden. Magnesiumsulfat, in W/O-Emulsionen eingesetzt, stabilisiert die innere Wasserphase durch Druckausgleich innerhalb der Wassertröpfchen. Ein Ausschwitzen von Wasser, das häufig bei W/O-Emulsionen beobachtet wird, wird dadurch verhindert.

Verarbeitung: Für Badezusatz mit trockenen Zutaten des Rezeptes mischen. Für W/O-Emulsion in der Wasserphase lösen, dann wie gewohnt emulgieren.
Verwendung: Hilfsstoff; Badepulver, Badekugel, W/O-Emulsion
Naturkosmetik: ja
Dosierung: Emulsion 0,5 %, Badezusatz bis 5 %

Maiskeimöl
Zea mays

Mais stammt ursprünglich aus Mittel- und Südamerika. Erst im 17. Jahrhundert gelangte er nach Europa. Seit Ende der 1940er Jahre wird Mais weltweit angebaut. Vor allem in Industrieländern dient der Maisanbau überwiegend zur Futtermittelproduktion. Nur ein kleiner Teil der Ernte wird für die Ölgewinnung genutzt. Mais ist eine einjährige Pflanze, die bevorzugt auf sonnigen, nährstoffreichen Böden gedeiht. Maiskeimöl wird aus den Keimlingen, die sich im Inneren des Kornes befinden, durch Auspressen oder Extraktion gewonnen. Meistens wird das Öl anschließend raffiniert und kommt als goldgelbes, dünnflüssiges Öl in den Handel. Ein Großteil der Ölproduktion wird in der Lebensmittelindustrie, z. B. für Margarine und Backwaren, verwendet. Der weitaus kleinere Teil wird als Speiseöl angeboten. Maiskeimöl wird nur sehr selten in Cremes und Lotionen verwendet. Vermutlich haftet diesem Öl das Image eines Speiseöls zu sehr an, als dass es in Kosmetika gewinnbringend vermarktet werden könnte. Die weit größere Bedeutung hat Maiskeimöl als Basisöl in Naturseifen. Es ist preiswert, leicht zu beschaffen und trägt aufgrund seines hohen Palmitinsäuregehaltes zur Festigkeit und Schaumstabilität bei.

Zusammensetzung: 10 % Palmitinsäure, 0,5 % Palmitoleinsäure, 3 % Stearinsäure, 30 % Ölsäure, 52 % Linolsäure, 1 % Alpha-Linolensäure, 0,5 % Arachinsäure, 0,5 % Gadoleinsäure, 0,5 % Behensäure, 0,5 % Erucasäure
Jodzahl: 110 | **VZ KOH:** 191 | **VZ NaOH:** 0,1361
Fetteigenschaft: halb trocknend | **Haptik:** mittel

Verarbeitung: mit der Fettphase erhitzen
Verwendung: Creme und Lotion für trockene Haut und Mischhaut, Naturseife
Naturkosmetik: ja
Dosierung: Seife bis 60 %, Creme, Lotion 30–50 % in der Fettphase

Maisstärke
Corn Starch

Stärke ist ein Polysaccharid, ein Mehrfachzucker, der zu den Kohlenhydraten zählt. Sie ist ein wichtiger Speicherstoff in pflanzlichen Zellen. Stärke wird aus besonders stärkehaltigen Pflanzen, wie z. B. Kartoffeln, Reis, Getreide und Mais, gewonnen. Mais besteht zu ca. 70 Prozent aus Stärke, zu ca. 8 Prozent aus Protein und zu ca. 4 Prozent aus Fett. Der Rest setzt sich aus Wasser, Fasern, Zucker und verschiedenen Mineralien zusammen. Maisstärke wird durch Zerkleinerung der Körner und Auswaschen mit Kochsalzlösung gewonnen. Sie ist ein gutes Binde- und Quellmittel, das vor allem in der Lebensmittelindustrie, aber auch in der heimischen Küche für Pudding, Suppen, Backwaren usw. verwendet wird. Stärke ist in kaltem Wasser nicht löslich, nur dispergierbar. Sie quillt erst durch Aufkochen der Dispersion. Durch physikalische Modifizierung werden die Eigenschaften der Stärke ihrem Verwendungszweck angepasst. So lassen sich Quellstärke, dünn kochende Stärke, Stärkeether,

Mandelkern-Olivenstein-Granulat

Stärkeester und viele mehr herstellen. Im Kosmetikbereich, für Puder u. Ä., wird eine Stärke mit besonders geringer Quellfähigkeit verwendet. Sie gewährleistet die Absorption von Fett und Feuchtigkeit, ohne auf der Haut aufzuquellen. Als Füllstoff für Badezusätze kann man die preiswerte Maisstärke aus dem Supermarkt verwenden.

Verarbeitung: mit anderen pulvrigen Zutaten mischen
Verwendung: Hilfsstoff; Füllstoff und Bindemittel für Badebomben, Badepulver, Badekonfekt
Naturkosmetik: ja
Dosierung: kann nach Belieben dosiert werden, bis die Konsistenz den Vorstellungen entspricht

Mandelkern-Olivenstein-Granulat
Prunus dulcis Seed Powder (and) Olea europaea Seed Powder

Die sandbraunen kleinen Körnchen sind eine Mischung aus fein gemahlenen, getrockneten Schalen von Mandeln sowie von Olivenkernen. Es ist eines der bekanntesten pflanzlichen Peelingsubstanzen. Mandelkern-Olivenstein-Granulat zählt zu den härtesten Peelingkörnchen und wird daher vorwiegend für Fußpeelings eingesetzt. Bei robuster Haut kann es auch für Körperpeelings verwendet werden. Es wirkt intensiv abrasiv und kann empfindliche Haut reizen oder sogar verletzen. Dosieren Sie daher sehr sparsam. Mandelkern-Olivenstein-Granulat kann in allen Cremes, Lotionen und Zubereitungen auf Tensidbasis eingesetzt werden. Da die Körnchen relativ schwer sind, setzen sie sich nach einiger Zeit ab. Dies kann man mit einigen Tricks verhindern. Planen Sie beim Einsatz in Lotionen etwa 1–2 Prozent Ceralan als Konsistenzgeber ein. Es bindet die Körnchen in eine Art Gelstruktur ein und minimiert dadurch die Sedimentation. Bei der Verwendung in tensidhaltigen Produkten vermischt man das Granulat mit dem Gelbildner, dispergiert diese Mischung in etwas Glycerin oder Weingeist und gießt anschließend das Wasser hinzu. Nun kann man Tenside und weitere Wirkstoffe untermischen. Auf diese Weise werden die Körnchen in die Gelstruktur eingebettet und daran gehindert, dass sie absinken.

Verarbeitung: In der geschmolzenen Fettphase dispergieren, dann Wasser zugeben und emulgieren. In Tensidprodukten mit dem Gelbildner mischen, in Alkohol dispergieren, dann Wasser zugießen.
Verwendung: Wirkstoff; Peelingprodukte auf Creme- oder Tensidbasis für robuste Haut und Fußpflege
Naturkosmetik: ja*
Dosierung: 2–5 %

Mandelöl, süß
Prunus dulcis

Der Mandelbaum gehört zu Familie der Rosengewächse und stammt ursprünglich aus den subtropischen Gebieten Chinas. Heute findet man große Mandelbaumkulturen vor allem in Kalifornien und Spanien. Auf den Anbauflächen Kaliforniens werden ausschließlich süße Mandeln geerntet, während im Mittelmeerraum die Bäume sowohl süße als auch bittere Mandeln tragen. Da Bittermandeln hochgiftige Blausäure enthalten, darf deren Anteil bei der Ölgewinnung nicht mehr als 5 Prozent betragen. Aus den Mandelkernen wird durch Kaltpressung ein klares, hellgelbes, mild nussig duftendes Öl gewonnen. Eine Tonne geschälter Mandeln ist nötig, um 400 Liter Öl zu erhalten. Mandelöl ist eines der wertvollsten Pflanzenöle in der Hautpflege. Es ist sehr gut verträglich, reizfrei und es fettet die Haut außerordentlich wirkungsvoll. Es ist dem Aprikosenkernöl ähnlich, wirkt jedoch gehaltvoller. Es lässt sich leicht verteilen und zieht bestens ein. Mandelöl wird leicht ranzig und sollte daher licht- und sauerstoffgeschützt gelagert werden. Aufgrund seiner guten Pflegeeigenschaften wird es gerne in Naturseifen verwendet.

Zusammensetzung: 6 % Palmitinsäure, 21 % Linolsäure, 66 % Ölsäure, 2 % Stearinsäure, Squalen, Vitamin A und E
Jodzahl: 95 | **VZ KOH:** 192 | **VZ NaOH:** 0,1368
Fetteigenschaft: nicht trocknend | **Haptik:** mittel
Verarbeitung: mit der Fettphase erhitzen
Verwendung: Basisöl; klassisches Kosmetiköl für jeden Hauttyp, auch sehr gut zur Babypflege und bei sehr empfindlicher Haut geeignet
Naturkosmetik: ja
Dosierung: 30–50 % in der Ölmischung, bis 35 % in Seife

Mangobutter
Mangifera indica

Der Mangobaum gehört zur Familie der Sumachgewächse und ist in Indien und Burma zu Hause, wird aber auch in Spanien und auf den Kanarischen Inseln kultiviert. Die bis zu zwei Kilogramm schweren Früchte enthalten einen großen, fettreichen Kern, aus dem die Mangobutter durch Auspressen gewonnen wird. Das beigefarbene, feste Fett kommt meist nur raffiniert in den Handel und schmilzt bei 35 bis 40 °C. Es ist fast geruchsneutral und von schmalzartiger Konsistenz. Mangobutter zieht gut in die Haut ein, hat feuchtigkeitsspendende, glättende und erweichende Eigenschaften. Mangobutter fühlt sich auf der Haut leichter und »feuchter« an als Sheabutter und kann auch als Ersatz für diese verwendet werden. Mangobutter erzeugt feste, weiße, gut pflegende Seife, die kaum schäumt. Kombinieren Sie Mangobutter immer mit Laurin- und/oder Myristinsäurereichen Fetten.

Zusammensetzung: 6 % Palmitinsäure, 42 % Stearinsäure, 45 % Ölsäure, 3 % Linolsäure
Schmelzbereich: 35–40 °C
Jodzahl: 44 | **VZ KOH:** 190,5 | **VZ NaOH:** 0,1358
Fetteigenschaft: nicht trocknend | **Haptik:** schwer
Verarbeitung: in der bereits erhitzen, geschmolzenen Fettphase sanft schmelzen
Verwendung: Konsistenzgeber; Creme, Lotion für normale bis fette Haut, Lippenbalsam, Sonnenschutzcreme, After-Sun-Pflege, Hand- und Fußcreme, Naturseife
Naturkosmetik: ja
Dosierung: 5–10 %, bis 30 % in Seife

Marulaöl
Sclerocarya birrea Hochst.

Der stattliche, bis zu 20 Meter hohe Baum ist hauptsächlich in den warmen, frostfreien Regionen Afrikas verbreitet. Er gehört zur Familie der Sumachgewächse. Seine Blütezeit ist zwischen April und Juni. Ein einziger Baum kann bis zu zwei Tonnen pflaumenähnliche Früchte pro Jahr hervorbringen. Sie zählen zu den Steinfrüchten. Das Fruchtfleisch ist gelb und schmeckt süß-säuerlich. Zur Ölgewinnung werden die Kerne in mühsamer Handarbeit aus dem Fruchtfleisch gelöst. Sie enthalten etwa 50 bis 60 Prozent fettes Öl, das durch Kaltpressung gewonnen wird. Es ist dunkelgelb und nahezu geruchsneutral. Marulaöl lässt sich gut verteilen, zieht schnell ein und hinterlässt ein sehr angenehmes, weiches Hautgefühl. Eine Besonderheit des Öls ist seine außergewöhnlich gute oxidative Stabilität. In Mischungen schützt es empfindlichere Öle vor zu schnellem Ranzigwerden. Marulaöl ist unempfindlich gegen Hitze und es ist lange haltbar. Es wird gerne als Basis für Naturparfüm verwendet, da es so gut wie keinen Eigengeruch besitzt.

Zusammensetzung: 11 % Palmitinsäure, 7 % Stearinsäure, 75 % Ölsäure, 4 % Linolsäure
Jodzahl: 75 | **VZ KOH:** 195 | **VZ NaOH:** 0,1390
Fetteigenschaft: nicht trocknend | **Haptik:** mittel
Verarbeitung: mit der Fettphase erhitzen
Verwendung: Basisöl; für jeden Hauttyp gut geeignet, besonders für strapazierte, trockene Haut
Naturkosmetik: ja
Dosierung: 30–50 % in der Ölmischung, pur für Naturparfüm

Milchpulver
Lac Powder

Milchpulver wird durch Sprühtrocknung aus frischer Milch hergestellt. Im Handel sind verschiedene Milchsorten als Pulver erhältlich. Die gängigste Milch ist Kuhmilch.

Sie wird als Voll- und Magermilchpulver (Lac Powder) angeboten. **Kuh-Vollmilchpulver** enthält ca. 5 Prozent Lactose (Milchzucker), 4 Prozent Fett, 3,5 Prozent Eiweiß, des weiteren Mineralstoffe wie Calcium, Eisen, Natrium, Kalium, Magnesium und die Vitamine A, D, E, K, B_1, B_2, B_6, B_{12}, C, H, Nikotinsäureamid, Pantothensäure (Vitamin B_5). Kuhmilchpulver ist blassgelb, fein und gut rieselfähig.

Beliebt ist auch **Schafmilchpulver** (Ovis Lac Powder). Dieses enthält ca. 6,8 Prozent Fett, 5 Prozent Lactose, 6 Prozent Eiweiß, 0,9 Prozent Mineralstoffe, darunter Calcium, Kalium, Magnesium, Phosphor, Natrium, und die Vitamine A, D, E, Riboflavin, B_6, B_{12} und C. Schafmilchpulver ist fast weiß mit dem typischen Geruch.

Ziegenmilchpulver (Caprae Lac Powder) setzt sich zusammen aus 2,8 bis 3,5 Prozent Eiweiß, 2,7 bis 3,5 Prozent Fett, 4,4 Prozent Lactose, den Spurenelementen Kupfer, Zink, Phosphor, Bor, Titan und Chrom, den Mineralstoffen Calcium, Kalium, Natrium und Magnesium, den Vitaminen A, B_1, B_2, C, D und E. Die Ziegenmilch ist die an Spurenelementen und Mineralstoffen reichste Milch. In Struktur und Aufbau ist die Ziegenmilch der Muttermilch sehr ähnlich. Die Milch riecht und schmeckt nach Ziege. Das Pulver ist flockiger als das der Kuhmilch, es löst sich auch nicht ganz so willig auf.

Stutenmilchpulver (Equae Lac Powder) ist teuer, relativ selten erhältlich und vermittelt ein wenig Luxus. Immer häufiger findet

Milchpulver

man spezielle Stutenmilchkosmetik. Sie ist in Bezug auf ihre Zusammensetzung der Muttermilch ähnlich. Sie enthält ca. 1 Prozent Fett, 6 Prozent Lactose, 2 Prozent Eiweiß, 0,3 Prozent Spurenelemente sowie Vitamine und Enzyme. Stutenmilchpulver hat eine ähnliche Beschaffenheit wie Kuhmilchpulver. Es ist blassgelb mit dem typischen intensiven Geruch.

Welches Milchpulver Sie verwenden, bleibt Ihrer persönlichen Vorliebe überlassen. Alle Milchpulver können in kosmetischen Produkten wie Cremes, Lotionen, Badezusätzen, Duschgelen und Seifen eingesetzt werden. Milchpulver als Zusatz in Pflegeprodukten stabilisiert den Säureschutzmantel, belebt und glättet die Haut, spendet Feuchtigkeit und versorgt die Haut mit vielen wichtigen Vitaminen und Mineralstoffen. Cremes mit Milchpulver ziehen schneller in die Haut ein, in Emulsionen mit hohen Fettphasen vermindert es den sonst üblichen Fettglanz. Die Cremes wirken allgemein matter und fühlen sich zarter an. Zudem unterstützt die Milch als Co-Emulgator die Stabilität der Emulsion. In Duschgelen und Badezusätzen kann Milchpulver als Rückfetter und Co-Emulgator genutzt werden. Besonders schön ist Seife mit Milchpulver. Sie erzeugt sehr cremigen Schaum und ein angenehmes Hautgefühl.

Verarbeitung: Für Emulsionen in kalter oder heißer Wasserphase lösen, dann wie gewohnt mit der Fettphase mischen und emulgieren. Für Seifen mit etwas lauwarmem Wasser klümpchenfrei verrühren, dann in den angedickten Seifenleim rühren.

Verwendung: Wirkstoff, Rückfetter, Co-Emulgator; Creme, Lotion, Badepulver, Duschgel, Schaumbad, Seife

Naturkosmetik: ja*

Dosierung: Emulsion bis 5 %, Badezusatz bis 100 %, Seife 5–10 %

Milchsäure
Lactic Acid

Milchsäure ist eine organische Säure, die aus verschiedenen Zuckerarten durch Bakterien gebildet wird. Die klare Flüssigkeit schmeckt und riecht sauer. Sie wird meist als 80-prozentige Verdünnung angeboten. Der pH-Wert dieser Lösung beträgt 1,8, ist also etwa 40 Mal saurer als der pH-Wert der Hautoberfläche. Milchsäure ist Bestandteil des hauteigenen Hydrolipidfilms und ist dort, zusammen mit anderen Substanzen, für die Stabilisierung des Säureschutzmantels verantwortlich. Sie bindet Feuchtigkeit und steuert den Verhornungsprozess der Epidermis. Milchsäure zählt neben anderen Säuren, wie Glycolsäure, Apfelsäure und Weinsäure, zu den sogenannten AHAs (Alpha-Hydroxy-Acids). Milchsäure wird niedrig dosiert in kosmetischen Mitteln meist als pH-Regulator und als Feuchthaltemittel verwendet. Milchsäure bzw. AHAs werden auch als sogenannte Fruchtsäurepeelings verwendet. Das Wirkprinzip eines Säurepeelings unterscheidet sich signifikant von mechanischen Peelings mit Seesand und ähnlichen Stoffen. Während mechanische Peelings nur an der Hautoberfläche wirken, greifen Säurepeelings in die Bildung der Hornschicht ein. Sie lockern die Kittsubstanz zwischen den Hornlamellen und sorgen so für eine Verdünnung der Epidermis. Säurepeelings dürfen nicht von Laien durchgeführt werden. Bei falscher, zu hoher Dosierung können Verätzungen auftreten.

Verarbeitung: während der Abkühlphase zugeben, gut verrühren und anschließend mit pH-Indikator den pH-Wert der Formulierung prüfen

Verwendung: Wirkstoff; pH-Regulator in allen kosmetischen Produkten, als Feuchthaltemittel, in Kombination mit Natriumlaktat als Feuchthaltemittel bei trockener, schuppiger Haut
Naturkosmetik: ja
Dosierung: 0,1–1 %

Mohnsamenöl
Papaver somniferum L.

Der Schlafmohn ist im östlichen Mittelmeerraum weit verbreitet. Die Hauptanbaugebiete sind heute Indien, Kleinasien, Mitteleuropa, Osteuropa, die Türkei, Iran und die Balkanländer. Die einjährige, weiß bis violett blühende Pflanze kann 30 bis 150 Zentimeter hoch werden. Die ganze Pflanze führt einen weißen Milchsaft, aus dem Rohopium gewonnen werden kann. Deshalb ist der Anbau von Schlafmohn in Deutschland genehmigungspflichtig. Die Samen der verschiedenen Mohnarten sind unterschiedlich gefärbt. Es gibt Graumohn (vorwiegend in Österreich bekannt), Weißmohn und Blaumohn. Die Mohnsamen enthalten ca. 33 bis 49 Prozent fettes Öl. Es duftet und schmeckt typisch und sehr aromatisch, daher ist es auch in der Küche sehr beliebt. Bei Mohnöl ist besonders auf gute Qualität zu achten, denn da das Fettsäurespektrum dem des Sonnenblumenöls nahezu gleicht, wird es manchmal mit diesem verschnitten. Mohnsamenöl wirkt gut rückfettend, dabei liegt es nicht schwer auf. Es lässt sich leicht verteilen und zieht schnell in die Haut ein. Mohnöl ist bei kühler und dunkler Lagerung bis zu neun Monate haltbar.

Zusammensetzung: 10 % Palmitinsäure, 3 % Stearinsäure, 20 % Ölsäure, 65 % Linolsäure
Jodzahl: 141 | **VZ KOH:** 193 | **VZ NaOH:** 0,1375
Fetteigenschaft: halb trocknend | **Haptik:** mittel
Verarbeitung: mit der Fettphase erhitzen
Verwendung: Basisöl; trockene, reife Haut, in Anti-Aging-Produkten und Massageölen
Naturkosmetik: ja
Dosierung: 30–50 % in der Ölmischung

Montanov™ 68
Cetearyl Alcohol (and) Cetearyl Glucoside

Montanov™ 68 ist ein nichtionischer O/W-Emulgator für Cremes. Er ist vom BDIH zugelassen und ist Ecocert-zertifiziert. Das heißt, Montanov™ 68 ist uneingeschränkt für Naturkosmetik zugelassen. Die weißen, wachsartigen Pellets bestehen aus ca. 77 Prozent Cetearylalkohol und ca. 23 Prozent Cetearyl Glucoside. Cetearylalkohol wird aus Kokosöl gewonnen und Cetearyl Glucoside aus der Stärke der Maniokwurzel. Die Pellets schmelzen bei ca. 61 bis 65 °C. Montanov™ 68 emulgiert sehr gut, bevorzugt jedoch hochtouriges Rühren, z. B. mit einem Stabmixer. Er bildet ein sogenanntes flüssig-kristallines System aus, in dem zunächst das Wasser wie in einem Depot eingelagert und später in der Haut freigesetzt wird. Vom Hersteller wird die »One-Pot-Methode« empfohlen. Das bedeutet, Fett- und Wasserphase werden getrennt erhitzt und ohne Rühren zusammengegossen. Erst dann wird

Montanov™ 68

mit dem Emulgieren begonnen. Während der Abkühlphase sind hohe Scherkräfte eher kontraproduktiv, denn sie würden die flüssig-kristallinen Strukturen zerstören. Rühren Sie sanft mit dem Spatel, bis die Emulsion abgekühlt ist. Emulsionen mit Montanov™ 68 tolerieren geringe Mengen Säure zur Einstellung des pH-Wertes sehr gut. Sind Salze, Mineralstoffe und höhere Säurezugaben geplant, ist der Einsatz von Xanthan und/oder Fettalkoholen sinnvoll. Montanov™ 68 erzeugt ausgesprochen glatte, sahnige, reichhaltige Emulsionen, die auf der Haut dennoch leicht wirken. Sie ziehen sehr gut ein und hinterlassen ein weiches, glattes Hautgefühl ohne Fettglanz. Bei großflächigem Auftrag, z. B. als Körpercreme, weißeln sie jedoch. Montanov™ 68 gilt als nicht komedogen, er ist auch bei empfindlicher Haut problemlos verträglich. Montanov™ 68 ist ein Markenname von Seppic GmbH.

Schmelzbereich: 61–65 °C
Verarbeitung: in der Fettphase schmelzen, Fett- und Wasserphase auf 75 °C erhitzen, mit One-Pot-Methode emulgieren
Verwendung: Emulgator; Creme mit 25–40 % Fettphase für jede Haut
Naturkosmetik: ja
Dosierung: 16–19 % der Fettphase

Montanov™ L
C14-22 Alcohol (and) C12-10 Alkyl Glucoside

Montanov™ L ist ein nichtionischer O/W-Emulgator für Lotionen und Sprays. Er ist vom BDIH zugelassen und Ecocert-zertifiziert, also uneingeschränkt für Naturkosmetik zugelassen. Die weißen, wachsartigen Pellets werden ausschließlich aus pflanzlichen Rohstoffen hergestellt. Der fettliebende Teil wird aus Fettalkoholen von Kokos- und Palmöl gewonnen, der wasserliebende Teil aus Glucose von stärkehaltigen Stoffen wie z. B. der Maniokwurzel. Die Pellets schmelzen bei ca. 66 bis 72 °C. Montanov™ L emulgiert ausgezeichnet, bevorzugt jedoch hochtouriges Rühren, z. B. mit einem Stabmixer. Der Hersteller empfiehlt die One-Pot-Methode. Das bedeutet, Fett- und Wasserphase werden getrennt erhitzt und ohne Rühren zusammengegossen. Erst dann wird mit dem Emulgieren begonnen. Montanov™ L erzeugt stabile, flüssige Emulsionen im Fettphasenbereich von 10–25 Prozent. Das prädestiniert ihn für die Verwendung in leichten Körperlotionen, Pflegesprays und Sonnenschutzprodukten mit niedrigem Fettgehalt. Werden größere Mengen Salze und andere Elektrolyte verwendet, ist es sinnvoll, die Emulsion mit ca. 0,2 Prozent Gelbildner zu stabilisieren. Dickflüssige bis cremige Produkte erzielt man durch den Einsatz von ca. 0,5–1 Prozent Fettalkoholen oder 0,2–0,5 Prozent Xanthan o. Ä. Montanov™ L erzeugt Emulsionen mit leichter, cremiger Textur. Er ist nicht hautirritierend und wird auch von empfindlicher Haut gut vertragen. Beim großflächigen Auftragen zeigt er jedoch eine kleine Schwäche: Er weißelt sehr stark. Das heißt, beim Verreiben auf der Haut bildet sich ein weißer Film, der schwer einzieht. Dieser Weißeleffekt wird durch den Einsatz von Gelbildnern noch verstärkt. Dieses kleine Manko lässt sich jedoch durch die Kombination mit z. B. Emulsan im Verhältnis 2:1 sehr leicht beheben. Montanov™ L ist ein Markenname von Seppic GmbH.

Schmelzbereich: 66–72 °C
Verarbeitung: in der Fettphase schmelzen, Fett- und Wasserphase auf 75–80 °C erhitzen, mit One-Pot-Methode emulgieren
Verwendung: Emulgator; Lotion 15–25 % Fettphase, Spray 10–15 % Fettphase, normale, fette Haut, Reinigungsmilch für trockene, empfindliche Haut
Naturkosmetik: ja
Dosierung: Spray 7–13 % der Fettphase, Lotion 8–16 % der Fettphase

Mulsifan CPA
Laureth-4

Mulsifan CPA ist ein synthetisch hergestellter O/W-Emulgator für ölhaltige Badeprodukte. Chemisch handelt es sich um einen Polyalkylenglycolether. Er wird aus Laurylalkohol, einem Fettalkohol, durch Ethoxylierung mit Ethylenoxid hergestellt. Die ölige, klare Flüssigkeit ist ein exzellenter Badeölemulgator mit hoher Emulgierfähigkeit. Mulsifan CPA sollte bei Raumtemperatur gelagert werden, denn er kann in kälterer Umgebung fest werden. Sollte dies passieren, kann man ihn durch sanftes Erwärmen wieder verflüssigen. Mulsifan CPA ist in allen Ölen löslich, in Wasser nur dispergierbar. Seine Vorzüge liegen vor allem darin, dass er die Produkte nicht verfärbt, sich sein dezenter Geruch ausgezeichnet maskieren lässt und er sich in Badeölen nicht absetzt.

Verarbeitung: mit den Ölen mischen
Verwendung: Emulgator; alle Arten von ölhaltigen Bade- und Duschprodukten
Naturkosmetik: nein
Dosierung: 5–20 %

Nachtkerzenöl
Oenothera biennis

Die Nachtkerze stammt ursprünglich aus dem südlichen Nordamerika und Mexiko. Heute wird sie in über 20 Ländern kultiviert. Die relativ anspruchslose Pflanze öffnet ihre gelben Blüten erst am Abend und wird von nachtaktiven Insekten bestäubt. Die dunkelgrau bis braunschwarz gefärbten Samen enthalten ca. 15 bis 20 Prozent Öl, das durch Kaltpressung oder CO_2-Extraktion gewonnen wird. Für ein Gramm Nachtkerzenöl werden etwa 10.000 Samen benötigt. Das Öl ist klar, gelblich mit dezent nussigem Geruch. Nachtkerzenöl fällt besonders durch seinen sehr hohen Gehalt an Gamma-Linolensäure auf, von der bis zu 14 Prozent enthalten sein können. Es wirkt reizlindernd, hautberuhigend und verbessert das Feuchthaltevermögen der Haut. Nachtkerzenöl wird schnell ranzig, es wird daher meist raffiniert angeboten. Kalt gepresstes Öl sollte kühl und dunkel gelagert und innerhalb von drei Monaten aufgebraucht werden.

Zusammensetzung: 6 % Palmitinsäure, 2 % Stearinsäure, 8 % Ölsäure, 70 % Linolsäure, 12 % Gamma-Linolensäure, Aminosäuren, Vitamin E
Jodzahl: 151 | **VZ KOH:** 192 | **VZ NaOH:** 0,1368
Fetteigenschaft: halb trocknend | **Haptik:** mittel
Verarbeitung: in die geschmolzene Fettphase geben oder während der Abkühlphase einrühren

Verwendung: Wirkstofföl; Creme und Lotion bei empfindlicher, trockener Haut, schuppiger Haut, Neurodermitis und Schuppenflechte
Naturkosmetik: ja
Dosierung: 10–20 % in der Ölmischung

Natipide® II → Siehe Lipodermin

Natriumhydrogencarbonat
Sodium Bicarbonate

Natriumhydrogencarbonat ist ein weißes, grieß-ähnliches Pulver. Es ist auch unter den Bezeichnungen Kaisernatron®, Speisesoda oder Backsoda bekannt. Es ist wesentlicher Bestandteil von Backpulver. Man findet es in gut sortierten Supermärkten bei den Backzutaten oder Gewürzen. Es wird aus Kochsalz hergestellt, indem man Chlor gegen Karbonat (Kohlensäure) austauscht. Natriumhydrogencarbonat ist ein rein doppeltkohlensaures Natron, das Säuren bindet und in neutrale Salze und sprudelnde Kohlensäure umwandelt. Es ist mild alkalisch. Das weiße Pulver löst sich gut in Wasser (96 g/l bei 20 °C). Natriumhydrogencarbonat wird in der Pharmazie als Säureblocker bei Sodbrennen eingesetzt. Auch in der Küche und im Haushalt findet es umfassende Verwendung, z. B. gegen schlechte Gerüche im Kühl-

Natriumhydrogencarbonat

schrank und als Zusatz beim Kochen von Kohl, der dadurch weicher und bekömmlicher wird. Darüber hinaus kann Natriumhydrogencarbonat auch in Kosmetika vielseitig eingesetzt werden. Als pH-Regulator kann es den pH-Wert einer zu sauren Emulsion oder Lösung erhöhen. Zur einfacheren Dosierung für diesen Einsatzzweck kann man eine Lösung aus 80 Prozent destilliertem Wasser, 5 Prozent Natriumhydrogencarbonat und 15 Prozent Weingeist auf Vorrat herstellen. Der pH-Wert dieser Lösung liegt bei 9, also mild alkalisch. Da Natron mit Säure reagiert, kann es vor allem bei Duschgelen und Shampoos zur Schaumbildung kommen. Dieser löst sich aber nach einigen Stunden wieder auf. In Verbindung mit Zitronensäurepulver ist Natriumhydrogencarbonat wichtiger Bestandteil von sprudelnden Badekugeln. Darüber hinaus ist es auch ein exzellenter Geruchskiller und kann deshalb auch für Deodorants eingesetzt werden. Deodorants auf Natronbasis sind mit einem pH-Wert von ca. 8 leicht alkalisch.

»Natron« ist ein gängiger Überbegriff, der häufig zu Verwechslungen führt. Natriumhydrogencarbonat darf nicht mit Natriumcarbonat, der Bezeichnung für Waschsoda, verwechselt werden. Dieser Stoff wird im Haushalt zum Wäschewaschen verwendet. Er ist hautreizend und nicht als Kosmetikzutat geeignet.

Verarbeitung: in Wasser lösen oder mit trockenen Zutaten des Rezeptes mischen
Verwendung: Hilfsstoff, Wirkstoff; pH-Regulator, Deodorant, sprudelnde Badekugeln, Badesalz, Fußpuder, Fußbad
Naturkosmetik: ja
Dosierung: Badekugeln 2:1 mit Zitronensäure, Deodorant 5–6 %, pH-Regulator tropfenweise, bis der angestrebte pH-Wert der Formulierung erreicht ist

Natriumhydroxid
Sodium Hydroxide

Natriumhydroxid ist auch unter den Bezeichnungen Ätznatron, Seifenstein und kaustisches Soda bekannt. Der weiße, kristalline Feststoff kommt als Perlen oder Plättchen mit dem orangefarbenen Gefahrensymbol und der Kennzeichnung »Ätzend!« in den Handel. Die chemische Formel für diesen Stoff lautet »NaOH«, die allgemein auch als Abkürzung gebraucht wird. Früher wurde Natriumhydroxid aus Natriumcarbonat und Calciumhydroxid hergestellt. Die heutige großtechnische Herstellung erfolgt entweder durch Kaustifizierung oder Hydrolyse. Natriumhydroxid ist Bestandteil von Abflussreinigern, es wird in Narkose- und Tauchgeräten eingesetzt, um den Kohlenstoffdioxidanteil der Atemluft zu binden. In der Lebensmittel- und Kosmetikindustrie sowie der technischen Industrie findet Natriumhydroxid vielfältige Anwendung. Natriumhydroxid ist, neben Ölen und Fetten, wesentlicher Bestandteil bei der Seifenherstellung. Es löst sich mit 1090 g/l bei 20 °C sehr gut in Wasser. Dabei entwickelt sich starke Hitze, die unter Umständen das Wasser zum Kochen bringen kann. Der pH-Wert einer Lösung mit 40 g NaOH auf einem Liter Wasser liegt bei etwa 14. Natriumhydroxidperlen, flüssige Natronlauge und die Rohseife sind stark ätzend. Daher ist es extrem wichtig, die nötigen Sicherheitsvorkehrungen einzuhalten. Wer mit Natronlauge hantiert, muss unbedingt Gummihandschuhe, eine Schutzbrille sowie einen Arbeitskittel oder langärmelige Kleidung tragen. Natronlauge reagiert mit unedlen Metallen, sie greift sie an und kann sie sogar auflösen. Vermeiden Sie den Kontakt mit Aluminium u. ä. Metallen. Verwenden Sie Edelstahltöpfe und hitzebe-

Natriumlaktat

ständige Kunststoffgefäße bzw. -geräte zum Anrühren der Lauge und zum Seifensieden. Natriumhydroxid ist stark hygroskopisch und zieht Feuchtigkeit aus der Luft an. Mit Kohlenstoffdioxid aus der Luft reagiert es zu Natriumcarbonat. Zum Seifensieden ist es in diesem Zustand nicht mehr zu gebrauchen. Lagern Sie Natriumhydroxid immer sehr gut verschlossen an einem sicheren Ort, unerreichbar für Kinder und Haustiere.

Verarbeitung: portionsweise in kaltes Wasser einrühren
Verwendung: Naturseifen
Naturkosmetik: ja
Dosierung: exakt nach Berechnung der verwendeten Öle und Fette eines Rezeptes (siehe Verseifungszahlen der Pflanzenöle)

Wichtig: Beachten Sie immer die Sicherheitsvorschriften im Umgang mit Lauge!

Natriumlaktat
Sodium Lactate

Natriumlaktat ist das Salz der Milchsäure. Die farblose, klare Flüssigkeit ist meist eine 50- oder 60-prozentige Lösung in Wasser. Natriumlaktat wird in der Nahrungsmittel- und Kosmetikindustrie als pH-Wert-Puffer und Feuchthaltemittel eingesetzt. In unserer Haut entsteht das Salz der Milchsäure durch Stoffwechselvorgänge und fungiert dort zusammen mit Milchsäure als Puffersubstanz, die den pH-Wert der Haut stabilisiert. In kosmetischen Produkten steuert Natriumlaktat zusammen mit Milchsäure ähnliche Vorgänge. Natriumlaktat dient, in Verbindung mit Milchsäure, als sehr guter Hydratisierer für Haut und Haar. Eine Kombination von Natriumlaktat und Milchsäure ist auch immer dann nötig, wenn Harnstoff in wässrigen oder wasserhaltigen Systemen eingesetzt wird. Die Pufferwirkung minimiert den Anstieg des pH-Wertes, der durch die Zersetzung von Harnstoff in Gang gesetzt wird (siehe auch Harnstoff). Natriumlaktat ist allgemein gut verträglich und in allen wasserhaltigen Kosmetikprodukten einsetzbar. Es ist leicht zu verarbeiten, da es sich problemlos in Wasser löst. Zum Einsatz kommen immer das Salz und die dazugehörige Säure (Natriumlaktat plus Milchsäure oder Natriumcitrat plus Zitronensäure). Natriumlaktat wird meist über Apotheken vertrieben.

Verarbeitung: in Wasser lösen, dann während der Abkühlphase einrühren
Verwendung: Wirkstoff, Hilfsstoff; Hydratisierer in Creme, Lotion, Shampoo, Duschgel, Gesichts-, Haar- und Rasierwasser, pH-Wert-Puffer
Naturkosmetik: ja
Dosierung: Hydratisierer 2 % (+ 0,5 % Milchsäure), pH-Wert-Puffer 4 % (+ 1 % Milchsäure)

Natural Betaine → Siehe Tego® Natural Betaine

Neutralöl
Caprylic/Capric Triglyceride

Neutralöl wird aus Fettsäuren mittlerer Kettenlänge und Glycerin hergestellt. Es besteht aus 50–65 Prozent Caprylsäure und 30–45 Prozent Caprinsäure. Diese werden vorwiegend aus Palmkern- und Kokosöl durch Hydrolyse isoliert und erneut mit Glycerin verestert. Neutralöl ist somit kein natürliches Pflanzenöl. Es ist dünnflüssig, klar, farb- und geruchlos. Aufgrund seiner Zusammensetzung ist es lange haltbar. Es stabilisiert die Haltbarkeit empfindlicher Öle in einer Ölmischung. Neutralöl ist ein ausgezeichnetes Öl, um die Haptik einer Emulsion deutlich zu verbessern. Ein geringer Anteil Neutralöl in einer Creme verleiht ihr ein leichtes Hautgefühl, verringert die Klebrigkeit erheblich und lässt sie schneller einziehen. Die Haut fühlt sich weich, samtig und glatt an, ohne zu glänzen. Für Personen mit extrem empfindlicher Haut kann Neutralöl eine echte Alternative sein. Es ist frei von Fettbegleitstoffen, die bei manchen Menschen Unverträglichkeiten auslösen können. Aufgrund seiner oxidativen Stabilität wird Neutralöl häufig in Sonnenschutzprodukten eingesetzt. Durch seine geringe Viskosität und ausgezeichnete Verteilbarkeit ist es ein ideales Öl zum Dispergieren von mineralischen Sonnenschutzfiltern. Markennamen: Myritol® 318 (Cognis), Tegosoft® CT (Evonik Goldschmidt GmbH)

Zusammensetzung: 58 % Caprylsäure, 42 % Caprinsäure
Fetteigenschaft: nicht trocknend | **Haptik:** sehr leicht
Verwendung: Basisöl; universelles Kosmetiköl für alle Hauttypen, in Sonnenschutzprodukten
Naturkosmetik: ja
Dosierung: 10–20 % in der Ölmischung

Niacinamid
Niacin/Niacinamide

Niacin ist der Überbegriff für Nicotinsäure und ihre Derivate. Niacinamid gehört zur Gruppe der wasserlöslichen B-Vitamine. Es wird auch als Vitamin B_3 bezeichnet. Niacinamid kommt als weißes, kristallines Pulver in den Handel. Es trägt die chemische Bezeichnung Pyridin-3-carbonsäureamid. Niacinamid ist das Amid der Nicotinsäure. Amide sind chemische Verbindungen, die sich von Ammoniak ableiten. Nicotinsäure findet sich in allen lebenden Zellen und wird in der Leber gespeichert. Es ist ein wichtiger Baustein verschiedener Coenzyme für den Stoffwechsel von Eiweiß und Fetten. Da es in vielen Nahrungsmitteln vorkommt, sind Mangelerscheinungen bei ausgewogener Ernährung praktisch ausgeschlossen. Niacinamid spielt aber nicht nur in der Ernährung eine wichtige Rolle, auch in der Hautpflege kann man seine multifunktionale Wirkung nutzen. Niacinamid ist licht- und hitzebeständig und sehr gut in Wasser löslich. Es regt die Ceramid- und Cholesterinsynthese in der Hornschicht an, stärkt so die Barrierefunktion der Haut und mindert dadurch den transepidermalen Wasserverlust. Es verbessert die Hautelastizität, mildert kleine Fältchen und Pigmentflecken. Nicotinamid wird auch bei Akne und schnell fettender Haut eingesetzt. In verschiedenen Studien konnte nachgewiesen werden, dass sich durch Nicotinamid die Sebumproduktion regulieren lässt, Entzündungen, Unterlagerungen und Unreinheiten deutlich weniger auftreten und das Hautbild klarer und glatter wird. Niacinamid können Sie in einigen Rohstoff-Shops und in der Apotheke kaufen. Achten Sie dabei auf die genaue Bezeichnung. Reine Nicotinsäure ist um ein

Vielfaches stärker in der Wirkung. Sie erweitert sehr stark die Blutgefäße und kann daher zu Hautrötungen führen. Niacinamid, das Sie im Kosmetikrohstoffhandel kaufen, ist die richtige Substanz für kosmetische Zwecke.

Verarbeitung: in heißer oder kalter Wasserphase lösen
Verwendung: Wirkstoff, Creme, Lotion, Gesichtswasser, Körpertonic bei reifer, trockener, fetter und unreiner Haut.
Naturkosmetik: nein
Dosierung: fette, unreine Haut 2–4 %, trockene, reife Haut 4–5 %

Nuratin P
Hydrolyzed Wheat Gluten, Hydrolyzed Wheat Protein

Die bernsteinfarbene Flüssigkeit ist ein Eiweißhydrolysat, das aus Weizengluten hergestellt wird. Weizengluten gewinnt man aus dem Endosperm, dem Keimgewebe des Weizenkorns. Diese Substanz ist in Wasser unlöslich. Weizengluten besteht zu ca. 70 Prozent aus Protein (Eiweiß), ca. 5 Prozent Fett und ca. 6 Prozent Wasser sowie Kohlenhydrate (Stärke). Die langen Proteinketten des Weizenglutens werden mittels Hydrolyse zerkleinert und dadurch wasserlöslich gemacht. Nuratin P enthält wichtige Aminosäuren, Peptide und Proteine, die feuchtigkeitsbindende Eigenschaften besitzen. Eiweißhydrolysate sind gute Filmbildner. In Haarpflegeprodukten verbessern sie die Kämmbarkeit und Frisierbarkeit der Haare, verleihen Glanz, Griffigkeit und Volumen. In Pflegecremes einge-

Teil 2: Kosmetikrohstoffe von A–Z

setzt, lagern sie sich am Keratin der Hautoberfläche an, lassen dadurch die Haut glatter und straffer aussehen. In Nagelpflegeprodukten stärkt Nuratin P die Elastizität der Nagel. Nuratin P neigt in höherer Dosierung zur Klebrigkeit. Dies macht sich vor allem in der Haarpflege bemerkbar. Die Haare können durch den starken Film stumpf und fettig wirken. Dosieren Sie daher nicht zu großzügig.

Verarbeitung: während der Abkühlphase ins Produkt einrühren
Verwendung: Wirkstoff; Shampoo und Haarspülung bei trockenen, spröden Haaren, gespaltenen Haarspitzen, Creme bei reifer, trockener Haut, Anti-Falten-Creme, brüchige Fingernägel
Naturkosmetik: ja
Dosierung: 2–5 %, Creme 0,5–1 %

Odex
Zinc Ricinoleate, Tetrahydroxypropyl Ethylenediamine, Laureth-3, Propylene Glycol

Die dickflüssige, klare, seifig riechende Substanz ist eine Verbindung des Zinksalzes der Ricinolsäure aus Rizinusöl, einem PEG-basierenden Emulgator, einem Komplexbildner und Propylenglycol. Die Substanz ist in Wasser und Alkohol löslich. Odex wirkt als Geruchsabsorber, umschließt Geruchsmoleküle und macht sie dadurch unwirksam. Es hemmt nicht die natürliche Transpiration und hat daher auch keinen Einfluss auf die Funktionsfähigkeit der Schweißdrüsen. Odex greift nicht in die Bakterienflora der Haut ein, denn es hat keinerlei bakterizide oder fungizide Eigenschaften. Es ist besonders für Formulierungen wie Spray oder Roll-on mit hohem Wassergehalt geeignet. Formulierungen mit Wasser, Alkohol und Odex sind milchig-trüb. Nach ein paar Stunden setzen sich weiße Partikel am Flaschenboden ab. Durch Schütteln lässt sich dies leicht beheben. Es ist jedoch sinnvoller, der Rezeptur einige Tropfen Milchsäure zuzugeben, um den pH-Wert leicht sauer einzustellen. Auf diese Weise erhält man klare Mischungen. Sind klare Formulierungen gewünscht, sollte der Wassergehalt 60 Prozent nicht übersteigen. Markenname: Tegodeo® CW 90 (Evonik Goldschmidt GmbH)

Verarbeitung: in Wasser oder Alkohol lösen
Verwendung: Wirkstoff Deodorant, Raumspray und zum Reinigen von Parfümflakons

Naturkosmetik: nein
Dosierung: 1,5–3 %

Olivem® 1000
Cetearyl Olivate, Sorbitan Olivate

Olivem® 1000 ist ein selbst emulgierender, PEG-freier, nichtionischer O/W-Emulgator auf Basis von hydriertem (gehärtetem) Olivenöl. Olivem® 1000 ist Ecocert-zertifiziert und somit für Naturkosmetik geeignet. Er ist eine Kombination aus dem Emulgator Sorbitan Olivate, einem Ester von gehärtetem Olivenöl mit Sorbit und dem Co-Emulgator Cetearyl Olivate, einem Ester mit einem Fettalkohol (Cetylstearylalkohol) aus Olivenöl. Die weißen, wachsigen, geruchlosen Flakes schmelzen bei ca. 75 °C. Olivem® 1000 erzeugt reinweiße, stabile Emulsionen, die über einen weiten pH-Bereich (3–12) stabil sind. Er toleriert auch Salze und andere Elektrolyte sehr gut. Üblicherweise sind weitere Konsistenzgeber oder Gelbildner nicht nötig, denn das Emulgatorsystem hat bereits Fettalkohole an Bord. Ein geringer Anteil Pflanzenbutter kann jedoch immer verwendet werden. Bei sehr hohem Wasseranteil (> 80 Prozent) und niedriger Dosierung des Emulgators ist es jedoch sinnvoll, die Emulsion mit einem Gelbildner zu stabilisieren. Olivem® 1000 erzeugt flüssig-kristalline Strukturen, die sehr viel Wasser binden und dieses nach und nach in der Hornschicht freisetzen. Dadurch wird eine lang anhaltende Feuchtigkeitsbindung erreicht. Dennoch sollten Sie auf die üblichen Hydratisierer nicht

Olivenöl

verzichten. Olivem® 1000 ist für leichte Cremes und Lotionen für den Fettphasenbereich von 10 bis 25 Prozent geeignet. Olivem® 1000 ist ein ausgezeichneter Stand-alone-Emulgator, der einfach zu verarbeiten ist, sodass auch Anfänger sehr gut zurechtkommen. Die Emulsionen zeigen ein ausgezeichnetes Auftragverhalten und ziehen ohne zu fetten schnell ein. Auch bei hohem Wassergehalt oder hoher Dosierung des Emulgators zeigt sich kein Weißeleffekt. Olivem® 1000 Crystal Skin™ ist ein Markenname von B&T Company Srl., Italien.

Schmelzbereich: 70–75 °C
Verarbeitung: mit der Fettphase schmelzen, Fett- und Wasserphase auf 75–80 °C erhitzen, bevorzugt mit One-Pot-Methode emulgieren, langsam abkühlen
Verwendung: Emulgator; Cremes 20–25 % Fettphase, Lotion 10–20 % Fettphase bei fetter, unreiner Haut, normaler, empfindlicher Haut und Mischhaut
Naturkosmetik: ja
Dosierung: Creme 20 % der Fettphase, Lotion 16 % der Fettphase

Olivenöl
Olea europaea

Der Olivenbaum gehört zur Familie der Ölbaumgewächse. Schon 3000 v. Chr. wurde er als Kulturpflanze angebaut. Die heutigen Anbaugebiete liegen zwischen dem 30. und 45. Breitengrad.

Charakteristisch für den Olivenbaum sind der knorrige, zerfurchte Stamm und die ausladende, silbrig schimmernde Blattkrone. Der Baum wächst nur sehr langsam und bringt erst nach etwa zehn Jahren seine ersten Früchte hervor. Weitere 20 Jahre dauert es, bis die Ernte voll ergiebig ist. Die Früchte zählen zu den Steinfrüchten mit sehr ölreichem Fruchtfleisch. Zur Ölgewinnung werden die Früchte mechanisch kalt gepresst. Die beste Ölqualität erhält man, wenn die Presstemperaturen 20 bis 25 °C nicht übersteigen, nur ein mäßiger Druck ausgeübt wird und das Öl anschließend nur gewaschen, dekantiert, zentrifugiert und filtriert wurde. Diese Qualität wird als »Natives Olivenöl extra« bezeichnet. Olivenöl ist gelb bis grünlich-gelb, es duftet und schmeckt typisch olivenfruchtig, schwer und fettig. Olivenöl dringt nur langsam in die Haut ein und hinterlässt einen leichten Fettfilm. Es wirkt feuchtigkeitsbindend und hauterweichend. Cremes mit Olivenöl wirken trotz geringen Fettgehalts sehr reichhaltig. Olivenöl wird gerne und häufig für Naturseifen verwendet. Reine Olivenölseifen fühlen sich jedoch ein wenig glitschig an und schäumen erst nach sehr langer Lagerung (mind. sechs bis acht Monate). Wer nicht so lange warten will, kombiniert Olivenöl mit etwas Kokos- oder Palmkernöl. Olivenöl zählt trotz des hohen Gehalts an Ölsäure zu den »festen« Fetten, denn es erzeugt feste Seifenstücke. Olivenöl ist nicht hitzeempfindlich und bis zu einem Jahr haltbar.

Zusammensetzung: 16 % Palmitinsäure, 12 % Linolsäure, 2 % Palmitoleinsäure, 67 % Ölsäure, 1 % Stearinsäure, Vitamin E (vor allem Alpha-Tocopherol), Squalen
Jodzahl: 84 | **VZ KOH:** 190 | **VZ NaOH:** 0,1354

Olivenöl

Fetteigenschaft: nicht trocknend | **Haptik:** mittel
Verarbeitung: mit der Fettphase erhitzen
Verwendung: Basisöl; Creme, Lotion für trockene, reife, rissige Haut, in Nagelpflege, Haarpflege, Seife
Naturkosmetik: ja
Dosierung: 30–50 % in der Ölmischung, Seife 50–100 %

Optiphen® BSB-N → Siehe A-Kons

Palmkernöl
Elaeis guineensis

Die Ölpalme stammt ursprünglich aus Afrika und Angola. Sie kann bis zu 30 Meter hoch werden. Ihr Stamm erreicht einen Durchmesser von bis zu 50 Zentimeter. An der Krone befinden sich ca. 40 bis zu 7,5 Meter lange Blätter. Die männlichen und weiblichen Blüten entwickeln sich in periodischem Wechsel. Die Fruchtstände erreichen ein Gewicht von bis zu 25 Kilogramm und bestehen aus 1000 bis 4000 Früchten. Diese sind etwa 5 Zentimeter lang, haben einen Durchmesser von ca. 2,5 Zentimeter und sind bis zu 30 Gramm schwer. Die Samen der Ölpalme sind Nüsse mit mehreren Kernen, aus denen das Palmkernöl gepresst wird. Es ist ein weißes, festes Fett. Palmkernöl wird in der Lebensmittelindustrie häufig zur Herstellung von Margarine, Kakaoglasuren und Eiskonfekt verwendet. Seine Bedeutung in kosmetischen Produkten ist gering. In der Seifensiederei jedoch ist es ein unverzichtbares Fett, das weiße, feste, sehr gut schäumende Seifenstücke erzeugt. Aufgrund des relativ hohen Gehalts an ungesättigten Fettsäuren ist es milder und pflegender als Kokosöl.

Zusammensetzung: 2 % Caprylsäure, 3 % Caprinsäure, 47 % Laurinsäure, 16 % Myristinsäure, 9 % Palmitinsäure, 2 % Stearinsäure, 16 % Ölsäure, 3 % Linolsäure
Jodzahl: 16 | **VZ KOH:** 251 | **VZ NaOH:** 0,1789
Fetteigenschaft: nicht trocknend | **Haptik:** schwer
Verarbeitung: mit anderen Ölen und Fetten schmelzen

Verwendung: Basisöl; Naturseife
Naturkosmetik: ja
Dosierung: Seife bis 50 %

Palmöl
Elaeis guineensis

Palmöl wird aus der gleichen Frucht gewonnen wie Palmkernöl (siehe dort), jedoch nicht aus den Kernen, sondern aus dem Fruchtfleisch. Das Fruchtöl ist für die Industrie ein wichtiger Rohstoff. Palmöl wird häufig als Quelle natürlicher Palmitinsäure zur Herstellung von Emulgatoren und Tensiden genutzt. Die meisten in der Naturkosmetik verwendeten Emulgatoren werden aus Palmöl oder Palmkernöl hergestellt. Zur Herstellung von Cremes und Lotionen wird es jedoch nur sehr selten genutzt. In der Seifensiederei jedoch findet es häufig Verwendung. Unraffiniertes Palmöl ist kräftig orangefarben und duftet sehr intensiv. Der Geruch ist auch in der fertigen Seife noch deutlich wahrnehmbar. Es verleiht der Seife, je nach verwendeter Menge, einen schönen Farbton. Das raffinierte Palmöl ist leicht gräulich, geruchsneutral und von schmalzartiger Konsistenz. Raffiniertes Palmöl erzeugt weiße Seifenstücke, die schön fest werden, mild sind, gut pflegen und ausgezeichnet reinigen. Das Schaumvolumen ist jedoch nicht sehr ausgeprägt.

Zusammensetzung: 1 % Myristinsäure, 45 % Palmitinsäure, 5 % Stearinsäure, 38 % Ölsäure, 9 % Linolsäure, 0,3 % Alpha-Linolensäure, 0,5 % Arachinsäure
Jodzahl: 52 | **VZ KOH:** 198,5 | **VZ NaOH:** 0,1415
Fetteigenschaft: nicht trocknend | **Haptik:** schwer
Verarbeitung: mit den anderen Ölen und Fetten schmelzen
Verwendung: Basisöl; Naturseife
Naturkosmetik: ja
Dosierung: Seife bis 50 %

Paraben K

Benzyl Alcohol, Methylparaben, Propylparaben

Parabene sind die bekanntesten synthetisch hergestellten Konservierungsstoffe. Es sind Ester der para-Hydroxybenzoesäure (PHB-Ester). Sie verfügen über eine gute antimikrobielle und fungizide Wirkung und werden daher häufig in Medikamenten, Lebensmitteln und Kosmetika als Konservierungsmittel eingesetzt. Es gibt eine Reihe verschiedener Parabene, die meist in unterschiedlicher Kombination zum Einsatz kommen. Durch Mischungen verschiedener PHB-Ester erzielt man ein breites Wirksamkeitsspektrum mit Synergieeffekt. Parabene werden seit Jahren kontrovers diskutiert. Sie stehen im Verdacht, Krebs zu erregen, und sind häufig Auslöser von Allergien. Paraben K ist eine Mischung aus Methylparaben und Propylparaben, die in Benzylalkohol gelöst sind. Diese Mischung deckt ein breites Wirkungsspektrum ab. Methyl- und Propylparaben

Pentavitin®

sind sehr gut wirksam gegen Hefen und Pilze, weniger gegen Bakterien. Benzylalkohol ist wirksam gegen Bakterien. Benzylalkohol ist ein synthetisch hergestellter Aromastoff, der in der Natur z. B. in Ylang-Ylang, Jasmin und Tuberose zu finden ist. Generell sind PHB-Ester schwer wasserlöslich. In Emulsionen wandern sie deshalb leicht in die Fettphase, in der sie sich besser lösen. Sie werden dadurch inaktiv. Die Lösung in Benzylalkohol bewirkt eine bessere Wasserlöslichkeit. Die beste Wirksamkeit zeigt Paraben K bei einem pH-Wert von 5 bis 6. Je alkalischer die kosmetische Formulierung ist, desto unwirksamer wird der Konservierungsstoff. Bei einem pH-Wert von 8 ist keine konservierende Wirkung mehr vorhanden. Die Haltbarkeit liegt bei unten genannter Dosierung bei drei bis sechs Monaten.

Verarbeitung: während der Abkühlphase zugeben
Verwendung: Konservierungsstoff; einsetzbar in allen kosmetischen Formulierungen bis pH 6
Naturkosmetik: nein
Dosierung: 0,5–1 %

Pentavitin®
Saccharide Isomerate

Pentavitin® ist eine klare, leicht gelbliche, viskose Flüssigkeit mit dezent süßlichem Geruch. Es wird zu 100 Prozent aus pflanzlichen Rohstoffen gewonnen. Pentavitin® ist Ecocert-zertifiziert und somit uneingeschränkt für Naturkosmetik zugelassen. Es besteht zu ca. 50 Prozent aus Saccharide Isomerate, ca. 25 bis 50 Prozent Wasser, 0,1 bis 1 Prozent Zitronensäure und 0,1 bis 1 Prozent Natriumcitrat. Pentavitin® enthält keine Konservierungsstoffe. Saccharide Isomerate wird aus Glucose und Fructose durch Isomeration gewonnen. Darunter versteht man eine thermische oder katalytische Umwandlung der Moleküle in eine andere chemische Verbindung. Pentavitin® ist wasserlöslich und von pH 3 bis 6 stabil. Es ist zwar nicht wärmeempfindlich, sollte aber nicht über 80 °C erhitzt werden. Am einfachsten stellt man einen Wirkstoff-Premix her, den man während der Abkühlphase in die Emulsion einrührt. (Wirkstoff-Premix: Lösung aller wasserlöslichen Wirkstoffe in einer kleinen Menge der Wasserphase.) Da Pentavitin® nicht konserviert ist, sollte es immer gut verschlossen bei 15 bis max. 25 °C gelagert werden. Angebrochene Flaschen müssen rasch aufgebraucht werden, um eine Verkeimung zu verhindern. Die Wirkung von Pentavitin® beruht auf seiner Affinität zur Haut. Es kann mit dem Keratin eine natürliche Bindung eingehen. Da das natürliche Feuchthaltesystem der Hornschicht ebenfalls Saccharide enthält, sind diese Stoffe der Haut bekannt und sie kann sie schnell aufnehmen. Pentavitin® erzeugt eine sofortige Hydratation der Hornschicht mit Depotwirkung, die lt. Hersteller bis zu 72 Stunden anhält. Darüber hinaus reduziert Pentavitin® Hautreizungen, die z. B. durch Tenside hervorgerufen werden. Es schützt die Haut vor Feuchtigkeitsverlust und somit vor vorzeitiger Hautalterung durch UV-Strahlung. Pentavitin® ist ein Markenname von DSM Nutritional Products AG, Schweiz.

Verarbeitung: in kaltem oder warmem Wasser lösen und während der Abkühlphase einrühren

Pfirsichkernöl

Verwendung: Wirkstoff; alle wasserhaltigen Pflegeprodukte bei trockener, reifer Haut, empfindlicher Haut, Shampoo, Haarspülung, Haarwasser bei trockener, empfindlicher Kopfhaut und trockenem Haar
Naturkosmetik: ja
Dosierung: Creme 1–5 %, Shampoo 0,2 %, Haarspülung 0,5 %

Pfirsichkernöl
Prunus persica

Der Pfirsichbaum stammt ursprünglich aus China und gehört zur Pflanzenfamilie der Rosengewächse. Der Baum kann in Kulturen bis zu vier Meter hoch werden. Die hellbraunen, eiförmigen Steinkerne enthalten je einen etwa einen Zentimeter langen Samen. Diese enthalten ca. 30 bis 45 Prozent fettes Öl. Kalt gepresstes Pfirsichkernöl ist dünnflüssig, hellgelb und duftet zart nach Mandeln. Meist wird jedoch raffiniertes Pfirsichkernöl angeboten. Dieses ist klar, blass-gelb und nahezu geruchsneutral. Pfirsichkernöl ist dem Mandel- und Aprikosenkernöl ähnlich. Es ist ein mildes Öl, das auch von empfindlicher Haut vertragen wird. Es zieht nicht so schnell in die Haut ein und hat gute Gleiteigenschaften, daher ist es als Massageöl geeignet. Emulsionen mit Pfirsichkernöl lassen sich gut verteilen und liegen nicht schwer auf.

Zusammensetzung: 5 % Palmitinsäure, 2 % Stearinsäure, 64 % Ölsäure, 25 % Linolsäure, Vitamin E, bis 1 % Unverseifbares
Jodzahl: 102 | **VZ KOH:** 191 | **VZ NaOH:** 0,1362
Fetteigenschaft: halb trocknend | **Haptik:** mittel
Verarbeitung: mit der Fettphase erhitzen
Verwendung: Basisöl; Creme, Lotion für jede Haut, Seife
Naturkosmetik: ja
Dosierung: 30–50 % in der Ölmischung, Seife bis 30 %

Pflaumenkernöl
Prunus domestica

Der Pflaumenbaum gehört, wie der Mandel-, Aprikosen- und Pfirsichbaum, zur Familie der Rosengewächse. Pflaumenbäume findet man überall in Deutschland. Es gibt sieben Unterarten, darunter auch die Zwetschge und die Mirabelle. Der oft sparrig wachsende Baum kann eine Höhe von ca. sechs Metern erreichen. Farbe, Form und Größe der Früchte sind sortenabhängig. Die Früchte enthalten jeweils einen etwa 13 Millimeter langen, harten Steinkern mit je einem Samenkern. Aus diesen Samenkernen wird durch Kaltpressung ein klares, gelbliches, nach Pflaumen und Marzipan duftendes Öl gepresst. Es ist dem Aprikosenkern- und Mandelöl sehr ähnlich und kann gut durch diese ersetzt werden, wenn man den Duft nicht mag. Im Hautgefühl ist es dem Mandelöl näher, da es etwas reichhaltiger wirkt. Es ist mild, zieht

Pirocton Olamin

schnell ein und fettet gut nach. Emulsionen mit Pflaumenkernöl werden cremig-soft und duften sehr lecker. Meist sind keine weiteren Duftstoffe nötig, denn der Geruch ist auch in der fertigen Creme gut wahrnehmbar.

Zusammensetzung: 60 % Ölsäure, 20 % Linolsäure, 10 % Palmitinsäure, 5 % Stearinsäure, bis zu 1 % Unverseifbares
Jodzahl: 106 | **VZ KOH:** 193 | **VZ NaOH:** 0,1375
Fetteigenschaft: halb trocknend | **Haptik:** mittel
Verarbeitung: mit der Fettphase erhitzen
Verwendung: Basisöl; universelles Kosmetiköl für jede Haut
Naturkosmetik: ja
Dosierung: 10–30 % in der Ölmischung

Pirocton Olamin
Piroctone Olamine

Pirocton Olamin kommt als feines, kristallines Pulver in den Handel. Es handelt sich um eine anionische Substanz, die in vielen konventionellen Shampoos als Anti-Schuppen-Wirkstoff zu finden ist. Pirocton Olamin ist von pH 3 bis 9 chemisch stabil, jedoch können sich im sauren pH-Bereich freie Fettsäuren bilden. Das Pulver löst sich in reinem Weingeist sehr gut. Die Löslichkeit in wässrigen Formulierungen ist bei pH 7 bis leicht basisch besser als im sauren Bereich. Pirocton Olamin ist gegen die meisten grampositiven und gram-negativen Bakterien und gegen Pilze wirksam. Es ist ein äußerst wirksamer Stoff gegen Kopfschuppen. Seine antimikrobielle Wirksamkeit prädestiniert ihn auch zum Einsatz in Formulierungen gegen Akne und in Deodorantien. Die optimale Wirksamkeit entfaltet der Stoff im pH-Bereich 6,5 bis 7. Pirocton-Olamin-haltige Produkte sollten möglichst in lichtundurchlässigen Behältnissen aufbewahrt werden, denn der Stoff büßt unter UV-Licht einen erheblichen Teil seiner Wirksamkeit ein. Markenname: Octopirox® (Clariant GmbH)

Verarbeitung: in Weingeist lösen, dann ins fertige Produkt einrühren
Verwendung: Wirkstoff; Shampoo und Haarwasser bei Schuppen, Produkte gegen Akne, Deodorant
Naturkosmetik: nein
Dosierung: Shampoo 0,3–1 %, Haarwasser 0,05–0,1 %, Conditioner, Deodorant und Akneprodukte 0,1–0,3 %

Plantacare® *818 UP* → Siehe Cocos Glucosid

Plantacare® *2000 UP* → Siehe Collagentensid P

Plantapon® SF

Plantacare® 2000N UP → Siehe Collagentensid P

Plantapon® SF
*Sodium Cocoamphoacetate (and) Glycerin (and)
Lauryl Glucoside (and) Sodium Cocoyl Glutamate (and)
Sodium Lauryl Glucose Carboxylate*

Plantapon® SF ist ein gelbliches, klares, leicht viskoses Gemisch aus verschiedenen Tensiden, die alle aus natürlichen Rohstoffen hergestellt werden. Der pH-Wert liegt zwischen 6,5 und 7,5 und der Gehalt an waschaktiven Substanzen beträgt 30 Prozent. Die Tensidmischung setzt sich aus ca. 15 Prozent eines amphoteren Tensids (Sodium Cocoamphoacetate), ca. 8 Prozent eines nichtionischen Tensids (Lauryl Glucoside) und aus ca. 7 Prozent anionischen Tensiden (Sodium Cocoyl Glutamate und Sodium Lauryl Glucose Carboxylate) zusammen. Ergänzt wird die Mischung mit ca. 10 Prozent Glycerin und ca. 60 Prozent Wasser. Plantapon® SF kann als Grundlage für alle Reinigungsprodukte auf Tensidbasis verwendet werden. Weitere Co-Tenside sind nicht zwingend nötig. Sinnvoll ist es jedoch, Dusch- und Waschgele mit einer geringen Menge (1 bis 5 Prozent) rückfettender Stoffe zu ergänzen. Hier bietet sich Lamesoft® PO 65 (Haarsoft HT) an, denn es hat, zusammen mit ca. 0,5 bis 1 Prozent Salz, eine leicht verdickende Wirkung auf die Gesamtmischung. Die Produkte erhalten in dieser Kombination eine ganz leicht gelige Konsistenz. Es ist jedoch auch möglich, die Wasserphase mit einem Gelbildner (z. B. Xanthan transparent) leicht anzudicken, um der Formulierung mehr Körper zu verleihen. Je nach Gesamtkonzept der Rezeptur sind mit Plantapon® SF völlig transparente Formulierungen möglich. Sie schäumen ausgezeichnet, reinigen gut und trocknen dabei die Haut nicht aus. Für trockene Haut und trockene Haare ist Plantapon® SF eine ausgezeichnete Tensidgrundlage, die einfach zu verarbeiten ist und ein angenehm glattes, weiches Hautgefühl hinterlässt. Der hohe Glyceringehalt schützt Haut und Haar vor übermäßigem Feuchtigkeitsverlust. Die Nasskämmbarkeit der Haare wird signifikant verbessert und die statische Aufladung reduziert. Aufgrund der Zusammensetzung ist Plantapon® SF jedoch nicht für jeden Haut- und Haartyp geeignet. Der hohe Anteil des amphoteren Tensids sowie der hohe Glyceringehalt wirken sich nachteilig auf schnell fettende und feine Haare sowie auf fette Haut aus. Die hohe Affinität amphoterer Substanzen zu Keratin bewirkt eine deutliche Filmbildung auf Haut und Haar, was dazu führt, dass die Haare schwer und strähnig werden. Die Frisur fällt schnell in sich zusammen. Plantapon® SF ist ein Markenname von Cognis.

WAS: 30 %
Verarbeitung: Mit rückfettenden Substanzen sanft verrühren, wasserlösliche Wirkstoffe im Wasser lösen, dann Wasser unter sanftem Rühren zugießen. Bei Verwendung eines Gelbildners wird zuerst ein Gel hergestellt und die Tensidmischung anschließend ins Gel eingerührt.
Verwendung: Tensid; Duschgel, Shampoo, Gesichtsreinigung, Badeschaum bei trockener, empfindlicher Haut

PNC 400

Naturkosmetik: ja

Dosierung: 20–50 % der Gesamtmenge, dies entspricht einer WAS von 6–15 % im fertigen Produkt

PNC 400
Sodium Carbomer

Der synthetische Gelbildner ist ein Polymer auf der Basis von Acrylsäure und Natriumsalz. PNC 400 bildet wasserklare Gele, die rückstandsfrei trocknen. Dies macht ihn zu einem perfekten Gelbildner für Haarstylingprodukte. Das feine weiße Pulver besitzt eine gute Rieselfähigkeit und es staubt kaum. Gele auf PNC 400 Basis sind über einen breiten pH-Bereich stabil und vertragen bis zu 40 % Alkohol. Hohe Scherkräfte beschädigen die Gelstruktur, dies führt zu Viskositätsverlust. Das heißt, das Ergebnis wird flüssig. Verwenden Sie zum Rühren immer einen Spatel oder einen Milchaufschäumer. Kommt das Pulver mit Weingeist in Berührung, verklumpt es sofort. Daher darf PNC 400 nicht in Alkohol vordispergiert werden. Zur Herstellung eines Gels wird das Pulver langsam unter Rühren ins Wasser gestreut. Zur Verwendung als Viskositätsregler in Emulsionen wird empfohlen, PNC 400 in der Ölphase zu dispergieren (Typ O/W) bzw., während Öl- und Wasserphase gemischt werden, PNC unter gutem Rühren einzustreuen (Typ W/O).

Teil 2: Kosmetikrohstoffe von A–Z

Verarbeitung: unter Rühren ins Wasser einstreuen
Verwendung: Gelbildner; wässriges, klares Gel, Haargel, als Viskositätsregler in Emulsionen
Naturkosmetik: nein
Dosierung: 0,2–0,5 %

Preservative K → Siehe B-Kons

Promelanin

Butylenglycol, Acetyl Tyrosine, Hydrolyzed Verg. Proteine Adenosin, Triphosphate

Melanin ist ein Pigment, das für die Färbung von Haut, Haaren und Augen verantwortlich ist. Es wird in den Haarfollikeln und in den Pigmentzellen, den sogenannten Melanocyten, der Haut sowie der Augennetzhaut gebildet. Man unterscheidet zwei Arten von Melaninen. Das braun-schwarze Eumelanin und das gelb-rötliche Phäomelanin. Der Hauttyp eines Menschen wird durch das Mischungsverhältnis dieser beiden Melanine bestimmt. Die Melaninproduktion der Haut wird durch Sonneneinstrahlung verstärkt. Die Hautoberfläche wird dadurch gebräunt. Das Melanin schützt die Haut vor der ultravioletten Strahlung und unterbindet die Schädigung der Haut. Dunkelhäutige Menschen bekommen seltener einen Sonnenbrand als hellhäutige. Promelanin, eine bräunliche Flüssigkeit, die aus Butylenglycol, natürlichen Aminosäuren (Tyrosin) und Enzymen aus pflanzlichen Proteinen hergestellt wird, wird als Bräunungsbeschleuniger in Sonnenschutzprodukten eingesetzt. Es regt die Melanozyten zur vermehrten Produktion an, wodurch die Haut schneller bräunt.

Verarbeitung: während der Abkühlphase zugeben
Verwendung: Wirkstoff; in Sonnenschutzkosmetik
Naturkosmetik: nein
Dosierung: 5 %

Propylenglycol 1,2
Propylene Glycol

Propylenglycol 1,2 ist auch als 1,2-Propandiol bekannt und gehört zu den mehrwertigen Alkoholen. Er wird synthetisch durch Hydrolyse von Propylenoxid hergestellt. Propylenglycol 1,2 ist mit Wasser und Alkoholen in jedem Verhältnis mischbar, jedoch nicht mit fetten Ölen. Die klare, ölige Flüssigkeit dient in vielen Bereichen der Lebensmittel- und Kosmetikindustrie sowie in der technischen Industrie als Lösemittel mit antimikrobieller Wirkung. Das Irritationspotenzial auf der Haut ist stark von der Dosierung abhängig. Ein Zusatz von 10 bis 15 Prozent wird allgemein als verträglich eingestuft. Propylenglycol 1,2 ist dem Glycerin ähnlich und kann stattdessen eingesetzt werden. Es hat ähnliche hydratisierende Wirkung, ist jedoch weniger klebrig. In geringer Dosierung wirkt es feuchtigkeitsspendend, in hoher Dosierung (über 20 Prozent) austrocknend und konservierend. Propylenglycol 1,2 kann auch als Lösemittel zur Herstellung von Kräuterextrakten verwendet werden. Ein geringer Zusatz Propylenglycol 1,2 in einer Emulsion beeinflusst das Auftrag- und Einziehverhalten positiv. Es fördert die Aufnahmefähigkeit von Wirkstoffen in die Haut.

Verarbeitung: in der Wasserphase lösen
Verwendung: Wirkstoff; Hydratisierer in Creme, Lotion, Duschgel, Shampoo, Lösemittel für PHP-Ester, Auszugsmittel für Kräuterextrakte, Konservierungsmittel für wässrige Lösungen
Naturkosmetik: nein
Dosierung: 1–10 %

ProVit F
Polysorbate-20, Linoleic Acid, Linolenic Acid

ProVit F ist ein Synonym für eine Wirkstoffkombination aus einem Emulgator und einem Gemisch aus isolierten Linol- und Linolensäuren aus Pflanzenölen. ProVit F steht für die landläufige Bezeichnung »Provitamin F«. Vitamin F ist jedoch kein Vitamin im üblichen Sinne. Es sind damit mehrfach ungesättigte Fettsäuren gemeint. Ein Mangel an ungesättigten Fettsäuren kann zu trockenen Haaren, Verhornungsstörungen der Haut, Hauttrockenheit bis hin zu schuppigen Hautausschlägen führen. Polysorbat-20, auch als Twen-20 bekannt, ist ein nichtionischer, hydrophiler O/W-Emulgator. Er wird

ProVit F

häufig als Emulgator eingesetzt, wenn öllösliche Wirk- oder Duftstoffe in wässrigen Systemen eingearbeitet werden sollen. Polysorbat-20 erhöht die Wasserlöslichkeit der Fettsäuren in diesem Produkt, sodass sie in Gesichts-, Körper- und Haarwasser eingesetzt werden können. Die Verwendung eines anderen Emulgators wird dadurch überflüssig. ProVit F kann natürlich auch in Emulsionen eingesetzt werden, was meiner Meinung nach aber überflüssig ist, denn hier erhält man ausreichend natürliche Linol- und Linolensäuren durch die geschickte Auswahl der Pflanzenöle.

Verarbeitung: während der Abkühlphase tropfenweise einrühren
Verwendung: Wirkstoff; Creme, Lotion bei trockener, rauer, rissiger, schuppiger und empfindlicher Haut, Shampoo bei trockenen, stumpfen Haaren, bei brüchigen Fingernägeln
Naturkosmetik: nein
Dosierung: 1–3 %

Rapsöl
Brassica napus L.

Der Raps gilt als die wichtigste Ölpflanze der klimatisch gemäßigten Zonen der Erde. Rapsöl ist heute eines der weltweit am meisten produzierten Pflanzenöle. Die bis zu 140 Zentimeter hohe Pflanze mit ihren leuchtend goldgelben Blüten produziert fünf bis zehn Zentimeter lange Schoten. Aus den reifen Samen wird ein honiggelbes, etwas dickflüssiges Öl gewonnen. Es duftet nussig, leicht fruchtig-krautig. Jahrhundertelang spielte Rapsöl in der Ernährung keine Rolle, denn der hohe Erucasäuregehalt des Öls verursachte gesundheitliche Probleme, weshalb es gemieden wurde. Erst durch Züchtungen wurde Rapsöl essbar. Brassica napus L. ist eine Erucasäure-arme Züchtung, die seit 1973 in Deutschland zugelassen ist. Rapsöl findet vielseitige Verwendung als Schmier- und Rostschutzmittel in der Technik, als Rohstoff in der Industrie, in der Pharmazie und Medizin zur Herstellung von Salben, in der Kosmetik für Seifen und Cremes. Auch in der Küche als Brat- oder Salatöl wird es gerne verwendet. Es zieht nur langsam ein, hinterlässt ein weiches Hautgefühl und einen schützenden zarten Fettfilm. Rapsöl ist ein preiswertes, gut haltbares Basisöl für Naturseifen. Es erzeugt gut pflegende, helle Seifenstücke. Rapsöl trägt allerdings nicht zum Schaumvolumen bei, kombinieren Sie es mit Kokos-, Palmkern- oder Babassuöl.

Zusammensetzung: 5 % Palmitinsäure, 19 % Linolsäure, 59 % Ölsäure, 9 % Alpha-Linolensäure, 1 % Stearinsäure, 55 mg/100 ml Vitamin E, Carotinsäure, Vitamin K, Provitamin A

Reinlecithin

Jodzahl: 107 | **VZ KOH:** 175 | **VZ NaOH:** 0,1248
Fetteigenschaft: halb trocknend | **Haptik:** mittel
Verwendung: Basisöl; trockene Haut, reife Haut, schuppige, rissige Haut, Naturseife
Naturkosmetik: ja
Dosierung: 50–60 % in der Ölmischung, bis 40 % in Seife

Reinlecithin
Lecithin

Reinlecithin Pulver ist der isolierte, aktive Teil der ölhaltigen Sojalecithine. Es besteht aus 20 bis 22 Prozent Cholinphospholipid, 21 bis 23 Prozent Etanolamin-Phospholipid, 18 bis 20 Prozent Inosit-Phospholipid und anderen Begleitstoffen. Es ist nahezu ölfrei und enthält keine freien Fettsäuren. Das Pulver ist hellgelb, duftet dezent nussig und verklumpt leicht. Die *Hobbythek* hat es seinerzeit als Backzutat vorgestellt. Eigene Versuche ergaben, dass Reinlecithin-Pulver auch als Emulgator für Cremes und Lotionen eingesetzt werden kann. Das Pulver kann sowohl in der heißen Wasser- als auch in der heißen Fettphase gelöst werden. Es sollte jedoch nicht höher als 70 °C erhitzt werden, da es sich sonst braun färbt. Reinlecithin-Pulver erzeugt meist Misch- oder W/O Emulsionen, die sehr gut einziehen. Die Cremes sind zunächst relativ weich bis flüssig und erreichen erst nach ein paar Tagen ihre cremige Konsistenz. Der optimale pH-Wert der Emulsion sollte zwischen 5,0 und 6,0 liegen. Ein niedriger pH-Wert begünstigt die Instabilität der Emulsion. Reinlecithin ist ein natürlicher Emulgator, der meist gut vertragen wird.

Verarbeitung: 1. Pulver in die heiße Wasserphase geben, gut verquirlen und quellen lassen, dann heiße Ölphase zugeben und emulgieren. 2. Pulver in die heiße Ölphase geben, schmelzen und umrühren, heiße Wasserphase zugießen, emulgieren.
Verwendung: Emulgator; leichte Emulsionen für alle Hauttypen, als Co-Emulgator, für Badebomben, Dusch- und Haarwaschmittel bei trockener Haut
Naturkosmetik: ja
Dosierung: Creme und Lotion 3–5 %, Duschgel und Shampoo 1–2 %, Badezusatz 5–10 %

Reiskeimöl
Oryza sativa

Die Reispflanze gehört zur Familie der Süßgräser. Sie ist eine der ältesten Kulturpflanzen der Welt. Über 90 Prozent der Welt-Reisernte stammt heute aus Asien. Anbaugebiete in Europa findet man in Italien in der Po-Ebene, in Spanien und Portugal. Reiskeimöl wird aus den Keimlingen bzw. aus den Randschichten des Reiskorns meist durch Extraktion mit Hexan gewonnen. Die in der Reiskleie enthaltenen Enzyme verursachen eine schnelle Oxidation der Fettsäuren. Deshalb wird Reiskeimöl in der Regel

Reiskeimöl

so schnell wie möglich raffiniert, um die Enzyme zu deaktivieren. Das Öl ist goldgelb bis leicht bräunlich, dünnflüssig mit einer leichten Note nach gekochtem Reis. Es hat einen hohen Gehalt an Gamma-Oryzanol. Dies ist eine Verbindung von Ferulasäure mit Phytosterinen. Die Ferulasäure kommt häufig in den Randschichten von Pflanzen vor und dient dort als Antioxidans. Dies macht man sich auch in kosmetischen Sonnenschutzpräparaten zunutze, denn dem Gamma-Oryzanol wird eine natürliche Sonnenschutzfunktion zugeschrieben und es schützt vor freien Radikalen. Reiskeimöl zieht gut ein, es fühlt sich leicht an und klebt nicht. Es hinterlässt ein zartes, weiches Hautgefühl. Reiskeimöl ist ein leichtes Basisöl mit ausgewogenem Fettsäurespektrum. In der Seifensiederei ist Reiskeimöl ein ausgezeichnetes Basisöl mit ganz besonderen Eigenschaften. Es erzeugt helle Seifenstücke mit besten Pflegeeigenschaften. Seifen mit Reiskeimöl hinterlassen einen zarten Film auf der Haut und bewahren sie vor dem Austrocknen. Das Schaumvolumen ist zwar nicht üppig, dafür aber sehr zart und cremig.

Zusammensetzung: 15 % Palmitinsäure, 35 % Linolsäure, 45 % Ölsäure, 3 % Stearinsäure, bis zu 5 % Unverseifbares, darunter Squalen, Lecithin, Phytosterine, Gamma-Oryzanol und Tocopherole
Jodzahl: 98 | **VZ KOH:** 187 | **VZ NaOH:** 0,1333
Fetteigenschaft: nicht trocknend | **Haptik:** mittel
Verwendung: Basisöl; Creme, Lotion für jede Haut, Sonnenschutzmilch, Naturseife
Naturkosmetik: ja
Dosierung: 50–60 % in der Ölmischung, bis 45 % in Seife

Reiswachs
Oryza sativa wax

Das noch relativ unbekannte Reiswachs ist ein Nebenprodukt der Reisölgewinnung. Es kommt als hellgelbes Granulat oder als Pellets in den Handel. Reiswachs besteht vorwiegend aus Wachsester (ca. 43 Prozent Lignocarinsäure, 16 Prozent Behensäure) und Wachsalkoholen (C36 und C22). Daneben geringe Mengen Phospholipide, Phytosterine und Squalen. Der Schmelzpunkt liegt zwischen 78 °C und 82 °C. Reiswachs wird in einer Vielzahl von kosmetischen Produkten als viskositätserhöhende und stabilisierende Komponente eingesetzt. Es verbessert die Streichfähigkeit von Emulsionen, stabilisiert Lippenpflegestifte und Lippenstifte. Im Vergleich zu Bienenwachs wirkt Reiswachs leichter, weniger abdichtend und nicht klebrig. Granuliertes Reiswachs kann als sanftes Peeling in einem Ölgel verwendet werden. In diesem Fall wird es nicht mit den Ölen geschmolzen, sondern während der Abkühlphase zugegeben.

Jodzahl: 20 | **VZ KOH:** 97,5 | **VZ NaOH:** 0,0695
Schmelzbereich: 78–82 °C
Verarbeitung: mit der Fettphase schmelzen
Verwendung: Konsistenzgeber; Lippenpflege, Körperbutter, dekorative Kosmetik, Peelingprodukte auf Ölbasis
Naturkosmetik: ja
Dosierung: 1–5 %

Rewoderm® LI S 80
PEG-200 Hydrogenated Glyceryl Palmitate, PEG-7 Glyceryl Cocoate

Rewoderm® LI S 80 ist ein PEG-basierendes, nichtionisches Tensid, das aus Palmkern- und Kokosfettsäuren hergestellt wird. Die Substanz ist leicht opak, sirupartig und klebrig. Rewoderm® LI S 80 wird hauptsächlich als Viskositätsregler in tensidhaltigen Formulierungen wie Schaumbad, Duschgel und Shampoo eingesetzt. Rewoderm® LI S 80 ist mit anionischen und amphoteren Tensiden kompatibel. Enthält die Formulierung nichtionische Tenside, wird die verdickende Wirkung von Rewoderm® LI S 80 aufgehoben. Das Produkt bleibt flüssig, egal wie hoch dosiert wird. Rewoderm® LI S 80 ist von pH 5 bis 8 stabil. Es beeinflusst weder den pH-Wert der Formulierung noch deren Schaumvolumen, wenn die Dosierung zwischen 1 und 4 Prozent liegt. Rewoderm® LI S 80 ist einfach zu verarbeiten, benötigt aber zunächst einen leicht sauren pH-Wert der Formulierung. Er kann später, wenn gewünscht, mit Natron wieder erhöht werden. Die verdickende Wirkung setzt mit einigen Minuten Zeitverzögerung ein. Es ist daher ratsam, Rewoderm® LI S 80 portionsweise einzurühren. Rewoderm® LI S 80 ist ein Markenname von Evonik Goldschmidt GmbH.

WAS: 70 % | **Tensidklasse:** nichtionisch
Verarbeitung: portionsweise als letzte Komponente in die Tensidformulierung einrühren
Verwendung: Viskositätsregler; Duschgel, Waschgel, Shampoo
Naturkosmetik: nein
Dosierung: 1–4 %

Teil 2: Kosmetikrohstoffe von A–Z

Rewoteric® AM 2 C NM → Siehe Glycintensid

Ringelblumenöl
Calendula officinalis

Die genaue Herkunft der Ringelblume ist unbekannt, sie wird jedoch im Mittelmeerraum vermutet. Die leuchtend gelborangefarbigen Blumen sind heute in fast ganz Europa verbreitet. Sie wachsen auf Wiesen, Feldern und in Gärten. Die Ringelblume ist eine einjährige, krautige Pflanze, die bis zu 50 Zentimeter hoch werden kann. Die Blätter sind wechselständig am kantigen, kurzflaumigen Stängel angeordnet. Sie sind behaart, ungestielt und von länglich lanzettlicher Form. Die Blüten stehen einzeln und haben einen Durchmesser von bis zu vier Zentimetern. Die äußeren Blütenblätter sind zungenförmig, die inneren sind klein und röhrenförmig. Für kosmetische Zubereitungen werden die Blütenblätter verwendet. Das orangefarbene Ringelblumenöl wird meist mit Oliven- oder Sojaöl hergestellt. Es wird häufig wegen seiner wundheilenden, entzündungshemmenden und durchblutungsfördernden Wirkung vor allem bei empfindlicher Haut sowie in Sonnenschutz- und After-Sun-Pflege eingesetzt.

Verarbeitung: in die geschmolzene Fettphase geben oder während der Abkühlphase einrühren

Verwendung: Wirkstofföl; Creme, Lotion, Massageöl bei rauer, rissiger, trockener, schuppiger, unreiner, empfindlicher und gereizter Haut, zur Babypflege, Sonnenschutzcreme

Naturkosmetik: ja
Dosierung: 3–10 % in der Ölmischung

Rizinusöl
Ricinus communis/Castor Oil

Ricinus communis gehört zur Pflanzenfamilie der Wolfsmilchgewächse. Die ursprüngliche Heimat sind die Tropen, Indien und Afrika. Heute findet man den Wunderbaum, wie er auch genannt wird, in zahlreichen Ländern des Mittelmeergebiets als Kultur- und Zierpflanze. Der Wunderbaum bringt leuchtend rote, stachelige Früchte hervor. Sie enthalten jeweils drei etwa bohnengroße, ovale Samen, aus denen ein klares, farbloses und dickflüssiges Öl gewonnen wird. Die Samen enthalten eine toxisch wirkende Substanz, das Ricin. Ricin ist wasserlöslich und befindet sich daher nicht im Öl. Rizinusöl wird nur in wenigen kosmetischen Produkten eingesetzt. Dies liegt vor allem an seiner Klebrigkeit. Auch kann es, pur über längere Zeit angewendet, die Haut stark austrocknen. Oft findet man Rizinusöl in Lippenpflege und Lipgloss, denn es hinterlässt einen wunderschönen Glanz auf den Lippen. Es sollte immer in Kombination mit anderen, gut pflegenden Stoffen verwendet werden. Dadurch wird zwar die Glanzintensität vermindert, aber eine bessere Pflegewirkung erzielt. Rizinusöl wird häufig in der Seifensiederei als Schaumbooster eingesetzt. Es erzeugt zwar selbst keinen Schaum, unterstützt aber das Schaumvolumen anderer Öle. Rizinusöl erzeugt weiße, sehr weiche Seife mit ausgezeichneten Pflegeeigenschaften.

Zusammensetzung: 2 % Palmitinsäure, 5 % Linolsäure, 82 % Rizinolsäure, 3 % Ölsäure, 1 % Stearinsäure
Jodzahl: 145 | **VZ KOH:** 181 | **VZ NaOH:** 0,1290
Fetteigenschaft: halb trocknend | **Haptik:** schwer
Verwendung: Basisöl; Lippenpflege, Lipgloss, Lippenstifte, Naturseife
Naturkosmetik: ja
Dosierung: 10–30 % in der Ölmischung, Lipgloss bis 70 %, Seife 2–5 %, Shampoo- und Rasierseife 15–25 %

Rokonsal BSB-N → Siehe A-Kons

Sanddornöl
Hippophae rhamnoides

Der Sanddorn ist ein Ölweidengewächs, das vor allem von den Pyrenäen über die Alpen bis Tibet verbreitet ist. Der dornige Strauch kann bis zu 3,5 Meter hoch werden und bringt leuchtend orangefarbige Steinbeeren hervor. Die Beeren liefern unterschiedliche Öle, die sich auch in ihrer Zusammensetzung deutlich voneinander unterscheiden: das Fruchtfleischöl, das Kernöl und das Tresteröl.

Fruchtfleischöl: Es wird aus dem Fruchtfleisch kalt gepresst oder durch CO_2-Extraktion gewonnen. Es ist ein mittel- bis hochviskoses Öl mit fruchtig süß-säuerlichem Geruch. Sanddornfruchtfleischöl fällt durch seinen hohen Gehalt an Carotinoiden und Palmitoleinsäure auf. Es hat ausgezeichnete hautregenerierende Eigenschaften, wirkt entzündungshemmend und regt den Hautstoffwechsel an. Da es stark färbt, wird es nur tropfenweise in kosmetischen Produkten verwendet. Sanddornfruchtfleischöl kann den pH-Wert der Emulsion senken und unter ungünstigen Bedingungen zur Phasentrennung führen.

Zusammensetzung: 32 % Palmitinsäure, 5 % Linolsäure, 34 % Palmitoleinsäure, 25 % Ölsäure, 1 % Alpha-Linolensäure, Carotinoide, Phytosterine
Jodzahl: 70 | **VZ KOH:** 162 | **VZ NaOH:** 0,116
Fetteigenschaft: nicht trocknend | **Haptik:** schwer
Verwendung: Wirkstofföl; Creme und Lotion bei trockener, reifer, (sonnen-)geschädigter und rissiger Haut, in Anti-Aging-Produkten
Naturkosmetik: ja
Dosierung: 0,5–1 %

Kernöl: Es wird aus den Kernen durch Kaltpressung gewonnen. Es ist fast geruchsneutral bis leicht bitter, von gelbroter Farbe und niedriger Viskosität. Das Sanddornkernöl weist einen sehr hohen Gehalt an Alpha-Linolensäure auf. Sanddornkernöl fördert die Zellneubildung, unterstützt die Regeneration der Haut und aktiviert den Stoffwechsel.
Zusammensetzung: 8 % Palmitinsäure, 33 % Linolsäure, 1 % Palmitoleinsäure, 23 % Ölsäure, 32 % Alpha-Linolensäure, 3 % Stearinsäure, Vitamin E
Jodzahl: 165 | **VZ KOH:** 192 | **VZ NaOH:** 0,1368
Fetteigenschaft: halb trocknend | **Haptik:** mittel
Verwendung: Wirkstofföl; Creme und Lotion bei Mischhaut, fetter, unreiner Haut sowie bei trockener, entzündeter und reifer Haut
Naturkosmetik: ja
Dosierung: 5–10 % in der Ölmischung

Tresteröl/Sanddornöl: Hierfür werden die Pressrückstände der ersten Pressung aus Fruchtfleisch, Kernen, Schalen ein weiteres Mal gepresst oder mittels Lösemittel extrahiert. Dieses Öl wird meist mit Fruchtfleisch- und Kernöl vermischt und als Sanddornöl oder Sanddornvollöl in den Handel gebracht. Bei Sanddornöl ist vor allem ein hoher Alpha-Tocopherol-Gehalt erwähnenswert. Dieser kann bei bis zu 58 mg/100 g liegen.
Zusammensetzung: 23 % Palmitinsäure, 15 % Linolsäure, 20 % Palmitoleinsäure, 24 % Ölsäure, 13 % Alpha-Linolensäure, 2 % Stearinsäure, Alpha-Tocopherol
Jodzahl: 150 | **VZ KOH:** nicht bekannt | **VZ NaOH:** nicht bekannt

Sanfttensid

Fetteigenschaft: halb trocknend | **Haptik:** schwer
Verwendung: Wirkstofföl; Creme und Lotion bei trockener reifer und rissiger Haut
Naturkosmetik: ja
Dosierung: 5–10 % in der Ölmischung

Sanfttensid
Sucrose Cocoate

Sanfttensid, auch als »Sanfteen HT« bekannt, ist ein nichtionisches Zuckertensid, das aus Zucker und Fettsäuren von Kokosöl hergestellt wird. Die opake, pastöse Masse riecht intensiv seifig. Sie neigt dazu, bei Temperaturen von über 25 °C flüssig zu werden. Der pH-Wert liegt zwischen 7 und 8. In Tensidmischungen sollte es nicht höher als angegeben dosiert werden, da Sanfttensid bei hoher Dosierung im sauren Bereich nicht stabil ist. Duschgel und Shampoo bleiben flüssig. Als hydrophiler Weichmacher fungiert es nicht als klassisches Tensid, sondern als pflegende Komponente in Reinigungsprodukten. Es unterstützt das Schaumvolumen anderer Tenside und zeigt leicht verdickende Eigenschaften auf die Gesamtmischung. Sanfttensid wird als sehr mildes und reizfreies Co-Tensid eingestuft, das auch bei empfindlicher Haut gut vertragen wird. Aufgrund seiner leicht rückfettenden Wirkung verbessert Sanfttensid die Kämmbarkeit der nassen Haare und reduziert deren statische Aufladung. Es schützt Haut und Haar vor übermäßiger Entfettung und vor Feuchtigkeitsver-

Teil 2: Kosmetikrohstoffe von A–Z

lust. Ein geringer Zusatz Sanfttensid im Duschgel verbessert das Hautgefühl während der Reinigung, macht die Haut weicher und geschmeidiger. Markenname: Tegosoft® LSE 65 K Soft (Evonik Goldschmidt GmbH)

Tensidklasse: nichtionisch
Verarbeitung: in 60 °C heißem Wasser dispergieren, dann andere Tenside untermischen
Verwendung: Co-Tensid, Emollient (Weichmacher); Duschgel, Shampoo, Badeschaum und andere Reinigungsprodukte bei trockener Haut, trockenen und spröden Haaren
Naturkosmetik: ja
Dosierung: 1–5 %

Schafmilchpulver → Siehe Milchpulver

Seidenprotein
Hydrolyzed Silk, Aqua

Die Seidenfasern für flüssiges Seidenprotein werden aus den Kokons des Maulbeerseidenspinners gewonnen. Der Schmetterling wird speziell für diesen Zweck gezüchtet. Die Fasern bestehen aus

Seidenprotein

Fibroin mit einer Hülle aus Sericin, dem Seidenbast. Dies ist ein Protein mit gummiährlichen Eigenschaften. Seidenfibroin gehört zur Gruppe der Beta-Keratine mit einem Molekulargewicht von ca. 365.000 g/Mol. Das Seidenfaserprotein besteht aus zwei Untereinheiten, die aus zwar identischen, jedoch in gegensätzlicher Richtung orientierten Polypeptidketten aufgebaut sind. Polypeptide bestehen aus langen Aminosäurenketten, die sich in ihrer Folge wiederholen. Durch spezielle chemische Wechselwirkungen entsteht ein dreidimensionaler, widerstandsfähiger und flexibler Proteinkomplex. Seidenproteine sind nicht wasserlöslich. Um sie für kosmetische Zwecke nutzbar zu machen, werden die Seidenfasern mittels Hydrolyse (Spaltung einer chemischen Verbindung durch die Reaktion mit Wasser) wasserlöslich gemacht. Es entsteht eine bernsteinfarbene, klare Flüssigkeit. Die wässrige Lösung der Seidenproteine ist stabil bei Temperaturen bis 60 °C und im pH-Bereich von 3 bis 10. Sie ist somit für alle kosmetischen Zubereitungen geeignet. Seidenprotein bildet dünne, übereinander liegende Schichten, die sich am Keratin der Haare anlagern. Dadurch wird das Haar vor Austrocknung geschützt. Bei Lichteinfall reflektieren sie das Licht, wodurch ein seidiger Glanz entsteht. Seidenprotein verleiht den Haaren einen samtigen Griff, ohne sie zu verkleben. Der flexible Film sorgt für einen besseren Halt der Frisur. Wird Seidenprotein in Cremes eingesetzt, schützen seine filmbildenden Eigenschaften die Haut vor Feuchtigkeitsverlust. Das im feuchten Zustand aufgetragene Fibroin zieht sich beim Trocknen zusammen und bewirkt dadurch ein glattes, geschmeidiges Hautgefühl. Als Nebeneffekt werden feine Fältchen gemildert. Seidenprotein in Naturseife bewirkt ein außergewöhnlich gutes Hautgefühl beim Waschen, hinterlässt einen zarten Film auf der Haut und unterstützt die Cremigkeit des Schaumes. (siehe auch Tussahseide)

Verarbeitung: Während der Abkühlphase einrühren. Seife: Mit etwas Wasser verdünnen und in den angedickten Seifenleim rühren.
Verwendung: Wirkstoff; Anti-Falten-Produkte, Augencreme, Creme und Lotion bei reifer, trockener Haut, Shampoo, Haarspülung bei spröden, stumpfen Haaren, Naturseife
Naturkosmetik: ja
Dosierung: 2–5 %, Seife 1 %

Sesamöl
Sesamum indicum

Die Sesampflanze zählt zu den ältesten kultivierten Ölpflanzen. Die Hauptanbaugebiete sind heute China, Indien, Ägypten und Mexiko. Die einjährige Pflanze kann bis zu 120 Zentimeter hoch werden. Sie bringt etwa 3 Zentimeter lange Früchte hervor, die jeweils 80 bis 100 Samen enthalten. Die Ernte erfolgt meist von Hand, da die Samen ungleichmäßig reifen. Die Fruchtkapseln werden daher vor ihrer Vollreife geschnitten, getrocknet und anschließend die Samen herausgeschüttelt. Aus den hellen Samen wird durch Kaltpressung ein hellgelbes, dünnflüssiges Öl gewonnen. Es duftet sehr dezent nussig und ist mild im Geschmack. In

Sheabutter

der ayurvedischen Medizin wird es traditionell als Massageöl eingesetzt. Sesamöl ist eines der wenigen Öle, das nahezu gleich viel Linolsäure und Ölsäure enthält. Es ist daher universell in kosmetischen Produkten einsetzbar. Sesamöl fördert die Durchblutung, die Zellneubildung und die Regeneration der Haut. Es zieht gut ein und hinterlässt einen sanft schützenden Film. Mit seinem hohen Gehalt an ungesättigten Fettsäuren erzeugt es ausgesprochen pflegende Naturseifen.

Zusammensetzung: 8 % Palmitinsäure, 6 % Stearinsäure, 39 % Ölsäure, 45 % Linolsäure, Vitamin E, Lecithin, Phytosterole
Jodzahl: 110 | **VZ KOH:** 191 | **VZ NaOH:** 0,1361
Fetteigenschaft: halb trocknend | **Haptik:** mittel
Verwendung: Basisöl; trockene Haut, reife Haut, schlecht durchblutete Haut
Naturkosmetik: ja
Dosierung: 30–50 % in der Ölmischung, Seife bis 20 %

Sheabutter
Butyrospermum parkii/Vitellaria paradoxa

Der Shea- oder Karitébaum, wie er auch genannt wird, ist in Zentralafrika beheimatet. Die Nüsse aus den bräunlichen, pflaumenähnlichen Früchten enthalten bis zu 50 Prozent Fett. Die Gewinnung ist ein aufwendiger Prozess, der viel Handarbeit erfordert. Die Nüsse werden gestampft, die dadurch gewonnene

Masse auf 50 bis 60 °C erhitzt, wodurch sich das Fett verflüssigt und abgeschöpft werden kann. Die weiß-gelbliche bis gräuliche Masse ist die unraffinierte Sheabutter. Ihr Geruch kann stark variieren und reicht von leicht säuerlich bis rauchig. Er ist nicht jeder Nase angenehm, denn er kann auch sehr dominant sein. Falls Sie ihn nicht mögen, greifen Sie zu raffinierter Butter. Diese wird nach ähnlichem Verfahren hergestellt, jedoch mit höherer Temperatur. Zuerst werden die Nüsse zerstampft und dann auf ca. 150 °C erhitzt. Durch die hohe Verarbeitungstemperatur gehen leider auch viele wertvolle Inhaltsstoffe verloren, dafür ist die Ausbeute wesentlich höher. Raffinierte Sheabutter unterscheidet sich von unraffinierter nicht nur im Aussehen, sondern auch im Hautgefühl sehr deutlich. Sie ist weiß bis leicht gräulich und fast völlig geruchlos. Auf der Haut fühlt sie sich fettiger an als die unraffinierte Variante. Sie zieht auch nicht ganz so schnell ein. Diese Unterschiede resultieren aus dem geringeren Gehalt an unverseifbaren Bestandteilen in raffinierter Sheabutter. In unraffinierter Butter können die unverseifbaren Bestandteile bis zu 15 Prozent enthalten sein. Unverseifbare Bestandteile sind Stoffe, die, wie der Name schon verrät, nicht in Natriumsalze umgewandelt, also verseift werden können. Sie setzen sich aus Kohlenwasserstoffen, Phytosterolen, Tocopherolen u. a. zusammen. Vor allem die Phytosterole sind in der Hautpflege von großer Bedeutung. Sie sind ein wichtiger Bestandteil des Lipidfilms der Haut und beschleunigen die Aufnahme von Wirkstoffen in die Hornschicht, bewahren die Elastizität und den Feuchtigkeitshaushalt der Haut. Sheabutter wird in der Regel als Konsistenzgeber in Emulsionen eingesetzt. Aber auch in der Seifensiederei wird sie gerne verwendet. Sie erzeugt weiße, feste Seife mit ausgezeichne-

Sheabutter

ten Pflegeeigenschaften. Schaumvolumen und Reinigungsleistung sind nur schwach ausgeprägt.

Zusammensetzung: 4 % Palmitinsäure, 43 % Stearinsäure, 46 % Ölsäure, 5 % Linolsäure, Phytosterine, Wachsester, Vitamin A, E und andere Begleitstoffe
Schmelzbereich: 24–23 °C
Jodzahl: 65 | **VZ KOH:** 177,5 | **VZ NaOH:** 0,1265
Fetteigenschaft: nicht trocknend | **Haptik:** schwer
Verarbeitung: in der geschmolzenen Fettphase sanft schmelzen
Verwendung: Konsistenzgeber; Creme und Lotion für jede Haut, bei Hautveränderungen wie Schuppenflechte und Neurodermitis u. Ä. kann sie auch pur verwendet werden, in Haarpflegemitteln bei trockenen, spröden Haaren und Spliss, in Sonnenschutz- und After-Sun-Produkten, Naturseife
Naturkosmetik: ja
Dosierung: 3–10 %, Seife bis 30 %

SLSA → Siehe Lathanol® LAL

Smell Free → Siehe Decalact Deo

Sodium PCA
Sodium PCA

Die farblose, klare Flüssigkeit ist eine wässrige, 50-prozentige Lösung des Natriumsalzes der L-Pyrrolidoncarbonsäure (PCA – Pyrrolidon Carbon Acid). Sodium PCA wird aus pflanzlichen Aminosäuren und L-Glutaminsäure hergestellt. Die Pyrrolidoncarbonsäure ist mit ca. 12 Prozent Bestandteil im natürlichen Feuchthaltesystem der Haut. Sie hat dort die Aufgabe, Wasser in der Hornschicht zu binden und den transepidermalen Wasserverlust (TEWL) zu regulieren. Sodium PCA ist ein stark hygroskopischer Stoff, der Wassermoleküle binden und in die Hornschicht einschleusen kann. Seine wasserbindende Wirkung wird höher eingestuft als die von Harnstoff, Sorbit und Glycerin. Dabei ist es sehr gut verträglich, klebt nicht und ist einfach zu verarbeiten. Es ist mit nahezu allen Kosmetikrohstoffen kompatibel und stabil über weite Temperatur- und pH-Bereiche. Sodium PCA kann in Cremes, Lotionen, Gesichts- und Körpertonics eingesetzt werden. Es fördert das Einziehverhalten der Pflegeprodukte, bindet aktiv Feuchtigkeit und glättet die Haut. In Haarpflegeprodukten verbessert Sodium PCA Glanz und Geschmeidigkeit sowie die Nasskämmbarkeit der Haare. Sodium PCA kann solo oder in Kombination mit anderen hydratisierenden Substanzen eingesetzt werden. Markennamen: Nalidone® (Solabia), Ajidew™ NL-50 (Ajinomoto), Macare™ PCA-50 (Mason Chemical Company)

Verarbeitung: in der heißen Wasserphase lösen oder während der Abkühlphase zugeben

Verwendung: Wirkstoff; Creme, Lotion, Duschgel, Gesichtstonic bei trockener, feuchtigkeitsarmer Haut, Shampoo, Haarwasser bei trockener Kopfhaut und trockenen, spröden Haaren
Naturkosmetik: ja
Dosierung: Emulsion 2–8 %, Shampoo 1–3 %

SoFi O, Sonnenfilter
Methylbenzylidene Camphor

SoFi O ist ein Fantasiename der *Hobbythek* für eine Sonnenfiltersubstanz mit der chemischen Bezeichnung 3-(4-Methylbenzyliden)-Campher. Kampfer ist Bestandteil vieler ätherischer Öle. Das weiße Pulver wird jedoch synthetisch hergestellt. Es ist in Öl und Alkohol löslich. »SoFi« steht für Sonnenfilter und »O« für öllöslich. Synthetische Sonnenfiltersubstanzen sind umstritten, denn sie können Allergien auslösen, teilweise haben sie auch hormonähnliche Wirkung und können das Erbgut schädigen. Sie sind in ihrer Sonnenschutzwirkung jedoch sehr effektiv. SoFi O filtert UV-B-Strahlen und lässt die bräunenden UV-A-Strahlen passieren. Die zulässige Höchstkonzentration liegt bei 6 Prozent. Mit SoFi O kann ein maximaler Sonnenschutz von 12 erreicht werden. Sind höhere Schutzwerte gewünscht, kann SoFi O mit SoFi W 50 (siehe dort) und/oder mit SoFi Tix Breitband HT (siehe dort) gemischt werden. Handelsnamen: Eusolex 6300 und Parsol 5000 (Merck KGaA)

Verarbeitung: in der heißen Fettphase lösen

Verwendung: Wirkstoff; Sonnenschutzprodukte mit Fettphase, z. B. Sonnenmilch, Sonnencreme, Lippenpflege, Sonnenschutz-Ölgel

Naturkosmetik: nein

Dosierung: max. 6 %; pro Prozent SoFi O in der Gesamtmenge steigt der LSF um ca. 2

SoFi Tix Breitband HT
Titanium Dioxide, Zinc Oxide

SoFi Tix ist eine Mischung aus mikrofein gemahlenem Titandioxid und Zinkoxid. Titandioxid ist in unterschiedlichen Partikelgrößen am Markt verfügbar. Die Varianten aus gröberen Partikeln werden vorwiegend in dekorativer Kosmetik als Weißpigment eingesetzt, die mikrofeine Variante als Sonnenfilter. Titandioxid absorbiert jedoch fast ausschließlich UV-A-Strahlen. Um einen Breitbandfilter für UV-A- und UV-B-Strahlen zu erhalten, ist Zinkoxid beigemischt. SoFi Tix Breitband ist weder wasser- noch öllöslich. Das Pigment kann in beiden Medien nur dispergiert (fein verteilt) werden. Besonderes Augenmerk ist hier auf eine sorgfältige Verarbeitung zu legen. Denn ungenügend dispergiertes SoFi Tix hinterlässt weiße Streifen auf der Haut. Die Pigmente sind nicht gleichmäßig auf der Haut verteilt und es entstehen Schutzlücken. Diese können auch durch Abrieb verursacht werden, z. B. durch Tragen von Kleidung oder Liegen am Strand.

Der Wirkmechanismus von SoFi Tix ist mit einer Puderschicht vergleichbar. Die gleichmäßig auf der Hautoberfläche verteilten Partikel absorbieren UV-Licht nur dort, wo eine geschlossene Decke vorhanden ist. Die Einsatzkonzentration von SoFi Tix Breitband ist nicht beschränkt. Eine Beschränkung ergibt sich aber aus der Tatsache heraus, dass das Endprodukt durch zu hohe Dosierung in der Anwendungsqualität leidet. Cremes können dick, hart und bröcklig werden und sich fast gar nicht mehr verstreichen lassen.

Verarbeitung: 1. Mit einem Teil der Ölphase, bevorzugt Esteröle, krümelfrei mörsern, anschließend in die geschmolzene Fettphase geben. 2. In der heißen Wasserphase dispergieren, diese dann zur Fettphase geben und hochtourig mixen.
Verwendung: Wirkstoff; Sonnenschutzprodukte wie z. B. Sonnencreme, Sonnenmilch, Sonnenschutzgel auf Wasser- oder Ölbasis, Lippenpflege, gering dosiert auch in Tagescreme
Naturkosmetik: ja
Dosierung: 5–10 %; pro Prozent SoFi Tix Breitband in der Gesamtmenge steigt der LSF um ca. 2.

SoFi W 50
Phenylbenzimidazole Sulfonic Acid and Tromethamine

Die klare, leicht viskose Flüssigkeit ist ein wasserlöslicher UV-B Filter, der 50-prozentig in Wasser gelöst und mit Paraben konserviert ist. SoFi W 50 ist ein Fantasiename der *Hobbythek*. »SoFi« steht für Sonnenfilter und »W« für wasserlöslich. SoFi W 50 ist ein chemischer Sonnenfilter, der sowohl als reine Substanz als auch in Produkten relativ schnell auskristallisiert. Die Kristallbildung in der Flasche lässt sich durch Erwärmen im Wasserbad und viel Geduld beheben. Kristallisiert der Stoff in der Creme aus, wird er unwirksam, da die Sulfonsäure im sauren Bereich als unlösliches Produkt ausfällt. Daher darf der pH-Wert einer Emulsion mit SoFi W 50 nicht unter 7 liegen. Die zulässige Höchstkonzentration des unverdünnten Eusolex 232 liegt bei 8 Prozent. Theoretisch wäre also eine Einsatzkonzentration von 16 Prozent SoFi W 50 möglich. Es ist jedoch davon abzuraten, so hoch zu dosieren, denn das Produkt wirkt extrem klebrig bei mehr als 6 bis 7 Prozent in der fertigen Emulsion. Mit SoFi W 50 ist deshalb nur ein leichter bis mittlerer Sonnenschutz möglich. Höhere Lichtschutzfaktoren können durch Kombination mit SoFi O und/oder SoFi Tix Breitband erreicht werden. Markenname: Eusolex 232 TS liquid (Merck KGaA)

Verarbeitung: in der heißen Wasserphase lösen, pH-Wert auf 7 einstellen
Verwendung: Wirkstoff; Sonnenschutzprodukte mit Wasserphase wie z. B. Creme, Lotion, wässriges Gel, Spray
Naturkosmetik: nein
Dosierung: max. 6 %; pro Prozent SoFi W 50 % in der Gesamtmenge steigt der LSF um ca. 1. Es kann so ein maximaler Sonnenschutzfaktor von 6 erreicht werden.

Sojaöl
Glycine max L.

Die Sojabohne ist eine Hülsenfrucht. Ihre ursprüngliche Heimat liegt in Südostasien. Die heutigen Hauptanbaugebiete liegen in den USA mit einer Ernte von über 70 Mio. Tonnen pro Jahr. Auch in Brasilien, Argentinien und China findet man große Anbauflächen. Die Sojabohne ist eine einjährige Pflanze mit einer Wuchshöhe von etwa einem Meter und weißlichen bis violettfarbenen Blüten. Nur etwa die Hälfte der Blüten bildet Hülsen aus. Diese enthalten jeweils bis zu fünf runde Samen. Der Ölgehalt ist mit ca. 17 Prozent sehr gering. Eine Problematik gerade beim Sojaanbau ist die Genmanipulation der Pflanzen. Kalt gepresstes Sojaöl ist goldgelb mit leicht nussigem Duft und angenehm mildem Geschmack. Es ist ein ausgesprochen wertvolles Kosmetiköl mit hohem Lecithingehalt, der bis zu 4 Prozent betragen kann. Erwähnenswert sind auch die hohen Anteile an Linolsäure, Phytosterolen und Vitamin E. Es lässt sich gut verteilen, zieht durch den hohen Lecithingehalt, der als Co-Emulgator wirkt, rasch ein, fettet nicht nach und liegt nicht schwer auf. Es schützt vor Feuchtigkeitsverlust und wirkt hautglättend. Emulsionen mit Sojaöl werden leicht und soft. Raffiniertes Sojaöl ist ein preiswertes Basisöl in der Seifenherstellung. Sein hoher Gehalt an ungesättigten Fettsäuren erzeugt gut pflegende Seifen. Sie schäumen jedoch nur wenig und bleiben lange weich. Kombinieren Sie Sojaöl immer mit Kokos-, Babassu- oder Palmkernöl.

Zusammensetzung: 11 % Palmitinsäure, 54 % Linolsäure, 24 % Ölsäure, 6 % Alpha-Linolensäure, 3 % Stearinsäure, Lecithin, Phytosterole, Vitamin E
Jodzahl: 130 | **VZ KOH:** 191 | **VZ NaOH:** 0,1361
Fetteigenschaft: halb trocknend | **Haptik:** mittel
Verarbeitung: mit der Fettphase erhitzen
Verwendung: Basisöl; Creme und Lotion bei fetter Haut, Mischhaut, trockener, reifer Haut, Naturseife, Bade- und Massageöle
Naturkosmetik: ja
Dosierung: 40–50 % in der Ölmischung, Seife bis 40 %

Sonnenblumenöl
Helianthus annuus

Die Sonnenblume zählt zur Pflanzenfamilie der Korbblütler. Ihre ursprüngliche Heimat ist Nordamerika. Die 1,5 bis 2,5 Meter hoch wachsende Pflanze hat bis zu 40 Zentimeter große gelb bis orange gefärbte Blütenköpfe. Diese folgen dem Lauf der Sonne, so schöpfen sie die Sonnenstrahlen voll aus. Neben der natürlichen Form werden Zuchtformen mit hohem Linolsäuregehalt (High Linolic), hohem Ölsäuregehalt (High Oleic) und weitere angebaut. Die meisten davon werden industriell genutzt. Im Handel sind vorwiegend das natürliche Sonnenblumenöl sowie das mit hohem Ölsäuregehalt (bis zu 80 Prozent). Letzteres wird als Speiseöl angeboten, denn es ist hoch erhitzbar. Nach dem Verblühen kann ein Blüten-

Sonnenblumenöl

korb bis zu 2.000 Samenkerne enthalten. Diese sind ca. 1,7 Zentimeter groß und schwarz bis weißlich gefärbt. Die Samenkerne werden zunächst geschält, gemahlen und anschließend kalt gepresst. Das so gewonnene Öl ist hellgelb, dünnflüssig und duftet zart nussig. Sonnenblumenöl ist selbst in kaltgepresster Bioqualität ein preiswertes Basisöl für kosmetische Zubereitungen. Es ist ein leichtes Öl, das gut einzieht und pflegt, dabei aber keinen Fettfilm hinterlässt. Emulsionen mit Sonnenblumenöl werden leicht und soft, liegen nicht schwer auf. Natürliches Sonnenblumenöl ist oxidationsempfindlich. Es sollte gut verschlossen, kühl und dunkel gelagert werden.

Zusammensetzung: 7 % Palmitinsäure, 4 % Stearinsäure, 25 % Ölsäure, 65 % Linolsäure, Vitamin E, Squalen (38 mg/100 g), Lecithin (die Werte beziehen sich auf natürliches Sonnenblumenöl)
Jodzahl: 131 | **VZ KOH:** 191 | **VZ NaOH:** 0,1361
Fetteigenschaft: halb trocknend | **Haptik:** mittel
Verwendung: Basisöl; Creme und Lotion bei fetter Haut, Mischhaut, normaler Haut, Naturseife, Bade- und Massageöle
Naturkosmetik: ja
Dosierung: 10–30 % in der Ölmischung, Seife bis 20 %

Teil 2: Kosmetikrohstoffe von A–Z

Sonnenblumenwachs
Helianthus annuus wax

Beim Pressen der ganzen Sonnenblumenkerne gelangt auch das Wachs aus den Kernhüllen ins Öl. Dieses Wachs wird durch einen weiteren Arbeitsgang vom Öl getrennt und separat vermarktet. Es kommt entweder als zartgelbe, nahezu geruchlose Pellets oder als feines Granulat in den Handel. Sonnenblumenwachs besteht vorwiegend aus gesättigtem C_{42}-C_{60}-Ester, der sich aus C_{20}-C_{32}-Fettalkoholen und C_{20}-C_{28}-Fettsäuren zusammensetzt. Sein hoher Schmelzbereich von 75 bis 80 °C prädestiniert Sonnenblumenwachs als härtende Komponente in Stiftformulierungen wie z. B. Lippenstiften, Lippenpflegestiften und andere Make-up-Produkten. In geringer Dosierung ist es auch ein guter Konsistenzgeber und Stabilisator für W/O-Emulsionen und Ölgele, denn es besitzt ein ausgezeichnetes Ölbindevermögen. Produkte mit Sonnenblumenwachs zeichnen sich durch das glatte, samtige Hautgefühl aus, das sie hinterlassen, und lassen sich sehr gut verstreichen. Seine leicht filmbildenden Eigenschaften schützen die Haut vor Umwelteinflüssen und Feuchtigkeitsverlust. Sonnenblumenwachs wird auch in Haarpflegeprodukten gegen Spliss sowie zur Verbesserung der Kämmbarkeit eingesetzt. Es glättet den Haarschaft und verbessert den Glanz der Haare. Sonnenblumenwachs eignet sich auch zum leichten Andicken von Duschgel und Shampoo, sofern sie Alkylpolyglucoside (z. B. Cocos Glucosid) enthalten.

Jodzahl: 8 | **VZ KOH:** 88 | **VZ NaOH:** 0,06273
Schmelzbereich: 75–80 °C

Verarbeitung: mit der Fettphase schmelzen
Verwendung: Konsistenzgeber; Creme und Lotion bei trockener Haut, Lippenpflegestift, Ölgel, Haarpflegeprodukte bei geschädigtem Haar
Naturkosmetik: ja
Dosierung: Creme, Ölgel, Haarpflege 0,5–1 %, Stiftformulierungen bis 5 %

Sorbit
Sorbitol

Sorbitol ist ein sechswertiger Alkohol, der durch katalytische Reduktion aus Glucose hergestellt wird. In der Natur kommt Sorbitol in vielen Früchten wie z. B. in der Eberesche und vor allem in Kernobstsorten vor. Sorbitol wird als Zuckeraustauschstoff und zahnschonendes Süßungsmittel in der Lebensmittelindustrie häufig eingesetzt. In kosmetischen Produkten wird das weiße, kristalline Pulver als Feuchthaltemittel, Weichmacher und Süßungsmittel in Zahnpasten verwendet. Es hat ähnliche Eigenschaften wie Glycerin und kann stattdessen verwendet werden. Sorbitol ist weniger klebrig, besitzt eine hohe mikrobielle und thermische Stabilität (erhitzbar bis 180 °C), ist sehr gut wasserlöslich, über einen weiten pH-Bereich stabil und lässt sich zudem einfach verarbeiten. Es kann in allen kosmetischen Produkten solo oder in Kombination mit anderen Hydratisierern eingesetzt werden. Sorbitol gilt als sehr gut verträglich und ist daher auch bei empfindlicher Haut oder bei Harnstoffunverträglichkeit als wirksamer Hydratisierer zu verwenden. Interessant ist Sorbitol zum Süßen von Zahnpasten, da es den Zahnschmelz nicht angreift.

Verarbeitung: in der heißen oder kalten Wasserphase lösen
Verwendung: Wirkstoff; Feuchthaltemittel in allen kosmetischen Produkten
Naturkosmetik: ja
Dosierung: 1–10 %

Squalanöl
Squalane

Anfang des 20. Jahrhunderts wurde Squalen in großen Mengen in Haifischleberöl entdeckt. Die Bezeichnung Squalen leitet sich aus dem lateinischen *squalus* = Haifisch oder großer Fisch ab. Es ist chemisch eine organische, ungesättigte Verbindung aus der Gruppe der Triterpene, die in allen höheren Organismen produziert wird. Squalen zählt mit ca. 12 Prozent zu den wichtigsten Bestandteilen des Hydrolipidfilms auf der Hautoberfläche und wird aus der Synthese von Cholesterin gebildet. Squalen ist auch in vielen Pflanzenölen als Teil der unverseifbaren Komponenten enthalten. Als ungesättigter Kohlenwasserstoff ist es jedoch sehr oxidationsempfindlich. Das aus Pflanzenölen extrahierte Squalen wird daher mittels Hydrierung modifiziert, um die Doppelbin-

Squalanöl

dungen zu entfernen. Dieses wird als Squalanöl im Handel angeboten. Es ist oxidationsstabil und hitzebeständig. Um die pflanzliche Herkunft zu betonen, wird es häufig auch als Phytosqualan bezeichnet. Die ölige Flüssigkeit ist klar, geruch- und farblos. Als gut spreitendes Öl verbessert es das Auftrag- und Einziehverhalten einer Emulsion sehr deutlich. Eine zu hohe Dosierung kann die Viskosität der Emulsion vermindern, wodurch die Creme weicher bleibt. Squalanöl wird von der Haut sehr gut aufgenommen, da ihr der Stoff bekannt ist. Es erzeugt ein ausgesprochen weiches, seidiges Hautgefühl, fettet kaum, gilt als nicht reizend und auch für empfindliche Haut ausgezeichnet verträglich. In Haarpflegeprodukten fungiert Squalanöl als Conditioner. Es macht die Haare weich und geschmeidig. Es verbessert sehr deutlich die Kämmbarkeit von nassem Haar. Squalanöl ist außerordentlich hautverträglich und nicht komedogen. Squalanöl ist ein Lipid und wird der Fettphase zugerechnet.

Verarbeitung: mit der Fettphase erhitzen oder während der Abkühlphase zugeben
Jodzahl: 2 | **VZ KOH:** – | **VZ NaOH:** 0,00071
Fetteigenschaft: nicht trocknend | **Haptik:** leicht
Verwendung: Wirkstofföl; Creme und Lotion für jede Haut, Sonnenschutzcreme, After-Sun-Lotion, spezielle Anti-Aging-Creme, Shampoo, Spülung, Haarfestiger für trockene, spröde Haare
Naturkosmetik: ja (nur pflanzliches Squalan)
Dosierung: 1–5 %

Stearinsäure
Stearic Acid (and) Palmitic Acid

Stearinsäure ist eine gesättigte Fettsäure, die in vielen tierischen und pflanzlichen Ölen und Fetten vorhanden ist. Stearinsäure wird durch Fettspaltung aus Pflanzenölen isoliert. Es entsteht zunächst ein Gemisch aus Stearin-, Palmitin- und Ölsäure. Die flüssige Ölsäure wird durch Auspressen oder Destillation entfernt, sodass ein Gemisch aus Stearin- und Palmitinsäure übrig bleibt. Das weiße, sehr feine Pulver ist also keine reine Stearinsäure, sondern eine etwa zu gleichen Teilen aus beiden gesättigten Fettsäuren bestehende Mischung mit geringen Anteilen an Unverseifbarem. Im Handel ist auch reine Stearinsäure erhältlich. Sie ist jedoch um ein Vielfaches teurer. Der Preisunterschied resultiert aus weiteren Isolationsprozessen, um die Stearinsäure von allen anderen Bestandteilen zu trennen. Stearinpalmitinsäure schmilzt bei ca. 57 °C. Sie wird primär als Konsistenzgeber in Hautemulsionen eingesetzt. Sofern sie als fein granuliertes Pulver vorliegt, kann Stearinpalmitinsäure auch als Peelingsubstanz einem Ölgel beigemischt werden. Die feinen Körnchen erzeugen einen sehr sanften Peelingeffekt und sind daher auch für empfindliche Haut geeignet. Das Pulver wird für diesen Einsatzzweck nicht geschmolzen, sondern in die abgekühlte Fettmischung gerührt. Stearinsäure wird häufig in Naturseifen verwendet, denn sie erzeugt eine glatte Oberflächenstruktur und verbessert die Schaumstabilität. Dies ist besonders für Rasierseifen interessant. Ein kleiner Anteil Stearinsäure ist immer dann sinnvoll, wenn viele flüssige Öle in einer Seifenrezeptur verwendet werden, denn sie gibt der Seife Festigkeit und einen guten Griff.

Steinsalz

Stearinpalmitinsäure wird auch zur Kerzenherstellung verwendet. Speziell für diesen Zweck ausgewiesene Ware entspricht nicht den Reinheitsvorschriften für kosmetische Rohstoffe und sollte deshalb nicht für Körperpflegeprodukte verwendet werden. Markennamen: Cutina®FS 45, Edenor® L2 SM GS (Cognis)

Jodzahl: 1 | **VZ KOH:** 209 | **VZ NaOH:** 0,1489
Schmelzbereich: 57–60 °C
Verarbeitung: mit der Fettphase schmelzen
Verwendung: Konsistenzgeber; Creme, Lotion, Naturseife, Haarspülung und -kur, Lippenpflege
Dosierung: 0,5–2 % in Emulsionen, bis 5 % in Seifen

Steinsalz
Sodium Chloride

Steinsalz entstand vor Millionen von Jahren durch Sedimentation aus Meerwasser oder durch Verdunstung von Meerwasser. Es ist also genau genommen auch ein Meersalz, nur eben sehr alt. In Europa gibt es nördlich der Mittelgebirge ein weites Gebiet, in dem in großer Tiefe Salzschichten lagern. Dieses Gebiet reicht von Frankreich über Deutschland bis nach Polen. Der Salzabbau erfolgt meist im Bohr- oder Sprengverfahren, manchmal auch in Salinen. Steinsalz besteht üblicherweise aus 59,9 Prozent Chlorid, 38,8 Prozent Natrium, 0,2 Prozent Calcium, 0,1 Prozent Phosphor und

0,1 Prozent Magnesium. Der größte Teil des gewonnenen Salzes wird in der Industrie verarbeitet. Nur ein sehr kleiner Teil wird nach chemischer und physikalischer Reinigung zu Speisesalz aufbereitet. Steinsalz wird nicht nur unter der Bezeichnung »Kochsalz« angeboten. Auch Salze wie z. B. Himalayasalz, Kalaharisalz, Persiensalz, Alpensalz und Ur-Salz sind Steinsalze. Das rosa Himalayasalz stammt nicht aus dem Himalayagebirge, es wird vorwiegend in Polen und Pakistan abgebaut. Seine rosa Farbe erhält es durch geringfügige Einlagerung von rotem Eisenoxid. Steinsalz kann in kosmetischen Produkten statt Meersalz verwendet werden. Das feinkörnige Salz ist ein guter Peelingzusatz für Produkte auf Ölbasis. Da Salz wasserlöslich ist, hinterlässt es keine Rückstände in der Dusche. Auch für Badepulver bildet Steinsalz eine wunderbare Grundlage. Interessant ist Steinsalz in der Seifensiederei. In geringer Dosierung in der Laugenflüssigkeit gelöst, erzeugt es harte Seifenstücke. Salzzugaben sind immer dann sinnvoll, wenn die Seife schnell fest werden soll oder wenn das Rezept einen sehr hohen Anteil flüssiger Öle vorsieht. Rührt man etwa 50 bis 100 Prozent der Fettmenge an Salz in den angedickten Seifenleim, erhält man sehr harte Salzseife, eine Seifenspezialität, die vor allem für fette und unreine Haut empfohlen wird. Oder man stellt aus Steinsalz eine gesättigte Sole her und verwendet diese als Laugenflüssigkeit. Soleseifen bestechen durch ihre glatte, marmorähnliche Oberfläche. Sie sind ebenfalls sehr hart, schäumen aber, im Gegensatz zur Salzseife, sehr gut.

Steinsalz

Verarbeitung: In kaltem oder heißem Wasser lösen. Seife: In der Laugenflüssigkeit lösen, dann NaOH einrühren oder ungelöst in den angedickten Seifenleim rühren.
Verwendung: Wirkstoff;
Naturkosmetik: ja
Dosierung: Creme, Duschgel, Shampoo 0,5–1 %; Seife: zum Härten 0,5 %, Salzseife 50–100 % der Fettmenge

Stutenmilchpulver → Siehe Milchpulver

Tego® Care CG 90
Cetearyl Glucoside

Tego® Care CG 90 ist ein nichtionischer, PEG-freier O/W-Emulgator. Er setzt sich aus d-Glucopyranose und C16 bis C18 Alkylglucoside zusammen. Der hydrophile Teil wird aus Glucose gewonnen, der lipophile Teil aus Kokosfettsäuren. Die weißen, wachsartigen Pellets schmelzen bei ca. 80 °C. Der Emulgator ist für Cremes von 25 bis 35 Prozent Fettphase und für Lotionen von 10 bis 25 Prozent Fettphase geeignet. Tego® Care CG 90 bringt von sich aus keine Konsistenz mit, daher ist er auch für sprühbare Emulsionen mit niedrigem Fettgehalt (10 bis 15 Prozent) ein ausgezeichneter Emulgator. Tego® Care CG 90 wird mit 1 bis 1,5 Prozent auf die Gesamtformulierung sehr niedrig dosiert. Er ist daher ein äußerst interessanter Emulgator für moderne Kosmetika. Für Cremes und Lotionen sind Konsistenzgeber zur Viskositätserhöhung immer erforderlich. Für die Wasserphase eignen sich Gelbildner wie Xanthan oder Cellulose. Zur Stabilisierung der Fettphase sind neben Pflanzenbutter auch 0,5 bis 1 Prozent Fettalkohole oder Wachse sinnvoll. Für Creme-Konsistenz müssen Fettalkohole und Wachse höher als üblich dosiert werden.

Tego® Care CG 90 wird anders als gewohnt verarbeitet. Er wird immer in der Wasserphase auf 80 °C erhitzt und geschmolzen. Die Pellets werden erst durchscheinend wachsig und lösen sich dann unter Flöckchenbildung auf. Anschließend wird die 80 °C heiße Fettphase unter Rühren mit einem Mixer dazugegeben. Tego® Care CG 90 toleriert aber auch die One-Pot-Methode sehr gut (Fett-

Tego® Care CG 90

und Wasserphase auf 80 °C erhitzen, ohne Rühren zusammengießen und dann emulgieren). Emulsionen mit Tego® Care CG 90 sind stabil bei Temperaturschwankungen sowie bei Salzzugaben. Er mag es allerdings nicht wenn vor der Homogenisierung Gelbildner hinzukommen. Dies stört die Bildung einer stabilen Emulsion. Xanthan oder Cellulose kann problemlos nach der Emulsionsbildung bei laufendem Mixer eingestreut werden. Mein Tipp: Stellen Sie ein Wirkstoff-Premix aus einer kleinen Menge Wasser und den Wirkstoffen her und geben den Gelbildner dort hinein. Rühren Sie dann die abgekühlte Emulsion in dieses Gel. Sie erhalten dadurch eine exzellente Konsistenz.

Tego® Care CG 90 erzeugt sehr leichte Emulsionen, die nicht nachfetten und auch keinen Fettglanz hinterlassen. Beim Verreiben weißeln sie nicht, ziehen schnell ein und hinterlassen ein seidiges Hautgefühl. Tego® Care CG 90 gilt auch bei empfindlicher Haut als gut verträglich, nicht irritierend und nicht komedogen. Tego® Care CG 90 ist ein Markenname von Evonik Goldschmidt GmbH.

Verarbeitung: in der heißen Wasserphase schmelzen, beide Phasen auf ca. 80 °C erhitzen, Wasserphase mit dem Emulgator kurz mixen und dann unter Rühren die heiße Fettphase zugießen, emulgieren oder mit der One-Pot-Methode verarbeiten
Verwendung: Emulgator; Lotion 10–25 % Fettphase, Creme 25–35 % Fettphase, sprühbare Emulsion 10–15 % Fettphase, Sonnenschutzlotion und -spray für jede Haut
Naturkosmetik: ja
Dosierung: Sprühlotion und Lotion 1 %, Creme 1–1,5 % bezogen auf die Gesamtmenge

Teil 2: Kosmetikrohstoffe von A–Z

Tego®Care PS → Siehe Emulsan

Tego® Emulprot®
Sodium Citrate, Hydrolysed Milk Protein, Xanthan Gum, Cyanopsis Tetragonoloba (Guar) Gum, Magnesium Stearate

Das weiße bis cremefarbene, leicht säuerlich riechende feine Pulver ist eine Kombination aus hydrolisierten Milchproteinen, Natiumcitrat, Xanthan, Guarkernmehl und Magnesiumstearat. Tego® Emulprot® wird auf biotechnologischem Weg hergestellt, ist Ecocert-zertifiziert und enthält keine Konservierungsstoffe. Tego® Emulprot® ist aufgrund seiner Zusammensetzung nicht mit klassischen Emulgatoren vergleichbar, denn es sind keine Fettalkohole und keine echten Tenside mit einem hydrophilen und lipophilen Teil enthalten. Die Emulgatorwirkung geht zunächst von den Milchproteinen aus, die sich an den Grenzflächen anlagern. Stabilisiert wird das System durch Polysaccharide sowie durch Magnesiumstearat. Die Textur ähnelt daher eher der von Cremegelen oder Hydrodispersionsgelen. Sie können auch leicht puddingartig sein. Durch die Kombination mit ca. 3 bis 5 Prozent Pflanzenbutter und Fettalkoholen lassen sich die Emulsionen in Textur und Haptik so weit verbessern, dass sie denen mit klassischen Emulgatoren sehr ähnlich sind. Auch ein geringer Zusatz eines anderen Emulgators, z. B. Tego® Care CG 90, verbessert die Emulsion erheblich. Weitere Verdickungsmittel (Xanthan o. Ä.) sind nicht nötig, denn die sind bereits enthalten. Der Hersteller empfiehlt zwei Verarbeitungsvari-

Tego® Emulprot®

anten. Entweder das Pulver in der auf 70 bis 75 °C erhitzten Fettphase dispergieren, dann unter Rühren in die ebenso heiße Wasserphase geben und emulgieren. Oder das Pulver in der heißen Wasserphase dispergieren, dann die heiße Fettphase unter Rühren zugeben. Beide Varianten haben mich im Ergebnis nicht überzeugt, denn sie lieferten puddingartige Gebilde. Deshalb empfehle ich, das Pulver in der heißen Fettphase zu dispergieren und die Wasserphase unter Rühren zuzugießen. Also eine Verarbeitung nach gewohntem Schema. Tego® Emulprot® ist ein guter Emulgator für O/W-Cremes im Fettphasenbereich von 20 bis 35 %. Er erzeugt leichte Cremes, die sehr gut einziehen, nicht schwer aufliegen, nicht nachfetten, die Haut gut befeuchten und leicht mattieren. Tego® Emulprot® ist ein Markenname von Evonik Goldschmidt GmbH.

Verarbeitung: in 70–75 °C heißer Fettphase dispergieren, ebenso heiße Wasserphase unter moderatem Rühren zugießen, unter Rühren abkühlen

Verwendung: Emulgator, Co-Emulgator; Creme, Cremegel, Hydrodispersionsgel von 20–35 % Fettphase bei empfindlicher Haut, fetter, unreiner Haut, normaler Haut und Mischhaut. Reinigungsprodukte, Haarpflege

Naturkosmetik: ja

Dosierung: 14–15 % der Fettphase (zzgl. 3–5 % Fettalkohole)

Tego® Natural Betaine
Betaine

Der hier beschriebene Stoff »Betaine« hat nichts mit dem Tensid Betain/Kokosbetain gemeinsam. Bei Betaine handelt es sich um ein Betainmonohydrat einer amphoteren Verbindung mit Aminosäuren. Um die Unterschiede zu verdeutlichen, wird für Betaine häufig auch die Bezeichnung »Betainglycine« verwendet. Betaine fällt bei der Zuckerherstellung aus Zuckerrübenmelasse als Nebenprodukt an. Betaine ist ein stark hygroskopisches, kristallines weißes Pulver. Damit es nicht zu viel Feuchtigkeit aus der Luft anziehen und verklumpen kann, muss es immer in gut verschlossenen Behältern und vor allem trocken gelagert werden. Betaine ist sehr gut in kaltem Wasser löslich. Es wird in der Regel in etwas Wasser gelöst und während der Abkühlphase dem Produkt beigemischt. Betaine ist ein geeigneter Wirkstoff bei empfindlicher, trockener und gereizter Haut. Es reduziert Hautreizungen, die z. B. durch die Verwendung von Tensiden entstehen können. Es minimiert den transepidermalen Wasserverlust, spendet Feuchtigkeit und verleiht ein glattes, weiches Hautgefühl. Betaine zeigt hinsichtlich des Zellschutzes ähnliche Wirkung wie Ectoine (siehe dort). In Haarpflegeprodukten wirkt es leicht konditionierend und festigend. Es verleiht dem Haar, bei niedriger Dosierung, eine angenehme Griffigkeit sowie mehr Volumen. Wird Betaine in Shampoo *und* Haarspülung eingesetzt, kann es zu einer Addition kommen, wodurch die Haare steif und starr wirken und sich schwer frisieren lassen. Tego® Natural Betaine ist ein Markenname von Evonik Goldschmidt GmbH.

Verarbeitung: in etwas Wasser lösen und während der Abkühlphase zugeben
Verwendung: Wirkstoff; alle Pflegeprodukte bei trockener, empfindlicher Haut, Dusch- und Waschgel, Shampoo, Haarspülung, Deodorant, Rasierwasser, After-Sun-Pflege
Naturkosmetik: ja (nur aus pflanzlichen Quellen)
Dosierung: Creme, Lotion 1–2 %, Haarpflege 1–3 %, Dusch- und Waschgel 3–5 %

Tegosoft® PSE 141 G
Sucrose Stearate

Tegosoft® PSE 141 G ist ein Zuckerester, der auf Palmitin- und Stearinsäure basiert. Die weißen, wachsigen Pellets schmelzen bei ca. 60 °C. Sie können sowohl in der Fett- als auch in der Wasserphase geschmolzen werden. Tegosoft® PSE 141 G wird primär als Co-Emulgator eingesetzt, um kleine Schwächen anderer Emulgatoren auszugleichen. Er hat rückfettende und feuchtigkeitsbewahrende Eigenschaften. Seine leicht filmbildende Wirkung prädestiniert ihn für Pflegeprodukte bei trockener und empfindlicher Haut. In geringer Dosierung kann er auch als stabilisierende Komponente in Emulsionen für alle anderen Hautzustände eingesetzt werden. Er ist für Cremes und Lotionen mit 25 bis 40 Prozent Fettphase geeignet. Tegosoft® PSE 141 G verleiht Lotionen mit Tego® Care CG 90 mehr Körper, sodass die Haut sich reichhaltig versorgt anfühlt. Er stabilisiert Cremes mit Glycerinstearat SE im sauren pH-Bereich, die dann ein weniger wässriges Hautgefühl hinterlassen. In Cremes mit Tegomuls® 90 S reduziert er den Eindruck von Trockenheit auf der Haut und stabilisiert das Emulsionssystem. Tegosoft® PSE 141 G ist auch der ideale Partner zur Stabilisierung von W/O-Emulsionen, z. B. mit Tego® SMS. Tegosoft® PSE 141 G ist ein Markenname von Evonik Goldschmid GmbH

Schmelzbereich: ca. 60 °C
Verarbeitung: in Fett- oder Wasserphase schmelzen, auf die Temperatur erhitzen, die der Hauptemulgator erfordert, wie gewohnt emulgieren
Verwendung: Co-Emulgator; Creme und Lotion mit 25–40 % Fettphase für jede Haut
Naturkosmetik: ja
Dosierung: 8–10 % der Fettphase (der Hauptemulgator kann in den meisten Fällen geringfügig reduziert werden)

Tego® SMS
Sorbitan Stearate

Das beigefarbene Pulver ist ein PEG-freier, nichtionischer Wasser-in-Öl-(W/O)-Emulgator. Das Kürzel »SMS« steht für Sorbitan-

Tego® SMS

monostearat. Er wird durch Veresterung aus Stearinsäure und Sorbit hergestellt. Tego® SMS wird als reiner W/O-Emulgator für Cremes und Lotionen und auch als Koemulgator für O/W-Emulsionen eingesetzt. Tego® SMS schmilzt bei ca. 56 bis 58 °C. Er erzeugt glatte, geschmeidige Emulsionen, die sich leicht verteilen lassen, gut einziehen und einen sehr sanften, angenehmen Pflegefilm hinterlassen. Er kann für Cremes und Lotionen von 30 bis 45 Prozent Fettgehalt eingesetzt werden. Emulsionen mit Tego® SMS vertragen geringe Mengen Säure zur pH-Wert-Korrektur. Höhere Säurezugaben können zur Phasentrennung führen. Auch geringe Mengen Salze können zugegeben werden. Stabile Emulsionen erreicht man durch die Zugabe von Fettalkoholen, Koemulgatoren, Wachsen und 0,1 bis 0,5 Prozent Feststoffen (z. B. Kieselsäure oder Kaolin). Auch die Verwendung einer geringen Menge eines O/W-Emulgators wirkt stabilitätsfördernd.

Bei der Verarbeitung müssen einige Besonderheiten beachtet werden. Tego® SMS bevorzugt eher moderates Rühren. Hohe Scherkräfte mindern die Stabilität der Emulsion, sie kann sich nach einigen Tagen trennen bzw. Wasser absondern. Ein Handmixer mit Knethaken ist daher das bevorzugte Rührgerät. Beide Phasen werden auf 60 bis 65 °C erhitzt, das heiße Wasser wird unter ständigem Rühren kontinuierlich eingetröpfelt (ähnlich wie bei der Mayonnaiseherstellung). Sie können es auch in ganz kleinen Portionen zugeben. Dabei muss jede Portion gut eingemischt werden, bevor die nächste zugegeben wird. Rühren Sie ca. drei bis vier Minuten auf höchster Stufe. Anschließend kann mit dem Spatel gerührt werden, bis die Emulsion auf 30 °C abgekühlt ist.

Stellen Sie die Emulsion zum Abkühlen nicht ins kalte Wasserbad. Nun werden die in etwas Wasser gelösten Wirkstoffe (inkl. pH-Regulator, Konservierungsstoff und evtl. Weingeist) mit dem Handmixer tröpfchenweise eingearbeitet. Emulsionen mit Tego® SMS werden also zweimal homogenisiert. Dies ist nötig, damit die zweite Wasserportion mit den Wirkstoffen gut in das Emulsionssystem eingebunden wird. Tego® SMS ist ein Markenname von Evonik Goldschmidt GmbH.

Schmelzbereich: 56–58 °C
Verwendung: Emulgator; Creme und Lotion 30–45 % Fettphase für sehr trockene, schuppige Haut, reife Haut, Koemulgator für O/W-Emulsionen
Naturkosmetik: ja
Dosierung: 14–18 % in der Fettphase

Tegomuls® 90 S
Hydrogenated Palm Glyceride

Tegomuls® 90 S ist ein Emulgator, der ursprünglich für die Lebensmittelindustrie entwickelt wurde. Er wird als Emulgator und Aufschlaghilfe für Margarine, Kuchen, Speiseeis, Brot usw. verwendet. Seine Vorzüge im Lebensmittelbereich liegen in seiner Fähigkeit, Gebäck länger frisch zu halten und luftige Ergebnisse zu erzeugen. Durch die TV-Sendung *Hobbythek* wurde Tegomuls® 90 S

Tegomuls® 90 S

als Emulgator zur Herstellung von Hautcremes bekannt. Er basiert auf Stearinsäure aus Palmöl. In verschiedenen Datenblättern wird der Emulgator als destilliertes Monoglycerid aus vollständig gehärtetem Palmöl beschrieben. Tegomuls® 90 S setzt sich aus mind. 90 Prozent Monoglyceriden und ca. 5 Prozent Natriumstearat zusammen. Er kommt als fein granuliertes gelbliches Pulver in den Handel. Der Schmelzbereich liegt zwischen 62 und 66 °C. Tegomuls® 90 S ist ein O/W-Emulgator für Cremes und Lotionen mit 20 bis 35 Prozent Fettphase. Er erzeugt stabile Emulsionen, die jedoch im unteren Fettphasenbereich zum Wässern neigen. Das heißt, dass die Emulsion beim Auftrag bricht und ein wässriges Gefühl auf der Haut erzeugt. Etwas Cetylpalmitat und Xanthan stabilisiert die Emulsion zusätzlich, sie sollten daher immer eingeplant werden. Tegomuls® 90 toleriert keine Säure- und Salzzugaben. Im sauren pH-Bereich wird die Emulsion instabil und trennt sich. Der pH-Wert muss daher auf 6,5 bis 7 eingestellt werden. Beachten Sie, dass für Cremes mit Tegomuls® 90 S wegen des höheren pH-Wertes nicht alle Konservierungsstoffe verwendet werden können. Tegomuls® 90 S erzeugt leichte, mattierende Emulsionen, die schnell einziehen und nicht nachfetten. Er vermittelt ein eher trockenes Hautgefühl, daher ist er ein guter Emulgator für junge Haut, schnell fettende Haut und Mischhaut mit öliger Tendenz. Auch für nicht fettende Hand- und Fußcremes bildet er eine geeignete Grundlage. Ein weiterer Nachteil ist seine Neigung zum Weißeln. Das heißt, dass vor allem Lotionen bei großflächigem Verreiben einen hartnäckigen weißen Film erzeugen. Dieses kleine Problem löst sich von selbst, wenn man der Lotion drei bis fünf Tage Ruhezeit gönnt. Möchten Sie leichte, schnell einziehende Cremes mit säurehaltigen Wirkstoffen und/oder Salzen konzipieren, kombinieren Sie Tegomuls® 90 S im Verhältnis 2:1 mit einem anderen Emulgator Ihrer Wahl. Tegomuls® 90 S ist ein Markenname der Firma Goldschmidt (heute Evonik Goldschmidt GmbH).

Schmelzbereich: 62–66 °C
Verarbeitung: mit der Fettphase schmelzen, beide Phasen auf ca. 70 °C erhitzen, unter Rühren die Wasserphase in die Fettphase gießen, emulgieren
Verwendung: Emulgator; Lotion und Creme 20–35 % Fettphase bei normaler und fetter Haut, bei Mischhaut mit öliger Tendenz
Naturkosmetik: ja
Dosierung: Lotion 18 % in der Fettphase, Creme 20 % in der Fettphase

Tegosoft® MM
Myristyl Myristate

Die schneeweißen Pellets werden durch Veresterung aus Myristinsäure und Myristinalkohol hergestellt. Myristinsäure ist in größeren Mengen in Babassu- und Kokosöl enthalten. Myristinalkohol ist ein Fettalkohol, der ähnliche Eigenschaften besitzt wie Cetylalkohol oder Cetylpalmitat. Tegosoft® MM schmilzt bei ca. 40 °C, wird

Tonerde

als Konsistenzgeber und Koemulgator vorwiegend in O/W-Cremes und -Lotionen eingesetzt. Tegosoft® MM verleiht Emulsionen ein weißes, glänzendes Aussehen. Er verbessert das Auftrags- und Einziehverhalten der Emulsion. In Kombination mit Tegomuls® 90 S reduziert er das trockene Hautgefühl. Emulsionen mit höheren Fettphasen fühlen sich deutlich leichter an, der Glanz wird abgemildert, sie ziehen sehr gut ein und hinterlassen ein samtig-pudriges Hautgefühl. Die bekannte feucht-glitschige Haptik bei Emulsionen mit Glycerinstearat SE verschwindet vollständig. Bodylotionen erhalten eine glatte, gehaltvoll wirkende und dennoch leichte Textur, lassen sich leicht verteilen und ziehen sehr schnell ein. Tegosoft® MM ist ein Markenname der Firma Evonik Goldschmidt GmbH.

Verarbeitung: mit der Fettphase schmelzen
Verwendung: Konsistenzgeber;Creme, Lotion für jede Haut
Naturkosmetik: ja
Dosierung: 1–2 %

Tonerde
Clay

Tonerden sind natürliches, fein gemahlenes Gestein, das vor vielen tausend Jahren entstanden ist. Ihre Bestandteile sind eine Mischung aus Mineralien der Erdkruste. Sie bestehen aus Quarzsand,

Feldspat, Glimmer, Kalk, Montmorillonit sowie aus verschiedenen Mineralien und Spurenelementen. Im Handel sind Erden in verschiedenen Farben erhältlich. Es gibt weiße, grüne, gelbe, rote und rosa Tonerde. Die Färbung ergibt sich durch unterschiedliche Mengenverhältnisse von Eisen-, Kupfer- und Magnesiumoxiden. Weiße Tonerde wird auch weißes Kaolin genannt. Die größten Vorkommen sind in China zu finden. Kleinere Gebiete gibt es in Europa und Amerika. Weiße Tonerde ist völlig eisenoxidfrei und sehr fein in der Körnung. Grüne Tonerde kommt hauptsächlich in Frankreich vor. Ihre Farbe erhält sie durch verschiedene Kupferverbindungen. Rote, rosa und braune Tonerden enthalten mehr oder weniger Eisenoxide. »Rhassoul«, eine rotbraune Tonerde aus Nordafrika, wird auch als Wascherde bezeichnet. Die braune (Heil-)Erde ist naturreiner Löss, der durch Zerstörung anderer Gesteine entstanden ist und anschließend abgelagert wurde. Tonerden werden in kosmetischen Produkten für vielerlei Zwecke eingesetzt. Am bekanntesten ist die Verwendung für Gesichtsmasken. Man verrührt dazu eine Tonerde nach Wahl mit Wasser oder einem Hydrolat, streicht diesen Brei auf die Haut, lässt ihn trocknen und wäscht alles mit viel warmem Wasser sorgfältig ab. Tonerdemasken reinigen die Haut und verfeinern das Hautbild. Da die Erdpartikel wie ein Schwamm Feuchtigkeit und Fett aufsaugen, ist es ratsam, bei trockener Haut dem Brei Hydratisierer wie z. B. Glycerin oder Harnstoff und etwas Pflanzenöl beizumischen. Tonerden können auch als sehr sanftes Peeling in Cremes und Lotionen eingearbeitet werden. Bei fetter, unreiner Haut kann eine mit Tonerde angereicherte Reinigungslotion zur täglichen Gesichtsreinigung verwendet werden. Tonerden werden auch als natürliches

Färbemittel für Naturseifen verwendet. Sie erzeugen zarte Pastelltöne, benötigen aber meist eine Gelphase. Die Erden sind weder wasser- noch öllöslich. Sie werden entweder in Wasser oder Öl dispergiert und in den angedickten Seifenleim eingerührt.

Verarbeitung: für Masken mit Wasser verrühren; für Reinigungscreme in der Fettphase dispergieren; zum Färben von Seifen in etwas Wasser oder Öl dispergieren
Verwendung: Wirkstoff, Farbstoff; Masken und Gesichtsreinigung für jede Haut, Peeling bei empfindlicher Haut, Farbstoff für Naturseifen
Naturkosmetik: ja
Dosierung: Seife 3–5 % der Fettmenge, Masken nach Bedarf, Reinigung und Peeling 2–5 %

Totes-Meer-Salz
Maris Sal

Das Tote Meer ist der tiefstgelegene See der Erde. Es hat zwar einen Zufluss, den Jordan, aber keinen Abfluss. Entgegen dem Namen ist das Tote Meer biologisch nicht tot. Es beschränkt sich jedoch weitgehend auf halophile (»Salz liebende«) Mikroorganismen. Sein Salzgehalt liegt zwischen 28 und 33 Prozent. Im Vergleich dazu ist der Salzgehalt des Mittelmeeres mit ca. 3,8 Prozent sehr gering. Das Salz des Toten Meeres unterscheidet sich von anderen Salzen durch seine Mineralzusammensetzung. Es enthält ca. 50,8 Prozent Magnesiumchlorid, 14,4 Prozent Calciumchlorid, 30,4 Prozent Natriumchlorid und 4,4 Prozent Kaliumchlorid sowie zahlreiche Spurenelemente. Das grobkörnige Salz ist stark hygroskopisch und daher nie ganz trocken. Totes-Meer-Salz wirkt anregend auf den Stoffwechsel, es fördert die Durchblutung, wirkt hautstraffend, reguliert den Abschuppungsprozess und die Talgproduktion. Es wird häufig in kosmetischen Produkten bei Hautproblemen wie Schuppenflechte und Neurodermitis eingesetzt. Die Dosierung in Emulsionen sollte jedoch nicht zu hoch bemessen werden, denn es hat negative Einflüsse auf deren Stabilität. Salz kann die Emulsion aufbrechen, wodurch sie sich trennt. Totes-Meer-Salz ist für Naturseifen wegen des hohen Mineralgehalts ungeeignet.

Verarbeitung: in kaltem oder warmem Wasser lösen
Verwendung: Wirkstoff; Duschgel, Shampoo, Gesichtswasser, Haarwasser, Creme, Lotion und Badezusatz bei fetter, unreiner Haut, schuppiger Haut, Schuppenflechte, Neurodermitis
Naturkosmetik: ja
Dosierung: 0,5–1 %, Vollbad 200–500 g

Tussahseide
Silk

Tussahseide wird aus den Kokons des Eichenspinners gewonnen. Der Eichenspinner ist ein wild lebender Schmetterling, der sich meist von Eichenblättern ernährt. Seine Heimat ist Indien und China. Die Zusammensetzung der Seidenfasern von Wildseide ist mit denen der Zuchtseide identisch (siehe Seidenprotein). Wildseide weist typischerweise unregelmäßige Verdickungen auf, denn die Raupen beißen sich durch den Kokon und werden nicht, wie bei der Gewinnung für Zuchtseide, getötet. Deshalb ist der Faden nicht unendlich lang und muss zusammengesponnen werden. Tussahseide als kosmetische Zutat kommt als sehr feine, weiche Fasern in den Handel. Die Fasern sind weder wasser- noch öllöslich, deshalb sind sie für pflegende Kosmetikprodukte wie Cremes und Lotionen nicht geeignet. Für Naturseifen allerdings ist Tussahseide eine ideale Ergänzung, die ein wenig Luxus vermittelt. Die Fasern müssen dazu erst aufgelöst werden. Dies geschieht in der Lauge. Man kann entweder die Fasern in der Laugenflüssigkeit einweichen und dann das Natriumhydroxid einrühren oder sie in die angerührte Lauge geben. Durch beide Verarbeitungsvarianten wird reichlich Wärme freigesetzt. Die Lauge wird sehr heiß. Bei der Verwendung von Seide sollten Fette und Lauge nicht mehr als 30 °C warm sein, denn die Seide lässt den Seifenleim schnell andicken. Die Eiweißstoffe der Seide bewirken ein ausgezeichnetes glattes Hautgefühl beim Waschen und hinterlassen einen zarten Film auf der Haut. Sie unterstützen die Cremigkeit der Seife und wirken schaumstabilisierend. Seidenseifen zeichnen sich auch durch gute Griffigkeit und eine schöne Oberfläche aus.

Teil 2: Kosmetikrohstoffe von A–Z

Verarbeitung: 1. In der Laugenflüssigkeit einweichen, dann NaOH zugeben und rühren, bis sich die Fasern gelöst haben. 2. In die bereits angerührte Lauge geben und rühren, bis sich die Fasern gelöst haben.
Verwendung: Naturseifen
Naturkosmetik: ja
Dosierung: ca. 0,5 g auf 1000 g Fettmenge

Urea → Siehe Harnstoff

Vitamin C
Ascorbic Acid/Ascorbyl Palmitate/Sodium Ascorbyl Phosphate

Vitamin C ist ein farb- und geruchloses, kristallines Pulver mit saurem Geschmack. Das Pulver ist relativ stabil gegen Oxidation durch Sauerstoff. Es löst sich sehr leicht in Wasser. In gelöster Form zersetzt es sich schnell durch Sauerstoffeinfluss und Wärme. Vitamin C ist eine organische Säure, die vor allem in Obst und Gemüse vorkommt. Es kann auch biosynthetisch aus verschiedenen Zuckern mithilfe von Enzymen hergestellt werden. Reines Vitamin C wird in Kosmetika aufgrund seiner Instabilität selten eingesetzt. Vitamin-C-haltige Produkte müssen immer luftdicht verschlossen aufbewahrt werden. Bei Kaufprodukten, die auf lange Haltbarkeit ausgelegt sind, ist dies ein großes Problem. Bei selbst hergestellter Kosmetik besteht die Möglichkeit, die Produkte in sehr kleinen Chargen zu produzieren und diese in luftdichte Behältnisse, z. B. Airless-Spender, abzufüllen. Meist werden jedoch verschiedene Ester der Ascorbinsäure verwendet. Sie weisen zwar eine geringere Bioverfügbarkeit auf, sind aber in wässrigen Produkten um ein Vielfaches stabiler. Für Endverbraucher steht neben der reinen Ascorbinsäure auch Ascorbylpalmitat zur Verfügung. Es handelt sich um einen Ester von Ascorbinsäure mit Palmitinsäure. Das feine weiße Pulver ist öllöslich und wird in der Fettphase geschmolzen. Ascorbylpalmitat kann aufgrund seines lipophilen Charakters gut in die Hornschicht eindringen. Es wird dort in Ascorbinsäure und Palmitinsäure aufgespalten. In geringer Dosierung wird Ascorbylpalmitat primär als Produktschutz eingesetzt. Das heißt, es soll die Emulsion selbst vor Oxidation schützen. Höher dosiert kann man es als kosmetisch wirksame Substanz einsetzen. Vitamin C wirkt stimulierend auf den Kollagenaufbau, verringert die Faltentiefe und verbessert die Barrierefunktion der Haut. Zusammen mit Vitamin E wirkt es als Antioxidans in Sonnenschutzprodukten und verstärkt dort die Wirkung der UV-Filter. Vitamin C hemmt die Melaninbildung, daher wird es auch als »Bleichmittel« bei Altersflecken eingesetzt. Hoch dosiert deaktiviert es die für Akne verantwortlichen Mikroorganismen. In geringer Dosierung unterstützt es desodorierende Wirkstoffe, indem es die für den Körpergeruch verantwortlichen Bakterien deaktiviert.

Verarbeitung: Ascorbinsäure in kaltem Wasser lösen; Ascorbylpalmitat in der Fettphase schmelzen
Verwendung: Wirkstoff; Creme bei trockener, reifer Haut, Sonnenschutzlotion, Aknecreme, Deodorant
Naturkosmetik: ja
Dosierung: Produktschutz 0,2 %, tägliche Hautpflege 0,2–2 %, Sonnenschutz 0,2–1 %, Bleichmittel 3 %, Akneprodukte 5 %, Deodorant 0,2 %

Vitamin E, Vitamin E Acetat
Tocopherol/Tocopheryl Acetate

Tocopherol ist ein Überbegriff für alle Vitamin-E-wirksamen Tocopherole und seine Derivate. Die wichtigste Funktion von Vitamin E ist die eines fettlöslichen Antioxidans. Es ist in der Lage, mehrfach ungesättigte Fettsäuren vor einer Zerstörung durch freie Radikale zu schützen. Freie Radikale sind Teile von Molekülen, an deren Bruchstelle sich ein Atom mit einem ungepaarten Elektron befindet. Sie sind meist sehr reaktionsfreudig und greifen die Doppelbindungen der Fettsäuren an. Freie Radikale bilden sich durch Hitze, UV-Strahlung, Röntgen- und ionisierende Strahlung sowie durch elektrochemische Oxidation. Freie Radikale sind jedoch nicht nur schädliche Stoffwechselprodukte. Sie dienen auch der Immunabwehr, indem sie Bakterien und andere Fremdstoffe zerstören. Vitamin E lagert sich an biologischen Membranen ein und kann dort die radikalische Kettenreaktion stoppen. Dadurch wird es aber selbst zum Vitamin-E-Radikal, wird träge und kann die Kettenreaktion nicht fortsetzen. Durch Vitamin C kann es wieder in Vitamin E umgewandelt werden. Vitamin E und C wirken somit synergetisch. Vitamin E sollte zum Schutz vor freien Radikalen immer in Hautpflegeprodukten integriert werden. Im Handel sind zwei Varianten von Vitamin E erhältlich. Reines, natürliches Vitamin E (D-Alpha-Tocopherol) und Vitamin-E-Acetat (DL-Alpha-Tocopherol). Vitamin E ist eine bräunliche, zähflüssige Substanz, die aus natürlichen Quellen gewonnen wird. Sie ist weniger stabil im Hinblick auf Wärme und Sauerstoff als das Acetat, hat aber eine höhere biologische Wirksamkeit. Vitamin-E-Acetat wird durch Veresterung von Vitamin E mit Essigsäure hergestellt. Es ist klar, geruchlos und zähfließend. Beide Varianten sind öllöslich. In Hautpflegeprodukten wirken Vitamin E und Vitamin-E-Acetat entzündungshemmend, reduzieren die Bildung von Altersflecken, erhöhen das Feuchthaltevermögen der Hornschicht, lindern Juckreiz, beschleunigen die Wundheilung und beugen vorzeitiger Hautalterung vor.

Verarbeitung: während der Abkühlphase einrühren
Verwendung: Wirkstoff; alle Pflegeprodukte für jede Haut
Naturkosmetik: ja
Dosierung: 1–2 %, in Spezialpflege 4–5 %

Vitamin-A-Palmitat-Öl
Arachis Hypogaea, Retinyl Palmitate, Tocopherol

Vitamin A ist ein öllösliches essentielles Vitamin, das für kosmetische Zwecke synthetisch hergestellt wird. Da es bei der Ausübung ihrer Funktionen verbraucht wird und vom Körper nicht selbst hergestellt werden kann, muss es ständig nachgeliefert werden. Retinol ist ein Diterpenalkohol. Es ist licht- und sauerstoffempfindlich, deshalb werden in kosmetischen Produkten die Ester Retinyl-Palmitat oder Retinyl-Acetat verwendet. Diese sind zwar stabiler als der Alkohol, sollten aber dennoch vor Licht und

Sauerstoff geschützt werden. Retinyl-Palmitat ist ein Ester von Retinol mit Palmitinsäure, das Acetat ist ein Ester von Retinol mit Essigsäure. Vitamin A wird nach »Internationalen Einheiten« dosiert. Mit dem Begriff Internationale Einheit (I.E.) wird die biologische Aktivität eines Stoffes quantifiziert. Sie gibt an, wie viel µmol eines Stoffes notwendig sind, um wirksam zu werden. Das Verhältnis zwischen Internationalen Einheiten und Stoffmenge ist für jeden Stoff anders. Eine I. E. Vitamin A entspricht 0,3 µg Retinol. Bei Vitamin E (DL-Tocopherol) sind es 910 µg. Die Kosmetikindustrie greift auf Vitamin-A-Produkte zurück, die 1 Million und mehr I.E. enthalten. Bei der für kosmetische Zubereitungen empfohlenen Konzentration von 1.000 bis 5.000 I.E. wäre eine exakte Dosierung mit diesen Produkten für Endverbraucher fast unmöglich. Deshalb wird im Einzelhandel eine Mischung mit Erdnussöl, Retinyl Palmitat und ca. 1 Prozent Vitamin E angeboten. Dieses zähflüssige Vitamin-A-Palmitat-Öl enthält 17.000 I.E. Mit 0,6 Prozent dieses Stoffes können Sie Ihre Creme mit 1.000 I.E. anreichern. Möchten Sie 5.000 I.E. dosieren, benötigen Sie 3 Prozent. Vitamin A kann bei hoher Dosierung zusammen mit penetrationsfördernden Stoffen empfindliche Haut reizen. Dies macht sich durch Rötungen bemerkbar. Beginnen Sie daher mit einer niedrigeren Dosierung, die Sie langsam steigern können.

Vitamin-A-Palmitat wird von der Haut sehr gut aufgenommen und in der Hornschicht in seine Bestandteile Vitamin A und Palmitinsäure aufgespalten. Die Wirksamkeit von Vitamin A wurde in vielen Studien nachgewiesen. Es erhöht die Zellteilungsrate, die

Teil 2: Kosmetikrohstoffe von A–Z

eine Verdickung der Hornschicht zur Folge hat. Dies ist besonders für reife Haut von Bedeutung, da diese durch eine verminderte Zellteilung mit der Zeit immer dünner wird. Vitamin A erhöht den Hautstoffwechsel und aktiviert die Enzymtätigkeit. Es verringert die Faltentiefe bei durch UV-Strahlen geschädigter Haut. Vitamin A gilt, wie Vitamin E, als Radikalfänger (siehe dort). Füllen Sie Vitamin-A-haltige Produkte in lichtundurchlässige Tiegel und Flaschen und halten Sie diese gut verschlossen. Durch Licht und Sauerstoffeinfluss wird Vitamin A im Produkt nach und nach abgebaut, wodurch sich die Wirksamkeit verringert. Um dem vorzubeugen, ist ein Zusatz von UV-Filtern sinnvoll.

Verarbeitung: während der Abkühlphase zugeben
Verwendung: Wirkstoff; Creme, Lotion, Serum bei trockener, reifer, empfindlicher Haut, unreiner Haut, Verhornungsstörungen, After-Sun-Pflege
Naturkosmetik: nein
Dosierung: 0,6–3 %

Vithaar HT

Aqua, Alcohol denat., Hydrolyzed Wheat Protein, Oryza sativa Extract, Phenethyl Alcohol, Alanine, Serine, Citric Acid, Biotin

Vithaar HT ist ein Synonym der *Hobbythek* für ein Substanzgemisch aus verschiedenen Aminosäuren aus Weizen- und Reisprotein, Zitronensäure, Wasser, denaturiertem Alkohol und als Hauptwirkstoff ca. 0,1 Prozent Biotin. Biotin gehört zur Gruppe der wasserlöslichen B-Vitamine. Natürliches Biotin ist in vielen Nahrungsmitteln wie z. B. Trockenhefe, Rinderleber, Sojabohnen und Eigelb enthalten. Mangelerscheinungen würden sich vor allem an Haut und Haaren bemerkbar machen, deshalb wird Biotin auch als »Vitamin H, das Haut- und Haarvitamin« bezeichnet. Sie sind heute bei gesunder Ernährung jedoch sehr selten. Für kosmetische Zwecke wird Biotin synthetisch meist aus Fumarsäure oder Tetonsäure hergestellt. Neuere Studien haben gezeigt, dass Biotin die Zusammensetzung von Keratin positiv beeinflusst und die Bildung interzellulärer Lipidschichten fördert. Dadurch werden die natürliche Barrierefunktion der Haut sowie die äußere Schuppenschicht der Haare gestärkt. Schon lange bekannt ist, dass Biotin die Nägel elastischer macht, sodass sie nicht mehr splittern und abbrechen. In Kombination mit Reisproteinen verbessert Vithaar HT das Feuchthaltevermögen von Haut, Haaren und Fingernägeln, vermindert gespaltene Haarspitzen und erzeugt ein weiches, geschmeidiges Hautgefühl. Durch seine Substantivität zu Keratin glättet es den Haarschaft und bringt dadurch mehr Glanz und Geschmeidigkeit ins Haar.

Teil 2: Kosmetikrohstoffe von A–Z

Verarbeitung: während der Abkühlphase zugeben

Verwendung: Wirkstoff; Creme, Lotion und Serum bei trockener, reifer Haut, Haarkur und -spülung bei trockenem, feinem Haar, gespaltenen Haarspitzen, Hand- und Nagelpflege bei brüchigen Fingernägeln

Naturkosmetik: nein

Dosierung: 0,5–1,5 %

Walnussöl
Juglans regia L.

Die ursprüngliche Heimat des Walnussbaums ist Persien. Heute findet man groß angelegte Kulturen vor allem in Gegenden mit Weinklima in Mittel- und Südeuropa, Zentralasien, Nepal, China, im Mittelmeergebiet, Kalifornien und Mexiko. Von der Pflanzung bis zur ersten Ernte vergehen sechs bis acht Jahre. Ein ausgewachsener Baum trägt bis zu 4.000 Früchte pro Jahr. Die Früchte sind kugelige, einsamige Steinfrüchte. Aus den Samenkernen wird durch Kaltpressung ein dunkelgelbes Öl gewonnen. Es schmeckt angenehm nussig und duftet dezent nach Walnuss. In der Hautpflege ist es aufgrund seiner hohen Anteile an mehrfach ungesättigten Fettsäuren ein sehr wertvolles Öl. Obwohl es sehr reichhaltig wirkt, zieht es gut ein, ohne schwer aufzuliegen. Walnussöl ist oxidationsempfindlich und muss daher immer kühl und dunkel gelagert werden. Es sollte in Naturseifen nur gering dosiert werden. Walnussöl aus den Kernen darf nicht mit Walnussschalenöl verwechselt werden. Letzteres ist ein Mazerat aus den Schalen der Walnuss in einem Trägeröl. Es wird vorwiegend in Sonnenkosmetik als Bräunungsbeschleuniger eingesetzt.

Zusammensetzung: 7 % Palmitinsäure, 2 % Stearinsäure, 17 % Ölsäure, 60 % Linolsäure, 13 % Alpha-Linolensäure, Lecithin, Vitamin A, Vitamin E
Jodzahl: 147 | **VZ KOH:** 192 | **VZ NaOH:** 0,1368
Fetteigenschaft: halb trocknend | **Haptik:** mittel

Verwendung: Basisöl; Creme, Lotion bei Mischhaut, trockener, reife Haut, Naturseife
Naturkosmetik: ja
Dosierung: 5–20 % in der Ölmischung, Seife 5–10 %

Walratersatz

Cetyl Palmitate

Die Bezeichnung Walrat*ersatz* signalisiert, dass es sich nicht um echtes Walrat aus dem Kopf des Pottwals handelt. Bis 1984 wurden Pottwale wegen des Walrats gejagt und getötet. Walrat galt früher als wertvolles Heilmittel. Echtes Walrat ist ein Gemisch aus Triglyceriden, verschiedenen Diacylglycerylethern und Wachsen. Die Ersatzsubstanz wird mit Cetylalkohol und Palmitinsäure hergestellt. Es handelt sich hierbei um einen Wachsester, der ähnliche Eigenschaften wie Cetylalkohol besitzt. Walratersatz kommt als weiße, wachsige Pastillen in den Handel. Sie schmelzen bei ca. 49 bis 53 °C klar in der Fettphase. Walratersatz wird primär als Konsistenzgeber und Co-Emulgator eingesetzt. Er hat ein gutes Wasserbindevermögen und bildet flüssig-kristalline Gelstrukturen aus, wodurch sowohl die Fett- als auch die Wasserphase einer Emulsion stabilisiert werden. Das gebundene Wasser wirkt in der Haut wie ein Depot, das nach und nach der Hornschicht zur Verfügung gestellt wird. Walratersatz verbessert das Einziehverhalten einer Creme, sie wirkt dadurch weniger fettend. Im Gegensatz zu Cetylalkohol erzeugt Walratersatz geschmeidige,

Weingeist

zarte Emulsionen, ohne ein Trockenheitsgefühl zu hinterlassen. Es verbessert Feinheit und Konsistenz von Emulsionen und zeigt in geringer Konzentration weichmachende, glättende und leicht filmbildende Eigenschaften. Emulsionen mit Walratersatz benötigen ein bis zwei Tage Ruhezeit, bis ihre endgültige Konsistenz erreicht ist. Markenname: Cutina® CP (Cognis)

Schmelzbereich: 49–53 °C
Verarbeitung: mit der Fettphase schmelzen
Verwendung: Konsistenzgeber; Creme und Lotion für jede Haut, Hand- und Fußcreme, Haarpflegeprodukte, als Stabilisator der Wasserphase in O/W-Emulsionen
Naturkosmetik: ja (sofern die Quellen pflanzlichen Ursprungs sind)
Dosierung: 0,5–3 %

Weingeist
Alcohol/Ethanol

Weingeist ist ein einwertiger Alkohol. Die klare, farblose Flüssigkeit weist den charakteristischen, scharf-würzigen Geruch auf. Weingeist ist hygroskopisch (feuchtigkeitsanziehend), leicht entzündlich und verdunstet sehr schnell. Weingeist gewinnt man auf zwei verschiedenen Wegen. Für industrielle Zwecke wird er meist aus Ethylen hergestellt. Zur Verwendung in der Nahrungsmittel-, Medizin- und Kosmetikindustrie wird Weingeist durch

Vergärung von zucker- und stärkehaltiger Biomasse durch Hefen und Bakterien gewonnen. Dieses Produkt enthält nur ca. 18 % Vol. Alkohol, weil die Hefen bei höherem Alkoholgehalt absterben. Durch mehrfache Destillation (Brennen) wird der Alkoholgehalt auf 95 bis 96 % Vol. gebracht. Ethanol enthält keine Vergällungsmittel oder andere Zusatzstoffe. Verdünnt man ihn mit Wasser, kann man ihn als Genussalkohol, z. B. zur Herstellung von Likören, verwenden. Trinkalkohol unterliegt in Deutschland einer hohen Besteuerung, deshalb ist Weingeist deutlich teurer als vergällter Alkohol.

Weingeist erfüllt in kosmetischen Produkten vielfältige Aufgaben. Seine kühlende und durchblutungsfördernde Wirkung schätzt man in Einreibemitteln bei Muskelschmerzen. Er ist ein gutes Lösemittel für Duftstoffe und Kräuterwirkstoffe. Aufgrund seiner desinfizierenden Wirkung wird Weingeist auch als Konservierungsmittel in Naturkosmetik eingesetzt. Alkohol greift die Zellwände der Mikroorganismen an und zerstört dadurch ihre Vermehrungsfähigkeit. Um diese Wirkung zu erreichen, muss eine gewisse Alkohol-Konzentration im Produkt vorhanden sein. Zur Konservierung von kosmetischen Produkten benötigt man eine Dosierung von 12 bis 15 Prozent Weingeist, bezogen auf die gesamte Wasserphase. Bei sauberer Arbeitsweise sind so konservierte Produkte ca. vier bis sechs Wochen haltbar. Dies setzt aber voraus, dass das Behältnis immer gut verschlossen gehalten wird, damit der Alkohol nicht verdunsten kann. Ein hoher Alkoholgehalt kann auch zur Instabilität einer Emulsion führen. Die Rezepturen sind dann entsprechend anzupassen. In oben genannter Konzentration ist Weingeist allgemein gut verträglich und wirkt nicht austrocknend.

Weizenkeimöl

Weingeist fördert auch das Einziehverhalten von Emulsionen, dadurch wirken fettreiche Produkte weniger aufliegend und ziehen besser ein. Sehr angenehm ist ein Alkoholzusatz in Sommer-Körperpflege, da er einen leicht kühlenden Effekt durch Verdunstungskälte entwickelt.

Verarbeitung: mit Wasser mischen; zu Konservierungszwecken am Ende des Herstellungsprozesses ins fertige Produkt einrühren
Verwendung: Lösemittel, Konservierungsmittel; Lösemittel für Duftstoffe, Kräutertinkturen, Grundlage für Haarspray, Deodorant, Haarwasser, Gesichtstonic, Rasierwässer, Hilfsmittel zum Vordispergieren von Gelbildnern
Naturkosmetik: ja
Dosierung: 10–20 %, Haarspray bis 80 %

Weizenkeimöl
Tritium kausativum

Weizen zählt zur Pflanzenfamilie der Süßgräser. Seine ursprüngliche Heimat ist wahrscheinlich Nordpersien. Die relativ anspruchslose Pflanze gedeiht in den gemäßigten Zonen fast überall auf der Welt. In den goldgelben bis bräunlichen, eiförmigen Körnern befinden sich die Keimlinge. Diese enthalten etwa 7 bis 12 Prozent fettes Öl. Weizenkeimöl ist eigentlich ein Nebenprodukt der Mehlherstellung. Moderne Anlagen sind so ausgelegt, dass in einem Arbeitsprozess Mehl, Kleie und der Keimling

Teil 2: Kosmetikrohstoffe von A–Z

getrennt werden können. Aus den Keimlingen wird durch kalte Pressung ein orangerotes Öl gewonnen. Es ist dickflüssig und duftet intensiv nach Getreide. Der Geruch findet sich deutlich wahrnehmbar auch in Emulsionen wieder. Wenn Sie ihn nicht mögen, greifen Sie zu raffiniertem Öl, das nur sehr dezent duftet. Es unterscheidet sich auch farblich durch seinen goldgelben Ton deutlich von nativem Öl. Weizenkeimöl ist ein ausgezeichnetes Öl für die Pflege reifer, trockener Haut, denn es festigt das Gewebe, reguliert den Hautstoffwechsel und regt die Zellneubildung an. Es wirkt sehr reichhaltig und gut fettend. Emulsionen mit Weizenkeimöl sind intensiv pflegend und hinterlassen einen sanft schützenden Film auf der Haut. Weizenkeimöl wird gerne für Haarpackungen eingesetzt. Verwenden Sie es nur, wenn Sie ein absoluter Fan dieses Geruchs sind. Haare sind ein ausgezeichneter Duftträger, was zur Folge hat, dass der Getreidegeruch tagelang im Haar bleiben kann. Weizenkeimöl kann auch in der Seifensiederei verwendet werden. Es darf allerdings nur gering dosiert werden, da es nicht sehr lange haltbar ist. Es erzeugt weiche Seifen mit gutem Pflegefaktor.

Zusammensetzung: 18 % Palmitinsäure, 1 % Palmitoleinsäure, 1 % Stearinsäure, 22 % Ölsäure, 51 % Linolsäure, 6 % Alpha-Linolensäure, Vitamin E (ca. 217 mg/100 g), Lecithin, Squalen, Provitamin A, Aminosäuren
Jodzahl: 121 | **VZ KOH:** 184 | **VZ NaOH:** 0,1311
Fetteigenschaft: halb trocknend | **Haptik:** schwer
Verarbeitung: mit der Fettphase erhitzen

Weizenquat

Verwendung: Basisöl; trockene, reife Haut, in Haarpflegeprodukten bei trockenen, spröden Haaren und Spliss, in Zellulite-Massageölen
Naturkosmetik: ja
Dosierung: 5–20 % in der Ölmischung, Seifen bis 5 %

Weizenprotein → Siehe Nuratin P

Weizenquat
Lauryldimonium Hydroxypropyl Hydrolyzed Wheat Protein

Weizenquat wird aus Weizenprotein hergestellt, das durch chemische Reaktion kationisiert wird. Dadurch erhält die Substanz ein intensives, selbstständiges Aufziehvermögen. Kationische Substanzen sind durch ihre positive Ladung in der Lage, ihre Moleküle in das negativ geladene Keratin der Haare einzulagern. Die Haaroberfläche erscheint dadurch glatt und glänzend. Weizenquat ist eine sirupartige, klare bernsteinfarbene Flüssigkeit, die als Conditioner in Haarpflegeprodukten eingesetzt wird. Es verbessert Kämmbarkeit und Glanz der Haare, verhindert deren statische Aufladung und starkes Austrocknen. Weizenquat erzeugt eine lang anhaltende Glätte der Haaroberfläche ohne Build-up-Effekt. Das heißt,

Weizenquat wird bei der nächsten Haarwäsche ausgewaschen. Es bleiben keine Rückstände im Haar, die sich übereinander anlagern. Es zeigt gute feuchtigkeitsbindende Wirkung aufgrund der enthaltenen Aminosäuren. Weizenquat kann in Shampoos, Haarkuren und -spülungen als Kämmbarkeitshilfe eingesetzt werden. Aufgrund seiner intensiven Substantivität ist es nicht für jedes Haar geeignet. Von seinen Vorzügen profitieren trockene, spröde und glanzlose Haare. Weizenquat ist mit anionischen, nichtionischen und amphoteren Tensiden kompatibel und über einen breiten pH-Bereich (3 bis 9) stabil. Es sollte nicht über 40 °C erwärmt werden.

Verarbeitung: während der Abkühlphase einrühren
Verwendung: Wirkstoff; Shampoo und Haarspülung bei trockenem, geschädigtem Haar, in Dusch- und Waschemulsionen bei trockener, empfindlicher Haut
Naturkosmetik: nein
Dosierung: 0,5–1 %

Wildrosenöl
Rosa mosqueta/Rosa canina

In den letzten Jahren hat sich für dieses Öl die Bezeichnung »Wildrosenöl« durchgesetzt, obwohl es kein Rosenöl im engeren Sinne ist. Denn es wird nicht aus den Blüten der Wildrose, sondern

Wildrosenöl

aus deren Fruchtkernen, den Hagebuttenkernen, gewonnen. Zur Ölgewinnung verwendet man meist die Fruchtsamen der Hundsrose (Rosa canina) oder der Muskatrose (Rosa mosqueta). Die ursprüngliche Heimat der Hagebutte ist unbekannt, sie wird jedoch in Chile vermutet. Die Früchte sind sehr vitaminreich und werden zu Mus verarbeitet. Aus den Kernen gewinnt man ein klares rötliches Öl. Im Handel sind ein kalt gepresstes, ein raffiniertes sowie ein mittels CO_2-Extraktion gewonnenes Öl erhältlich. Sie unterscheiden sich vor allem farblich voneinander. Das kalt gepresste Öl ist goldgelb bis rötlich, die CO_2-Extraktion ist geringfügig dunkler und das raffinierte Öl ist hellgelb. Wildrosenöl ist ein ausgesprochen wertvolles Öl in der Hautpflege. Durch seinen hohen Gehalt an Alpha-Linolensäure unterstützt es die Regeneration geschädigter, schuppiger Haut. Es stärkt die Zellmembrane und die Elastizität der Haut, reguliert den Feuchtigkeitshaushalt und die Talgdrüsenfunktion. Es regt die Zellerneuerung an und fördert die Kollagenbildung. Wildrosenöl wird auch bei empfindlicher und entzündeter Haut gut vertragen. Wildrosenöl ist sehr oxidationsempfindlich, es sollte immer kühl, dunkel und gut verschlossen gelagert werden.

Zusammensetzung: 3 % Palmitinsäure, 14 % Ölsäure, 46 % Linolsäure, 34 % Alpha-Linolensäure, Spuren von Transretinolsäure (eine sehr aktive Form des Vitamin A)
Jodzahl: 180 | **VZ KOH:** 183 | **VZ NaOH:** 0,1304
Fetteigenschaft: trocknend | **Haptik:** mittel
Verarbeitung: in die geschmolzene Fettphase geben oder während der Abkühlphase einrühren

Verwendung: Wirkstofföl; empfindliche, reife, trockene Haut, (sonnen-)geschädigte Haut, fette Haut, Schuppenflechte, Narbenbehandlung, Couperose
Naturkosmetik: ja
Dosierung: 10–20 % in der Ölmischung, Seife bis 10 %

Xanthan
Xanthan Gum

Xanthan ist ein hochmolekulares Polysaccharid, das seit mehr als 30 Jahren großtechnisch hergestellt wird. Das Xanthan bildende Bakterium Xanthomoras campestris wächst auf zucker- oder stärkehaltigen Lösungen. Nach dem Gärprozess wird das Medium in Alkohol ausgefällt, getrocknet und gemahlen. Xanthanlösungen verhalten sich pseudoplastisch, das heißt, sie sind im Ruhezustand hochviskos und werden fließfähig, wenn sie gepumpt, gegossen, geschüttelt oder gerührt werden. Xanthan ist sowohl in kaltem als auch in heißem Wasser löslich, neigt jedoch zur Klümpchenbildung. Xanthangele sind kompatibel mit allen Tensiden, stabil über einen weiten pH-Bereich (3 bis 11), bei Salz- und Alkoholzusätzen und thermischen Schwankungen. Ein geringer Zusatz Xanthan in der Wasserphase einer Emulsion verbessert das Gefrier- und Auftauverhalten. Es verhindert die Bildung großer Eiskristalle und stabilisiert die Emulsion, wenn sie aufgetaut wird. Die Kosmetikindustrie verwendet je nach Anwendungsbereich verschiedene Xanthan-Typen, deren Lösungen sich in Aussehen und Textur unterscheiden.

Das **Standard-Xanthan** ist ein beigefarbenes fein granuliertes Pulver. Es bildet ein trübes Gel mit puddingartiger, schleimiger Konsistenz. Die Klümpchenbildung ist stark ausgeprägt. Um diese zu vermeiden, ist es sinnvoll, Xanthan Standard zuerst in etwas Weingeist oder Glycerin zu dispergieren und dann kaltes oder warmes Wasser unter Rühren mit einem Mixer zuzugießen. Nach dem Trocknen bleibt ein Film zurück, der beim Reiben auf der Haut gummiartige Flusen verursacht.

Xanthan transparent ist ein beigefarbenes Pulver. Es staubt nicht und ist frei fließend. Die Klümpchenbildung beim Einstreuen in Wasser ist gering. Diese lösen sich nach kurzer Zeit vollständig auf. Diese Lösung ist nicht schleimig, zieht kaum Fäden und bildet ein klares, transparentes, glattfließendes Gel. Das Gel trocknet nahezu rückstandsfrei ab. Beim Auftrag auf ein Trägerglas bleibt so gut wie kein Film zurück. Xanthan transparent darf nicht über 80 °C erhitzt werden. Gele mit Xanthan transparent fühlen sich auf der Haut sehr leicht an und kleben nicht, auch Emulsionen wirken leichter, nicht abdichtend und zeigen nicht den typischen Glitscheffekt. Besonders in Shampoos und Duschgelen kommen diese Eigenschaften zum Tragen. Die Flüssigseifen fließen gleichmäßig, ohne glibberig zu wirken.

Verarbeitung Standard-Xanthan: 1. Zur Verwendung als Viskositätsregler in Emulsionen wird das Pulver in der geschmolzenen Fettphase dispergiert, dann das Wasser zugegeben und emulgiert. 2. Zur Verwendung als Gelgrundlage wird das Pulver in etwas Weingeist oder Glycerin dispergiert und anschließend unter Rühren das Wasser zugegeben.

Verarbeitung Xanthan transparent: 1. Gelgrundlage: Das Pulver unter ständigem Rühren mit dem Handrührgerät und Knethaken auf kleiner Stufe in ca. 50 °C warmes Wasser streuen. 2. Das Pulver mit etwas Weingeist benetzen und unter Rühren mit einem Spatel lauwarmes Wasser zugießen. Mit der zweiten Methode entstehen so gut wie keine Luftblasen im Gel. Es braucht allerdings ein paar Minuten, bis es richtig andickt. 3. Viskositätsregler in Emulsionen: Das Pulver in eine kleine Menge Wasser einrühren und die ca. 30 °C warme Emulsion portionsweise ins Gel einrühren. Bei dieser Vorgehensweise erhalten die Emulsionen eine besonders schöne, glatte Textur. Bei kalt gerührten Emulsionen kann das Pulver in der Ölphase dispergiert werden.

Verwendung: Gelbildner; Viskositätsregler in Creme und Lotion, Duschgel, Shampoo, Waschlotion, Rasiergel, Haargel, Conditioner, Deo-Roll-on

Naturkosmetik: ja
Dosierung: 0,1–1,5 %

Xyliance
Cetearyl Wheat Straw Glycerides (and) Cetearyl Alcohol

Xyliance ist ein nichtionischer, Ecocert-zertifizierter Emulgator auf pflanzlicher Basis. Der hydrophile Teil wird aus verschiedenen Zuckern von Weizenstroh gewonnen. Die Basis für den lipophilen Teil bildet Cetearylalkohol. Cetearylalkohol ist ein Gemisch aus Cetylalkohol und Stearylalkohol. Dieser wird aus Palmitin- und Stearinsäure von Palmöl gewonnen. Cetearylalkohol erhöht die Stabilität von Emulsionen, verfeinert die Textur und erzeugt ein weiches, glattes Hautgefühl. Xyliance kommt als gelbe, wachsige Schuppen in den Handel. Er schmilzt in der Fettphase bei 60 bis 70 °C und erzeugt reine O/W-Emulsionen. Xyliance ist ein leicht zu verarbeitender Emulgator für Cremes und Lotionen, die sich im Fettphasenbereich zwischen 20 und 40 Prozent bewegen. Der Emulgator toleriert pH-Wert-Schwankungen recht gut und ist auch bei geringen Salzzugaben stabil. Mit der Dosierung von weiteren Konsistenzgebern kann man im unteren Bereich bleiben, denn Xyliance bringt bereits einen Teil Fettalkohole mit. Pflanzenbutter kann jedoch immer, wenn gewünscht, in Rezepturen eingeplant werden. Emulsionen mit Xyliance zeichnen sich durch ihre cremigsofte Konsistenz aus. Sie ziehen sehr gut ein, fetten nicht nach und erzeugen ein angenehm leichtes Hautgefühl. Diese Eigenschaften prädestinieren Xyliance als perfekten Emulgator für Hand- und Fußcremes sowie für Gesichtscremes bei normaler, junger Haut und Mischhaut. Frisch hergestellte Cremes sind zunächst noch relativ weich. Sie benötigen etwa 24 Stunden, um ihre endgültige Konsistenz zu erreichen.

Schmelzbereich: 60–70 °C
Verarbeitung: mit der Fettphase schmelzen, auf ca. 70 °C erhitzen, unter Rühren die heiße (70 °C) Wasserphase in die Fettphase gießen, emulgieren; auch die One-Pot-Methode ist möglich
Verwendung: Emulgator; Lotion mit 20 % Fettphase, Creme mit 25–40 % Fettphase; Creme und Lotion für normale Haut, Mischhaut, leicht fettende Haut, Hand- und Fußcremes
Naturkosmetik: ja
Dosierung: Lotion 16 % der Fettphase, Creme 18–19 % der Fettphase

Zetesol® 856 T
MIPA-Laureth Sulfate, Cocoamidopropyl Betaine

Zetesol® 856 T besteht aus zwei Komponenten. Die eine ist ein MIPA-Fettalkoholethersulfat. MIPA steht für Monosiopropanolamin, das eine organische Verbindung aus der Gruppe der Alkanolamine ist. Dieses wird als Zwischenprodukt zur Herstellung u. a. von Waschmitteln und Emulgatoren für Kosmetika verwendet. MIPA-Fettalkoholethersulfate gelten allgemein als nicht besonders hautfreundlich. Um Hautirritationen zu verringern, enthält Zetesol® 856 T ca. 5 Prozent Betain. Zetesol® 856 T ist eine leicht gelbliche, viskose Flüssigkeit mit charakteristischem Eigengeruch. Das Aniontensid hat ca. 56 Prozent Aktivsubstanz und einen pH-Wert von 7. Zetesol® 856 T besitzt ein ausgezeichnetes Schaumvermögen und ist auch in hartem Wasser beständig. Es ist mit anderen anionischen, mit nichtionischen sowie amphoteren Tensiden kompatibel. Zetesol® 856 T lässt sich durch Zugabe von etwas Kochsalz einfach andicken. Dadurch kann man, je nach Rezeptur, auf Gelbildner verzichten. Zetesol® 856 T entfettet die Haut relativ stark, es sollte daher nicht für trockene, empfindliche Haut verwendet werden. In Formulierungen für fette Haut und schnell fettendes Haar sollte die unten angegebene Dosierung möglichst nicht überschritten werden, denn es kann trotz des Betainzusatzes Haut und Kopfhaut reizen und austrocknen. Planen Sie immer etwas Glycerin in Ihre Rezepturen ein, um die entfettende Wirkung zu reduzieren.

WAS: 56 % | **Tensidklasse:** anionisch
Verarbeitung: mit anderen Tensiden mischen, dann mit Wasser verdünnen oder ins vorbereitete Gel einrühren
Verwendung: Tensid; Duschgel und Shampoo besonders bei fetter Haut und fetten Haaren, stark schäumender Badezusatz
Naturkosmetik: nein
Dosierung: 10–20 % in der Tensidmischung

Ziegenmilchpulver → Siehe Milchpulver

Zinc PCA
Zinc PCA

Zink ist ein essentielles Spurenelement für den menschlichen Stoffwechsel. Es kann vom Körper nicht selbst hergestellt und gespeichert werden. Die Zufuhr erfolgt über eine ausgewogene Ernährung. Zinkmangel kann zu trockener, schuppiger Haut, brüchigen Fingernägeln und Haarausfall führen. Zinc PCA, ein weißes, feines Pulver, ist das Zinksalz der L-Pyrrolidoncarbonsäure (PCA = Pyrrolidon Carbon Acid). Es wird mittels Hydrolyse aus Aminosäuren und L-Glutaminsäure gewonnen. Pyrrolidoncarbonsäure ist mit ca. 14 Prozent einer der wichtigsten

Zinc PCA

Feuchthaltefaktoren im natürlichen NMF (Natural Moisturing Factor) der Haut. Die beste Löslichkeit in Wasser zeigt das Pulver bei pH 5. Je höher der pH-Wert, desto schlechter löst es sich. Liegt der pH-Wert bei 7 und höher, kristallisiert es unter Eintrübung aus. Für die Verarbeitung gilt, erst den pH-Wert des Wassers auf 5 einstellen und dann Zinc PCA darin lösen. Verwendet die Rezeptur basische Stoffe, ist der Einsatz eines pH-Puffers (z. B. Natriumlaktat) sinnvoll. Zinc PCA wird häufig bei fetter Haut eingesetzt. Es zeigt schon nach wenigen Anwendungen eine erstaunliche Wirkung. Die Haut fettet nicht mehr so schnell nach, der Glanz wird deutlich gemildert. Diese Wirkung resultiert daraus, dass Zinc PCA die Aktivität des Enzyms 5-α-Reduktase reduziert. Dieses Enzym wird aus dem Stoffwechselprodukt Dihydrotestosteron (DHT) freigesetzt. Es ist für die Stimulierung der Talgdrüsen verantwortlich. In geringerer Dosierung trägt Zinc PCA auch zur Feuchtigkeitsversorgung der Haut bei. Als Salz der L-Pyrrolidonsäure bindet es Wassermoleküle, schleust sie in die Hornschicht ein und bindet sie dort. Zinc PCA wird auch als desodorierender Wirkstoff beschrieben. Es soll die Reaktion von Salzen mit kurzkettigen Fettsäuren unterdrücken, deren Stoffwechselprodukte u. a. für die Bildung von Körpergeruch verantwortlich sind. Markenname: Ajidew™ ZN-100 (Ajinomoto)

Verarbeitung: In leicht angesäuertem Wasser lösen, dann erst restliche Wirkstoffe zugeben. Diese Mischung während der Abkühlphase in die Emulsion einrühren.

Verwendung: Wirkstoff; in allen kosmetischen Formulierungen gegen fette Haut, fette Kopfhaut, trockene, schuppige Haut, in Deodorantien
Naturkosmetik: ja
Dosierung: 0,1–1 %

Zitronensäure Grieß/Pulver
Citric Acid

Zitronensäure ist eine farblose, wasserlösliche Carbonsäure, die zu den Fruchtsäuren zählt. Sie wurde erstmals Ende des 18. Jahrhunderts aus dem Saft der Zitrone isoliert. Zitronensäure ist als Stoffwechselprodukt im Pflanzenreich weit verbreitet. Sie kommt in vielen Früchten, nicht nur in Zitronen vor. Sogar Milch, Pilze und Wein enthalten Zitronensäure. Sie wird aus Zitrusfrüchten aber auch biotechnisch hergestellt. Die industrielle Herstellung erfolgt durch die Fermentation von zuckerhaltiger Biomasse durch Aspergillus-Niger-Stämme. Zitronensäure findet in unserem Leben vielfältige Verwendung. Sie ist sowohl als Säuerungsmittel in Lebensmitteln und Kosmetikprodukten vertreten als auch als wirksamer Entkalker im Haushalt u. v. m. Die weißen Kristalle schmecken und riechen sauer. Sie lösen sich sehr gut in Wasser (750 g/l bei 20 °C). Bei Hautkontakt kann es zu Reizungen kommen, daher ist es wichtig, beim Hantieren mit Zitronensäure die Hände zu schützen. Zitronensäure ist, in Verbindung mit Natriumhydrogencarbonat, ein wichtiger Grundstoff für sprudelnde Badekugeln. In Cremes, Lotionen,

Zitronensäure Grieß/Pulver

Duschgels und Shampoos kann Zitronensäure als pH-Regulator statt Milchsäure verwendet werden. Da sich die Kristalle für diesen Zweck schwer dosieren lassen, kann man eine Zitronensäurelösung aus 50 g Weingeist (80 % Vol.) und 40 g Zitronensäure herstellen. Die beiden Komponenten werden in einem Glas gemischt und unter Rühren mit einem Löffel sanft auf 20 °C erwärmt. Der pH-Wert dieser Mischung beträgt 1. Die Zitronensäurelösung wird in eine Pipettenflasche gefüllt und kann tropfenweise dosiert werden. Sie ist aufgrund des hohen Alkoholgehalts lange haltbar.

Wichtig: Tragen Sie beim Hantieren mit Zitronensäure Einweghandschuhe und ggf. einen Mundschutz. Der Staub kann die Atemwege reizen. Gehen Sie auch mit der Lösung sehr sorgsam um und schreiben Sie gut sichtbar »Säure« auf das Etikett. Lagern Sie Zitronensäure immer an einem sicheren Ort, sodass sie weder für Kinder noch für Haustiere erreichbar ist.

Verarbeitung: Für einen Badezusatz wird das Pulver mit den anderen trockenen Zutaten vermischt. Als pH-Regulator die Lösung tropfenweise zugeben, anschließend pH-Wert messen.

Verwendung: Wirkstoff, Hilfsmittel; pH-Regulator, Badekugeln, Badesalz

Naturkosmetik: ja

Dosierung: pH-Regulierung 0,1–0,5 %, Badekugeln 1:2 mit Natriumhydrogencarbonat

Zitronensäureester
Triethyl Citrate

Die ölige Substanz ist klar, dünnflüssig und geruchlos. Sie wird durch Veresterung aus Zitronensäure und Ethanol hergestellt. Sie ist löslich in Öl und Alkohol und sehr schwer in Wasser. Zitronensäureester gehört zur Gruppe der Enzymhibitoren. Das sind Stoffe, die den enzymatischen Abbau des Schweißes hemmen. Frischer Schweiß ist geruchlos, erst durch die Zersetzung unter Sauerstoffeinfluss beginnt er unangenehm zu riechen. Zitronensäureester verlangsamt diesen Zersetzungsprozess und verzögert somit die Geruchsbildung. Triethyl Citrate findet man in vielen Deodoprodukten von Naturkosmetikfirmen. Zitronensäureester wird auch als Spreithilfsmittel und Penetrationsverstärker in Emulsionen eingesetzt. Cremes und Lotionen lassen sich dadurch besser verteilen und ziehen schneller ein. Diese Eigenschaft kann man z. B. sehr gut in Sonnenschutzprodukten mit mineralischem Sonnenfilter nutzen. Bei höherer Dosierung von Titandioxid (SoFi Tix) werden Lotionen oft relativ dick und lassen sich schwer verteilen. Ersetzt man einen Teil der Ölphase durch Zitronensäureester und dispergiert darin SoFi Tix, erreicht man eine bessere Verteilbarkeit der Emulsion. Zitronensäureester wirkt antimikrobiell, er unterstützt dadurch den Konservierungsstoff. Das ist vor allem bei Sonnenschutzprodukten interessant, denn diese werden über viele Stunden der Sonne ausgesetzt. Zitronensäureester entfaltet seine volle Wirksamkeit im pH-Bereich zwischen 4 und 5 und kann auch in Produkten auf Wasserbasis zum Einsatz kommen, z. B. in einem flüssigen Deodorant. Da er öllöslich ist, muss ein Lösungsvermittler eingeplant werden.

Zitronensäureester

Verarbeitung: Mit der Fettphase erhitzen oder in die fertige Formulierung einarbeiten. Bei Verwendung in wässrigen Produkten zuerst mit Lösungsvermittler mischen, dann Wasser zugießen.

Verwendung: Wirkstoff; Deodorant, desodorierende Waschlotionen, als Dispergierhilfe für SoFi Tix, in Sonnenschutzprodukten

Naturkosmetik: ja

Dosierung: 1–5 %

Teil 3: Tabellen

Teil 3: Tabellen

Fettsäuren der Pflanzenöle im Überblick*

	Caprylsäure C8:0	Caprinsäure C10:0	Laurinsäure C12:0	Myristinsäure C14:0	Palmitinsäure C16:0	Palmitoleinsäure C16:1	Stearinsäure C18:0	Ölsäure C18:1	Ricinolsäure C18:1
Andirobaöl					28	1	8	50	
Aprikosenkernöl					5	0,6	2	66	
Arganöl				4	12		6	42	
Avellanaöl					2	24	0,5	29	
Avocadoöl					16	6	1	60	
Babassuöl	6	8	45	15	5		3	12	
Borretschsamenöl					11		4	16	
Calophyllumöl					12		19	45	
Cupuaçubutter					7		33	40	
Distelöl					6		2	10	
Erdnussöl					10		3	55	
Granatapfelsamenöl					4		2	6	
Hanföl					6		2	11	
Haselnussöl					5–6		2–3	78–83	
Holundersamenöl					7		2	11	
Johannisbeersamenöl								11	

* konjungierte Linolensäure (CLnA = conjugated linolenic acid), ist keine Gamma-Linolensäure, wird ebenso wie diese mit C18:3 abgekürzt.

Fettsäuren der Pflanzenöle im Überblick

Linolsäure C18:2	α-Linolensäure C18:3	γ-Linolensäure C18:3	Arachinsäure C20:0	Gadoleinsäure C20:1	Gondosäure C20:2	Behensäure C22:0	Erucasäure C22:1	Fettbegleitstoffe	Haptik	Fetteigenschaft	VZ NaOH
9	0,5							5 UVB	M	NT	0,1369
26								1 UVB	M	HT	0,1369
35								1 UVB, VE	M	NT	0,1390
9						8		VE	M	NT	0,1190
13								Sq, VA, VE, LC	M	NT	0,1305
1								1 UVB	L	NT	0,1761
38		21						1 UVB	S	HT	0,1362
20								20 Harze	S	NT	0,1404
4			11					VE, 2 UVB	S	NT	0,1333
79	0,5							1 UVB, VE, VA, Sq	M	HT	0,1368
25			1						S	NT	0,1365
7		74*						2 UVB	M	T	0,1368
50	20	3						1,5 UVB	M	HT	0,1361
6–12								VD, VE	M	NT	0,1361
43	36							UVB	M	T	0,1318
47	11	17						2 UVB, VE	M	T	0,1354

Teil 3: Tabellen

	Caprylsäure C8:0	Caprinsäure C10:0	Laurinsäure C12:0	Myristinsäure C14:0	Palmitinsäure C16:0	Palmitoleinsäure C16:1	Stearinsäure C18:0	Ölsäure C18:1	Ricinolsäure C18:1
Jojobaöl								12	
Kakaobutter					27		34	33	
Kiwisamenöl					5		2	11	
Kokosöl	5	5	46	19	10		3	8	
Kukuinussöl					6			13	
Leinöl					5		3	18	
Lorbeeröl			20		10	1	2	35	
Macadamianussöl					9	22	2	60	
Maiskeimöl					10	0,5	3	30	
Mandelöl, süß					6		2	66	
Mangobutter					6		42	45	
Marulaöl					11		7	75	
Mohnsamenöl					10		3	20	
Nachtkerzenöl					6		2	8	
Olivenöl					16	2	1	67	
Palmkernöl	2	3	47	16	9		2	16	
Palmöl				1	45		5	38	
Pfirsichkernöl					5		2	64	
Pflaumenkernöl					10		5	60	
Rapsöl					5		1	59	

Fettsäuren der Pflanzenöle im Überblick

Linolsäure C18:2	α-Linolensäure C18:3	γ-Linolensäure C18:3	Arachinsäure C20:0	Gadoleinsäure C20:1	Gondosäure C20:2	Behensäure C22:0	Erucasäure C22:1	Fettbegleitstoffe	Haptik	Fetteigenschaft	VZ NaOH
				68	18			49 UVB	S	NT	0,0662
2	0,5								S	NT	0,1390
15	65							1 UVB	M	HT	0,1397
2									L	NT	0,1796
46	33							VA, VE, 1 UVB	M	HT	0,1354
18	55							VE	M	T	0,1369
20	2								M	NT	0,1447
2		2						VA, VE	M	NT	0,1368
52	1		0,5	0,5		0,5	0,5		M	HT	0,1361
21								Sq, VA, VE	M	NT	0,1368
3									S	NT	0,1358
4									M	NT	0,1390
68									M	HT	0,1375
70	12							VE	M	HT	0,1368
12								VE, Sq	M	NT	0,1354
3									S	NT	0,1789
9	0,3		0,5						S	NT	0,1415
25								VE, 1 UVB	M	HT	0,1362
20								1 UVB	M	HT	0,1375
19	9							VE, VA	M	HT	0,1248

	Caprylsäure C8:0	Caprinsäure C10:0	Laurinsäure C12:0	Myristinsäure C14:0	Palmitinsäure C16:0	Palmitoleinsäure C16:1	Stearinsäure C18:0	Ölsäure C18:1	Ricinolsäure C18:1
Reiskeimöl					15		3	45	
Rizinusöl					2		1	3	82
Sanddornfruchtfleischöl					32	34		25	
Sanddornkernöl					8	1	3	23	
Sanddornöl					23	20	2	24	
Sesamöl					8		6	39	
Sheabutter					4		43	46	
Sojaöl					11		3	24	
Sonnenblumenöl					7		4	25	
Walnussöl					7		2	17	
Weizenkeimöl					18	1	1	22	
Wildrosenöl					3			14	

Legende:
Alle Angaben in Prozent. Die Werte sind Durchschnittswerte, die größtenteils dem Buch »Lexikon der pflanzlichen Fette und Öle« entnommen sind. Einige Werte stammen aus Analysezertifikaten.

Fettsäuren der Pflanzenöle im Überblick

Linolsäure C18:2	α-Linolensäure C18:3	γ-Linolensäure C18:3	Arachinsäure C20:0	Gadoleinsäure C20:1	Gondosäure C20:2	Behensäure C22:0	Erucasäure C22:1	Fettbegleitstoffe	Haptik	Fetteigenschaft	VZ NaOH
35								5 UVB	M	NT	0,1333
5									S	HT	0,1290
5	1							UVB	S	NT	0,1160
33	32							VE	M	HT	0,1368
15	13							VE	S	HT	
45								VE, LC	M	HT	0,1361
5								UVB	S	NT	0,1265
54	6							LC, VE	M	HT	0,1361
65								VE, Sq, LC	M	HT	0,1361
60	13							LC, VA, VE	M	HT	0,1368
51	6							VE, LC, Sq	S	HT	0,1311
46	34								M	T	0,1304

Die Abkürzungen in der Tabelle bedeuten:

HT = halb trocknend; L = leicht; LC = Lecithin; M = mittel; NT = nicht trocknend; S = schwer; SL = sehr leicht; Sq = Squalen; T = trocknend; UVB = unverseifbare Anteile in Prozent; VA = Vitamin A; VD = Vitamin D; VE = Vitamin E

Teil 3: Tabellen

Kräuter in der Kosmetik

Name/botanische Bezeichnung	Pflanzenfamilie	Verwendeter Pflanzenteil	Inhaltsstoffe
Ackerschachtelhalm/Equisetum arvense	Schachtelhalmgewächs/Equisetaceae	Stängel	Kieselsäure, Kalisalze, Flavone
Alge/Algae Fucus vesiculosus	Braunalgen/Fugaceae	ganze Pflanze (der Thallus)	Alginsäure, Aminosäuren, Vitamine, Mineralsalze, Spurenelemente
Arnika/Arnica montana	Korbblütler/Asteraceae	Blüten	Tannin, ätherisches Öl, Kieselsäure, Bitterstoffe
Benzoe/Styrax benzoin	Styraxgewächs/Styraceae	Harz	freie und veresterte Benzoesäure
Birke/Betula pendula/Betula odorata	Birkengewächs/Betulaceae	Blätter, junge Triebe	Tannine, Harze, ätherische Öle, Betulin und verschiedene Glycoside
Brennessel/Urtica dioica	Nesselgewächs/Urticaceae	Pflanze ohne Wurzel	Carotin, Sekretin, Mineralsalze, Gerbstoffe und Chlorophyll
Brunnenkresse/Nasturtium officinale	Kreuzblütler/Brassicaeae	Pflanze ohne Wurzel	Senfölglycoside, Mineralsalze
Efeu/Hedera helix	Efeugewächs/Araliaceae	Blätter	Saponine, Flavonoide, Glycoside, Kaffeesäure
Ginseng/Panax ginseng	Efeugewächs/Araliaceae	Wurzel	Harze, Saponine, Tannine, ätherische Öle, Bitterstoffe
Grüner Tee/Camellia sinensis	Teestrauchgewächs/Teaceae	Blätter	Saponine, Tannine, Mineralstoffe Tein
Gurke/Cucumis sativus	Kürbisgewächs/Cucurbitaceae	Früchte	Aminosäuren, Vitamin C, Karotin, Nikotinsäureamid

Kräuter in der Kosmetik

Wirkung	Verwendung
adstringierend, durchblutungsfördernd, entzündungshemmend, desinfizierend, straffend	reife, schlecht durchblutete Haut; in Deodorants
feuchtigkeitsspendend, adstringierend, straffend, antiseptisch	reife Haut, unreine Haut; in Badezusätzen
abschwellend, entzündungshemmend, durchblutungsfördernd, antiseptisch	normale Haut, Mischhaut, unreine, fette Haut, Blutergüsse, Prellungen, Verstauchungen
adstringierend, antiseptisch, desodorierend	In Deodorant, Rasierwasser, Mundwasser
adstringierend, antiseptisch, desinfizierend, durchblutungsfördernd	fette Haut, unreine Haut, fettes Haar, Schuppen; in Deodorants
entzündungshemmend, reinigend, regulativ auf die Talgdrüsen, durchblutungsfördernd und juckreizlindernd	fettes Haar, Kopfschuppen, fette Haut
durchblutungsfördernd	reife Haut, unreine Haut
adstringierend, entzündungshemmend, abschwellend, schmerzlindernd	unreine, großporige Haut, Schuppen,
stimulierend, durchblutungsfördernd, stärkend, reizlindernd	reife, trockene Haut
regenerierend, desodorierend, tonisierend, entzündungshemmend, adstringierend	unreine Haut; in Deodorant, Rasierwasser, Mundwasser
entzündungshemmend, juckreizlindernd, abschwellend, erfrischend, kühlend	trockene, reife, empfindliche Haut, geschwollene Augen / Beine

Teil 3: Tabellen

Name/botanische Bezeichnung	Pflanzenfamilie	Verwendeter Pflanzenteil	Inhaltsstoffe
Hamamelis / Hamamelis virginiana	Hamamelisgewächs / Hamamelidaceae	Blätter	Gerbstoffe, Harze, ätherisches Öl, Hamamelin, Saponine
Henna / Lawsonia inermis	Weiderichgewächs / Lythraceae	Blätter	roter Farbstoff (nur in Blättern der Herbsternte), Tannine, Harze, ätherisches Öl, Gerbsäure
Johanniskraut / Hypericum perforatum	Hartheugewächs / Guttiferae	Blüten	ätherisches Öl, Flavonoide, Tannine, Hypericin, Kaffeesäure
Kamille / Matriciaria chamomilla	Korbblütler / Asteraceae	Blüten	ätherisches Öl, Bitterstoffe, Glycoside
Klettenwurzel / Arctium lappa	Korbblütler / Asteraceae	Wurzel	ätherisches Öl, Inulin, Pflanzenschleim, Gerbstoffe, Chlorogensäure
Malve / Malva sylvestris	Malvengewächs / Malvaceae	Blüten und Blätter	Pflanzenschleim, Chlorogen- und Kaffeesäure
Ringelblume / Calendula officinalis	Korbblütler / Asteraceae	Blüten	Carotin, ätherisches Öl, Pflanzenschleim, Harze
Rosskastanie / Aesculus hippocastanum	Rosskastaniengewächs / Hippocastanaceae	Samen	Saponine, Bioflavonoide
Salbei / Salvia officinalis	Lippenblütler / Lamiaceae	Blätter und Blüten	ätherisches Öl, Saponoside, Gerbstoffe
Schafgarbe / Achillea millefolium	Korbblütler / Asteraceae	Blüten	Bitterstoffe, ätherisches Öl, Harze, Gerbstoffe, Salicylsäure
Sonnenhut / Echinacea angustifolia	Korbblütler / Asteraceae	Wurzel	Inulin, Glucose, Betain, Harze, Echinacosid, ätherisches Öl
Walnuss / Juglans regia	Walnussgewächs / Juglandaceae	Schale	Juglon (Farbstoff)

Kräuter in der Kosmetik

Wirkung	Verwendung
adstringierend, entzündungshemmend, durchblutungsfördernd, kühlend, juckreizlindernd	großporige, fette, unreine, Haut; in Rasierwasser, Deodorant, After-Sun-Lotion
färbend, adstringierend	tönende und färbende Haarpflege
straffend, tonisierend, irritationshemmend, hautberuhigend, entzündungshemmend, antiseptisch	empfindliche, gereizte, gerötete, raue und rissige Haut, Sonnenbrand
entzündungshemmend, hautberuhigend, reizlindernd	empfindliche, trockene, reife Haut, unreine Haut; in Deodorant, Rasierwasser
entzündungshemmend, abschwellend	fette Haut, fette Haare, Akne, Ekzeme
entzündungshemmend, reizlindernd, hautberuhigend	empfindliche, trockene, entzündete Haut
durchblutungsfördernd, entzündungshemmend, hautpflegend	gereizte, empfindliche Haut, unreine Haut; in After-Sun-Pflege
adstringierend, tonisierend, erfrischend	geschwollene Beine, Couperose
antiseptisch, entzündungshemmend, desinfizierend, adstringierend, desodorierend	fette, unreine, entzündete Haut, fette Haare; in Deodorant, Rasierwasser
antiseptisch, abschwellend, kühlend, adstringierend, entzündungshemmend, durchblutungsfördernd	gereizte, entzündete Haut, strapaziertes Haar, gereizte Kopfhaut
entzündungshemmend, antibakteriell, adstringierend, abschwellend	unreine Haut, gereizte, rissige Haut, Sonnenbrand
färbend	tönende Haarpflege

Teil 3: Tabellen

Ätherische Öle

Name / botanische Bezeichnung	Pflanzenteil und Gewinnung	Duftprofil	Harmoniert gut mit
Akazienblüte / Acacia farnesiana	Blüten; Extraktion	Herznote; blumig-süß, warm-würzig	Bergamotte, Ylang-Ylang, Sandelholz, Mimose, Weihrauch, Iris
Alge / Fucus vesiculosus	Blätter; Destillation	Kopf-Herznote; Meeresduft mit eigenwilliger Grün-Note	Rosmarin, Thymian, Zeder, Zitrone, Litsea, Citronelle, Lemongras, Zypresse
Amyris / Amyris balsamifera	Holz; Destillation	Herz-Basisnote; holzig-herb, warm	Lavendel, Litsea, Sandelholz, Zeder, Benzoe, Citronelle, Eichenmoos
Angelikawurzel / Angelica archangelica	Wurzel; Destillation	Herznote; krautig-erdig, würzig-pfeffrig, leicht herb	Bergamotte, Myrte, Eichenmoos, Patschuli, Vetiver, Muskatellersalbei, Zitrusöle
Anis / Pimpinella anisum	Samen; Destillation	Kopf-Herznote; Warm, würzig-süß	Koriander, Fenchel, Zimt, Kreuzkümmel, Bergamotte, Orange
Basilikum / Ocimum basilicum	Kraut; Destillation	Kopfnote; leicht, frisch, würzig-krautig, süßlich	Bergamotte, Muskatellersalbei, Limette, Eichenmoos, Citronella, Geranie, Lemongras, Orange, Litsea
Bay / Pimenta racemosa	Blätter; Destillation	Kopfnote; frisch-würzig, leicht süßlich	Lavendel, Lavandin, Rosmarin, Geranium, Ylang-Ylang, Zitrus- und Gewürzöle
Benzoe / Styrax tonkinensis	Harz; Extraktion	Basisnote; vanillig-warm, süßlich, weich, Mandelnote	Rose, Jasmin, Weihrauch, Myrrhe, Zypresse, Wacholder, Zitrone, Koriander

Ätherische Öle

Wirkung	Verwendung	Bemerkungen
antiseptisch, aphrodisisch	trockene Haut, sensible Haut, Nervosität; in Parfüm	geruchsintensiv, gering dosieren
belebend, anregend, tonisierend	trockene Haut, reife Haut; Thalassotherapie	geruchsintensiv, gering dosieren
antiseptisch, beruhigend	in Seifen, Naturparfüm	wird auch als »Westindisches Sandelholzöl« bezeichnet.
entspannend, krampflösend, hautregenerierend, nervenstärkend	gereizte Haut, Schuppenflechte, Nervosität, Stress	stark phototoxisch
anregend, antiseptisch, krampflösend, entspannend	Anspannung, Nervosität, Muskelschmerzen, Blähungen	Nicht für Babys, Kleinkinder, Schwangere
ausgleichend, antiseptisch, tonisierend, krampflösend, entzündungshemmend, nervenstärkend	reife, unreine Haut, Schuppen, Stress, Nervosität, Konzentrationsschwäche, Kopfschmerzen	nicht in der Schwangerschaft
antibakteriell, adstringierend, anregend, krampflösend, nervenstärkend	Schuppen, fettes Haar, stumpfes Haar, Muskelschmerzen, Verstauchungen	nicht für Kleinkinder, Babys, Schwangere
hautregenerierend, antiseptisch, beruhigend, entzündungshemmend, adstringierend, desodorierend	entzündete, unreine, rissige, trockene Haut, Verbrennungen, Anspannung, Stress, Nervosität, Reizbarkeit	kann bei exponierten Personen allergische Reaktionen auslösen

Teil 3: Tabellen

Name / botanische Bezeichnung	Pflanzenteil und Gewinnung	Duftprofil	Harmoniert gut mit
Bergamotte / Citrus aurantium var. bergamia	Schale; Kaltpressung	Kopfnote; zitronig-herb, frisch, grün, leicht	Lavendel, Neroli, Jasmin, Zypresse, Geranium, Zitrone, Kamille, Wacholder, Koriander
Bergamotteminze / Mentha x citrata	Kraut; Destillation	Kopfnote; zitronig-frisch, leicht minzig, süßlich	Lavendel, Litsea cubeba, Limette, Speik-Lavendel, Rosmarin
Blutorange / Citrus sinensis	Schale; Kaltpressung	Kopfnote; süß, fruchtig, warm	Lavendel, Neroli, Zitrone, Muskatellersalbei, Myrrhe, Zimt, Gewürznelke
Cajeput / Melaleuca leucadendra	Blätter; Destillation	Kopfnote; würzig, kühl, frisch, Eukalyptusnote	Rosmarin, Kampfer, Riesentanne, Douglasfichte, Niaouli
Cistrose / Cistus ladanifer	Blätter und Zweige; Destillation	Basisnote; maskulin-herb, warm, in Verdünnung leicht blumig	Eichenmoos, Kiefer, Wacholder, Lavendel, Kamille, Bergamotte, Zypresse, Vetiver, Weihrauch
Citronella / Cymbopogon nardus	Gras; Destillation	Kopfnote; zitronig-frisch, süßlich, leicht herb-holzig	Melisse, Verbene, Zeder, Koniferen, Geranie, Zitrone, Bergamotte, Orange
Clementine / Citrus deliciosa	Schale; Kaltpressung	Kopfnote; vollfruchtig, süß, warm	Douglasfichte, Honig, Vanille, Benzoe, Sandelholz und alle Zitrusöle
Douglasfichte / Pseudotsuga menziesii	Zweig mit Nadeln; Destillation	Kopf-Herznote; frisch, leicht holzig, dezent zitronig	Latschenkiefer, Riesentanne, Myrte, Niaouli, Cajeput, Zitrusöle und andere Koniferen
Eichenmoos / Evernia prunastri	Strauchflechte; Extraktion	Basisnote; moosig-würzig, ledrig-rauchig, maskulin, animalisch	Vetiver, Patschuli, Douglasie, Koniferen, Zitrusöle

Ätherische Öle

Wirkung	Verwendung	Bemerkungen
beruhigend, ausgleichend, krampflösend, antiseptisch, hautregenerierend, tonisierend	unreine, fettige, reife Haut, Juckreiz, Niedergeschlagenheit, Nervosität, Stress	sehr stark phototoxisch
tonisierend, krampflösend, ausgleichend, erfrischend, aufmunternd	fette, unreine Haut, Mischhaut, fette Haare, nervöse Erschöpfung	allgemein gut verträglich
nervenberuhigend, antiseptisch, entzündungshemmend	fette, reife Haut, Mischhaut, fettes Haar, Zellulite, Nervosität, Angstzustände, Stress, Schlafstörungen	phototoxisch; im warmen Wasser können Hautreizungen auftreten
antiseptisch, ausgleichend, harmonisierend, konzentrationsfördernd	fette, unreine, entzündete Haut, Erschöpfung, Konzentrationsschwäche, Kopfschmerzen	allgemein gut verträglich; nicht in der Schwangerschaft verwenden
antibakteriell, antiseptisch, adstringierend	reife, unreine Haut; in Parfüm	allgemein gut verträglich
antiseptisch, entzündungshemmend, krampflösend, desodorierend, stimulierend	unreine, fahle Haut, Zellulite, Kopfschmerzen, nervöse Erschöpfung; in Seife, Parfüm	kann in hoher Dosierung Hautreizungen verursachen
beruhigend, entspannend, krampflösend, antiseptisch, nervenstärkend	fette Haut, Mischhaut, Angstzustände, Anspannung, Schlaflosigkeit; in Seife	allgemein gut verträglich, leicht phototoxisch
antiseptisch, konzentrationsfördernd, anregend	Konzentrationsschwäche; in Deodorant, Seife, Parfüm, als Saunaaufguss	kann im warmen Badewasser Hautreizungen verursachen
ausgleichend, entspannend, erotisierend	Rasierwasser, Herrenpflege, Entspannungsmischungen; in Parfüm	allgemein gut verträglich

Teil 3: Tabellen

Name / botanische Bezeichnung	Pflanzenteil und Gewinnung	Duftprofil	Harmoniert gut mit
Elemi / Canarium luzonicum	Harz; Destillation	Herz-Basisnote; frisch, pfeffrig-würzig, leicht grün-zitronig	Weihrauch, Sandelholz, Ho-Blätter, Myrrhe, Benzoe, Blütenöle
Estragon / Artemisia dracunculus	Kraut; Destillation	Kopfnote; krautig-würzig, leicht süß, frisch	Limette, Rosmarin, Zitrone, Cistrose, Lavendel, Kiefer, Eichenmoos, Basilikum
Eukalyptus globulus / ucalyptus globulus	Blätter und Zweige; Destillation	Kopfnote; typischer Eukalyptusduft, frisch, klar, leicht holzig	Thymian, Rosmarin, Lavendel, Kiefer, Zedernholz, Zitrone, Myrte, Pfefferminze
Eukalyptus, Pfefferminz / Eucalyptus dives	Blätter und Zweige; Destillation	Kopfnote; frisch, würzig, leicht minzig-kampfrig	Thymian, Rosmarin, Lavendel, Kiefer, Zedernholz, Zitrone, Myrte, Pfefferminze
Eukalyptus, Zitronen- / Eucalyptus citriodora	Blätter und Zweige; Destillation	Kopfnote; warm, zitronig, leicht blumig, Eukalyptusnote	Thymian, Rosmarin, Lavendel, Lavandin, Kiefer, Zedernholz, Zitrone
Fenchelsamen / Foeniculum vulgare	Samen; Destillation	Kopf-Herznote; würzig-warm, leicht süß	Anis, Kümmel, Koriander, Galbanum, Lavendel, Geranium, Rose, Sandelholz
Fichtennadel / Picea abies obovata	Zweige mit Nadeln; Destillation	Kopf-Herznote; frisch, holzig, würzig, weich	Zeder, Douglasie, Zirbelkiefer, Benzoe, Myrte, Zitrusöle
Frangipani / Plumeria ruba var. acutifolia	Blüten; Extraktion	Herznote; sehr süß, blumig, exotisch-fruchtig	Jasmin, Rose, Rosenholz, Linaloeholz, Gingergrass, Zitrus- und Blütenöle
Galbanum / Ferula gummosa	Harz; Destillation	Kopf-Herznote; grün-holzig, würzig, weich	Kamille, Fenchel, Sandelholz, Ho-Blätter, Blütenöle

Ätherische Öle

Wirkung	Verwendung	Bemerkungen
antiseptisch, anregend, regulativ, stärkend	reife, entzündete Haut, Nervosität, Stress	allgemein gut verträglich
krampflösend, antibakteriell, antiallergisch, antiseptisch	Nervenstärkung, Blähungen; in Seife, Naturparfüm	nicht für Babys, Kinder, Schwangere
erfrischend, stärkend, luftreinigend, konzentrationsfördernd, antiseptisch, desodorierend, durchblutungsfördernd	unreine, fette Haut, fettes Haar, Kopfschmerzen, Erkältung; in Seife, als Saunaaufguss	nicht für Babys, Kinder, Schwangere
durchblutungsfördernd, antibakteriell, antiseptisch, desodorierend	fette, unreine Haut, Seife, Saunaaufguss, Erkältung, Nervosität, Kopfschmerzen	nicht für Babys, Kinder, Schwangere
entzündungshemmend, beruhigend, desodorierend	Schuppen, unreine Haut in Seife, Parfüm, Deodorant	gering dosieren
krampflösend, antiseptisch, entspannend, ausgleichend	fette, reife, Haut, Zellulite, Stress, Wechseljahre	nicht für Babys, Kinder, Schwangere
krampflösend, tonisierend, durchblutungsfördernd, entzündungshemmend, desodorierend	Erkältung, Nervosität, Stress; in Deodorant, Seife, als Saunaaufguss	allgemein gut verträglich
ausgleichend, stimmungshebend, sinnlich	reife, trockene Haut; in erotischen Massageölen, Naturparfüm	allgemein gut verträglich
entzündungshemmend, antiseptisch, stimulierend, tonisierend, krampflösend, ausgleichend	reife, unreine, entzündete Haut, Nervosität, Reizbarkeit, Muskelschmerzen	allgemein gut verträglich

Teil 3: Tabellen

Name/botanische Bezeichnung	Pflanzenteil und Gewinnung	Duftprofil	Harmoniert gut mit
Geranium/ Pelargonium graveolens	Blätter; Destillation	Herznote; rosig-blumig, zitronig-grün	Lavendel, Patschuli, Rose, Neroli, Sandelholz, Jasmin, Wacholder, Bergamotte und andere Zitrusöle
Gewürznelke/ Syzygium aromaticum	Blütenknospe; Destillation	Herznote; würzig, leicht scharf, dezent süßlich, warm	Rose, Lavendel, Vanille, Muskatellersalbei, Bergamotte, Lorbeer, Ylang-Ylang
Gingergrass/ Cymbopogon martini var. sofia	Gras; Destillation	Kopfnote; frisch, zitronig-grün, leicht herb, bitter	Eukalyptus, Myrte, Koniferen, Zitrusöle, Neroli, Palmarosa, Lemongras, Petitgrain, Lavandin
Grapefruit, weiß/ Citrus paradisi	Schale; Kaltpressung	Kopfnote; bitter-süß, spritzig, fruchtig	Zitrone, Palmarosa, Bergamotte, Neroli, Rosmarin, Zypresse, Lavendel, Geranium, Kardamom
Immortelle/ Helichrysum italicum	blühendes Kraut; Destillation	Basisnote; honigartig, würzig-krautig, dezent blumig	Kamille, Cistrose, Lavendel, Rose, Eichenmoos, Geranium, Muskatellersalbei, Zitrusöle
Ingwer/ Zingiber officinalis	getrocknete Wurzel; Destillation	Kopf-Herznote; warm, pfeffrig-scharf, dezent holzig	Sandelholz, Vetiver, Zeder, Patschuli, Rose, Weihrauch, Limette, Rosenholz, Neroli, Zitrusöle
Iriswurzel/ Iris germania var. florentina	Wurzel; Destillation/ Extraktion	Herz-Basisnote; intensiv blütig, süß, Veilchenaroma	Sandelholz, Lavendel, Zeder, Zypresse, Cistrose, Bergamotte, Zitrus- und Blütenöle
Jasmin/ Jasminum grandiflorum	Blüten; Extraktion	Herznote; blumig-schwer, sinnlich, süß	Magnolienblätter, Neroli, Geranie, Rosenholz, Lavendel, Sandelholz, Gewürzöle, Blüten- und Zitrusöle

Ätherische Öle

Wirkung	Verwendung	Bemerkungen
entspannend, ausgleichend, entzündungshemmend, anregend, antiseptisch, nervenstärkend, tonisierend	entzündete, trockene Haut, Couperose, Zellulite, Erschöpfung, Unruhe; in Parfüm, Seife	allgemein gut verträglich
antibakteriell, anregend, nervenstärkend, aphrodisisch, antiseptisch, oxidationshemmend	Mundwasser, Weihnachtsmischungen für die Duftlampe	sehr niedrig dosieren; kann Hautreizungen verursachen
konzentrationsfördernd, anregend, regenerierend, hautpflegend, antiseptisch, ausgleichend	unreine, fette Haut, Konzentrationsprobleme, Erschöpfung	allgemein gut verträglich
adstringierend, anregend, antiseptisch, tonisierend, erfrischend, konzentrationsfördernd	unreine, fette reife Haut, Zellulite, Konzentrationsschwäche, Niedergeschlagenheit Nervosität; in Seife, Parfüm, als Saunaaufguss	phototoxisch, allgemein gut verträglich
adstringierend, antiallergisch, antiseptisch, entzündungshemmend, hautstraffend, nervenstärkend	entzündete, empfindliche, unreine, raue, Haut, Hämatome, Sonnenbrand, Stress, Nervosität	allgemein gut verträglich
anregend, durchblutungsfördernd, wärmend, stärkend, krampflösend	fahle Haut, kalte Füße, Erwärmung der Muskulatur, Erschöpfung, schlechte Durchblutung	hoch dosiert können Hautreizungen auftreten, leicht phototoxisch
psychisch stabilisierend	reife Haut, für erotische Massageöle; in Naturparfüm	Irisöl ist eines der teuersten ätherischen Öle.
antiseptisch, aphrodisisch, beruhigend, entzündungshemmend, krampflösend, stärkend	trockene, fette, empfindliche Haut, Niedergeschlagenheit; in erotischen Duftmischungen, Naturparfüm	kann in hoher Dosierung Kopfschmerzen verursachen; allgemein gut verträglich

Teil 3: Tabellen

Name / botanische Bezeichnung	Pflanzenteil und Gewinnung	Duftprofil	Harmoniert gut mit
Kamille, römisch / Anthemis nobilis / Chamaemelum nobilis	Blüten; Destillation	Kopf-Herznote; fruchtig-krautig, süß, warm	Bergamotte, Myrte, Rose, Neroli, Muskatellersalbei, Jasmin, Cistrose, Geranie, Lavendel
Kamille wild / Ormensis mixta	Kraut; Destillation	Kopf-Herznote; blumig-süß, narkotisch, dezent fruchtig	Bergamotte, Lavendel, Cistrose, Geranie, Zypresse, Vetiver, Zeder, Weihrauch
Kamille, deutsche / Chamomilla recutita / Matricaria recutita	Blüten; Destillation	Herznote; süßlich, warm, krautig	Lavendel, Rose, Geranie, Benzoe, Neroli, Ylang-Ylang, Cistrose, Muskatellersalbei, Zitrusöle
Kampfer / Cinnamomum champhora	Holz und Blätter; Destillation	Kopfnote; frisch, klar, scharf, Eukalyptusnote	Koniferen, Rosmarin, Salbei, Myrte, Ho-Blätter, Linaloeholz, Thymian
Kardamom / Elettaria cardamomum	Samen; Destillation	Kopf-Herznote; klarer Gewürzduft, frisch, mentholartig	Fenchel, Koriander, Weihrauch, Rose, Zitrusöle, Zeder, Gewürzöle, Neroli, Ylang-Ylang, Cistrose
Karottensamen / Daucus carota	Samen; Destillation	Basisnote; fruchtig-süßlich, krautig-herb, leicht erdig	Lavendel, Geranie, Rose, Fenchel, Zeder, Gewürz- und Zitrusöle
Kiefer / Pinus sylvestris	Zweige mit Nadeln; Destillation	Kopf-Herznote; harzig, frisch, trocken-holzig, typischer Waldduft	Eukalyptus, Myrte, Niaouli, Zeder, Rosmarin, Teebaum, Salbei, Lavendel, Wacholder, Zitrus- und Koniferenöle
Koriandersamen / Coriandrum sativum	Samen; Destillation	Kopf-Herznote; holzig-würzig, süßlich	Muskatellersalbei, Rose, Jasmin, Weihrauch, Neroli, Petitgrain, Kiefer, Sandelholz, Zypresse, Zitrus- und Gewürzöle

Ätherische Öle

Wirkung	Verwendung	Bemerkungen
krampflösend, nervenberuhigend, entspannend, entzündungshemmend	trockene, sensible, raue Haut, Stress, Schlafstörungen, Nervosität	allgemein gut verträglich
antiseptisch, tonisierend, entspannend, entzündungshemmend	trockene, sensible, reife, rissige Haut, Entspannungsmassagen	allgemein gut verträglich
entzündungshemmend, nervenberuhigend, krampflösend	entzündete, sensible, unreine Haut, Nervosität, Verbrennungen, Kopfschmerzen	kann bei empfindlichen Personen Allergien hervorrufen
anregend, antiseptisch, tonisierend, durchblutungsfördernd, entzündungshemmend, kühlend, schmerzlindernd	unreine, fette Haut, Muskelschmerzen, Verstauchungen, Erkältung, Konzentrationsschwäche; in Deodorants, als Saunaaufguss	nicht für Babys, Kleinkinder und Schwangere
tonisierend, stimulierend, krampflösend, antibakteriell, nervenstärkend, antiseptisch	Mundgeruch, Konzentrationsschwäche, geistige Erschöpfung; in Seife, Parfüm	allgemein gut verträglich
tonisierend, hautpflegend, regenerierend, anregend, antiseptisch	reife, trockene Haut, trockenes Haar, Sonnenbrand; in Parfüm	allgemein gut verträglich
nervenstärkend, antiseptisch, entzündungshemmend, durchblutungsfördernd, konzentrationsfördernd	fettes Haar, Schuppen, Konzentrationsschwäche, Erkältung; in Seife, als Saunaaufguss	allgemein gut verträglich
krampflösend, tonisierend, stimulierend, konzentrationsfördernd, vitalisierend	fette, unreine Haut, Nervosität, Erschöpfung, Blähungen, Stress, Muskelschmerzen; in Seife, Parfüm	in niedriger Dosierung gut verträglich

Teil 3: Tabellen

Name / botanische Bezeichnung	Pflanzenteil und Gewinnung	Duftprofil	Harmoniert gut mit
Krauseminze / Mentha spicata	Kraut; Destillation	Kopfnote; frisch, krautig-grün, minzig	Rosmarin, Zitrone, Grapefruit, Basilikum, Eukalyptus und anderen Minzen
Latschenkiefer / Pinus mugo	Zweige mit Nadeln; Destillation	Kopf-Herznote; frisch, harzig-holzig, leicht balsamisch	Cajeput, Lavendel, Myrte, Niaouli, Rosmarin, Zeder, Rosenholz, Zitrusöle, Koniferen
Lavandin / Lavendula hybrida	blühende Rispe; Destillation	Herznote; frisch-krautig, kampfrig, leicht blumig	Rosmarin, Kiefer, Zitrone, Thymian, Geranie, Limette, Zypresse, Bergamotte, Muskatellersalbei, Speiklavendel
Lavendel / Lavendula angustifolia	blühende Rispe; Destillation	Herznote; krautig-frisch, fein-blumig, leicht frisch	Der Duft ist sehr anpassungsfähig und fügt sich in jede Mischung gut ein.
Lavendelsalbei / Salvia lavandulifolia	Kraut; Destillation	Kopfnote; krautig-würzig, frisch, klar, dezent blumig	Lavendel, Lavandin, Cistrose, Rosmarin, Litsea, Citronelle, Muskatellersalbei, Kiefer, Eukalyptus, Wacholder, Zeder
Lemongras / Cymbopogon flexuosus	Gras; Destillation	Kopfnote; zitronig, grasig, leicht herb	Koniferen, Zitrusöle, Gingergrass, Lavendel, Citronella, Geranie
Limette / Citrus aurantifolia / Citrus medica	Schale; Kaltpressung	Kopfnote; zitronig-herb, grün, spritzig, leicht fruchtig	Neroli, Citronelle, Lavendel, Lavandin, Rosmarin, Muskatellersalbei, Zitrus- und Blütenöle
Linaloeholz / Bursea delpechiana	Holz; Destillation	Herz-Basisnote; holzig, leicht blumig-rosig, frisch	Rose, Sandelholz, Zeder, Rosenholz, Weihrauch, blumige und holzige Düfte

Ätherische Öle

Wirkung	Verwendung	Bemerkungen
adstringierend, anregend, antiseptisch, nervenstärkend, erfrischend, belebend, konzentrationsfördernd	unreine, fette Haut, Stress, Konzentrationsschwäche, Kopfschmerzen; in Seife, als Saunaaufguss, für Sportmassagen	nicht für Babys, Kleinkinder, Schwangere
antiseptisch, tonisierend, anregend, konzentrationsfördernd	Erschöpfung, Konzentrationsschwäche; in Seife, Franzbranntwein, als Saunaaufguss	Bei empfindlichen Personen können Hautreizungen auftreten.
anregend, erfrischend, antiseptisch, desodorierend, durchblutungsfördernd, nervenstärkend	fette, unreine Haut, fette Haare, Schuppen, Kopfschmerzen; in Seife	allgemein gut verträglich
antiseptisch, ausgleichend, beruhigend, hautpflegend, tonisierend, entzündungshemmend, nervenstärkend	jeder Haut- und Haartyp, Schuppen, Sonnenbrand, Nervosität, Schlafstörungen, Verspannungen, Gereiztheit; in Seife	allgemein gut verträglich
adstringierend, antiseptisch, entzündungshemmend, tonisierend, nervenstärkend, regulativ auf die Talgdrüsen	unreine, fette Haut, fette Haare, Schuppen, Stress, Erschöpfung, Kopfschmerzen; in Seife	allgemein gut verträglich
antidepressiv, adstringierend, entzündungshemmend, stärkend, antibakteriell	unreine, fette, schlaffe Haut, Zellulite, Konzentrationsstörungen; in Seife	Bei empfindlichen Personen können Hautreizungen auftreten.
antiseptisch, hautstraffend, entzündungshemmend, erfrischend, konzentrationsfördernd, belebend	unreine, fette Haut, brüchige Nägel, Zellulite, Stress, Konzentrationsschwäche, Nervosität; in Seife, als Saunaaufguss, bei Sportmassagen	phototoxisch
antiseptisch, ausgleichend, entzündungshemmend, stärkend, krampflösend	sensible, reife, trockene, Haut, Stress, Nervosität, Anspannung; in Seife	allgemein gut verträglich

Name/botanische Bezeichnung	Pflanzenteil und Gewinnung	Duftprofil	Harmoniert gut mit
Litsea cubeba / May chang Litsea cubeba	Frucht; Destillation	Kopfnote; zitronig, warm, fruchtig, süßlich	Koniferen, Zitrone, Limette, Rose, Grapefruit, Lavendel, Geranium und andere Blütenöle
Lorbeer / Laurus nobilis	Blätter; Destillation	Kopf-Herznote; würzig-medizinisch, warm, maskulin	Kiefer, Zypresse, Wacholder, Rosmarin, Lavendel, Weihrauch, Zitrus- und Gewürzöle, Muskatellersalbei
Magnolienblüte / Michelia champaca	Blüten; Destillation / Extraktion	Herznote; blumig-süß, leicht fruchtig, exotisch, berauschend	Jasmin, Rose, Sandelholz, Bergamotte, Orange, Neroli, Petitgrain, Ylang-Ylang
Mairose / Rosa centifolia	Blüten; Extraktion	Herznote; intensiv rosig, süß, honigartig, weich, harmonisch	Jasmin, Neroli, Akazienblüte, Geranie, Lavendel, Bergamotte, Sandelholz, Benzoe, Patschuli, Zeder, Kamille, Koriander, Palmarosa, Muskatellersalbei
Mandarine rot / Citrus reticulata	Fruchtschale; Kaltpressung	Kopfnote; fruchtig-süß, warm	Neroli, Benzoe, Honig, Tolubalsam, Tonkabohne, Zimt, Vanille, Zitrusöle
Manuka / Leptospermum scoparium	Blätter; Destillation	Herznote; erdig, würzig, krautig, dezent blumig	Ylang-Ylang, Rose, Geranium, Zitrone, Mandarine, Limette, Grapefruit, Bergamotte
Melisse / Melissa officinalis	Kraut; Destillation	Kopf-Herznote; zitronig-frisch, leicht süßlich, dezent herb	Lavendel, Rose, Neroli, Kamille römisch, Geranium und Zitrusöle

Ätherische Öle

Wirkung	Verwendung	Bemerkungen
beruhigend, ausgleichend, entzündungshemmend, desodorierend, desinfizierend	fette, unreine Haut, Zellulite, Stress, Konzentrationsstörungen, Nervosität; in Seife	Bei empfindlichen Personen können Hautreizungen auftreten.
antiseptisch, krampflösend, ausgleichend, entstauend auf das Lymphsystem	fette, unreine Haut, Sportmassagen	kann Hautreizungen verursachen; nicht für Babys, Kinder, Schwangere
aufmunternd, ausgleichend, euphorisierend, sinnlich	gestresste, trockene, reife Haut; in erotischen Massageölen, Parfüm	allgemein gut verträglich
adstringierend, nervenberuhigend, entzündungshemmend, aphrodisisch, hautregenerierend	reife, trockene, sensible, entzündete Haut, Couperose, Stress, Nervosität; in Parfüm	allgemein gut verträglich
beruhigend, entspannend, krampflösend, antiseptisch, stärkend	fette, unreine Haut, Schlafstörungen, nervöse Unruhe, Anspannung, Reizbarkeit	phototoxisch; bei empfindlichen Personen kann es im warmen Badewasser zu Hautreizungen kommen.
antibakteriell, hautregenerierend, beruhigend, entzündungshemmend	unreine, entzündete Haut, Erkältung	allgemein gut verträglich
entzündungshemmend, beruhigend, tonisierend, krampflösend, nervenstärkend	sensible, trockene, gestresste, entzündete Haut, Schlafstörungen, Nervosität; in Parfüm	kann bei empfindlichen Personen Hautreizungen auslösen

Teil 3: Tabellen

Name/botanische Bezeichnung	Pflanzenteil und Gewinnung	Duftprofil	Harmoniert gut mit
Mimose / Acacia dealbata	Blüten; Extraktion	Herz-Basisnote; blumig-süß, narkotisch, leicht würzig	Lavendel, Ylang-Ylang, Styrax, Citronelle, Honig, Perubalsam, Neroli, Geranium, Rosenholz, Sandelholz, Blüten- und Gewürzöle
Moschuskörner / Abelmoschus moschatus	Samen; Destillation	Basisnote; animalisch-schwer leicht süß, erst in Verdünnung entfaltet sich das ganze geheimnisvolle Spektrum	Rose, Neroli, Sandelholz, Benzoe, Patschuli, Koriander, Tolubalsam, Muskatellersalbei, Zitrusöle
Muskatellersalbei / Salvia sclaera	blühendes Kraut; Destillation	Herznote; krautig, süßlich, leicht herb	Wacholder, Lavendel, Kardamom, Geranium, Sandelholz, Zeder, Kiefer, Cistrose, Jasmin, Weihrauch, andere Zitrusöle
Myrrhe / Commiphora myrrha	Harz; Destillation	Basisnote; balsamisch-süß, leicht würzig-medizinisch	Weihrauch, Sandelholz, Benzoe, Eichenmoos, Zypresse, Kiefer, Wacholder, Minze, Mandarine, Geranium, Lavendel
Myrte, türkisch / Myrtus communis	frische Zweige; Destillation	Kopf-Herznote; würzig-frisch, krautig, Eukalyptusnote	Bergamotte, Lavendel, Rosmarin, Muskatellersalbei, Limette, Lorbeer, Ingwer, Koniferen, Zitrusöle
Narde / Nardostachys jatamansi	Wurzel; Destillation	Herz-Basisnote; erdig, leicht herb	Cistrose, Eichenmoos, Patschuli, Kiefer, Vetiver, Gewürzöle
Neroli / Citrus aurantium ssp. aurantium	Blüten; Destillation	Herznote; blumig, süß, warm	Kamille, Koriander, Geranium, Benzoe, Jasmin, Lavendel, Rose, Ylang-Ylang, Zitrusöle

Ätherische Öle

Wirkung	Verwendung	Bemerkungen
adstringierend, antiseptisch, ausgleichend	fette, unreine, empfindliche Haut, Stress, Nervosität; in Parfüm	allgemein gut verträglich
anregend, krampflösend, aphrodisisch, nervenstärkend	allgemeine Hautpflege, erotische Massagen; in Parfüm	allgemein gut verträglich, zählt zu den teuren Ölen, in Naturparfüm unverzichtbar
adstringierend, antiseptisch, krampflösend, regenerierend, tonisierend, nervenstärkend, regulativ auf die Talgdrüsen	unreine, fette, reife Haut, fettes Haar, Schuppen, Erschöpfung, Nervosität, Stress; in Seife, Parfüm	allgemein gut verträglich nicht in der Schwangerschaft verwenden
adstringierend, antiseptisch, beruhigend, entzündungshemmend, hautregenerierend	reife, rissige Haut; in Seife, Naturparfüm	allgemein gut verträglich, nicht in der Schwangerschaft anwenden
adstringierend, antiseptisch, regulativ auf die Talgdrüsen, krampflösend, hautstraffend	fette, unreine, entzündete, reife Haut, Zellulite, Erkältung; in Parfüm, Seife	allgemein gut verträglich
beruhigend, hautregenerierend, ausgleichend, entzündungshemmend	reife, entzündete Haut, Nervosität, Stress, Reizbarkeit, Anspannung	allgemein gut verträglich
antiseptisch, hautpflegend, nervenstärkend, krampflösend	sensible, reife Haut, Couperose, Nervosität, Stress, Kummer; in Parfüm	allgemein gut verträglich, nicht phototoxisch

Teil 3: Tabellen

Name / botanische Bezeichnung	Pflanzenteil und Gewinnung	Duftprofil	Harmoniert gut mit
Niaouli / Melaleuca viridiflora	Zweige; Destillation	Kopfnote; frisch, kühl, leicht kampfrig, Eukalyptusnote	Cajeput, Lavendel, Douglasfichte, Eukalyptus, Myrte, Tanne, Rosmarin, Zirbelkiefer
Orange, süß / Citrus sinensis	Fruchtschalen; Kaltpressung	Kopfnote; fruchtig-süß, lebendig, warm, sonnig	Lavendel, Neroli, Zitrone, Muskatellersalbei, Myrrhe, Muskat, Zimt, Gewürznelke
Palmarosa / Cymbopogon martinii	Gras; Destillation	Herznote; frisch-süßlich, blumig-rosig, leicht grasig	Geranium, Rosenholz, Amyris, Sandelholz, Zeder, Lavendel, Kamille, Melisse, Verbene
Patschuli / Pogostemon cablin	getrocknete Blätter; Destillation	Basisnote; erdig-holzig, mosig, modrig	Cistrose, Vetiver, Sandelholz, Zeder, Geranium, Lavendel, Rose, Neroli, Bergamotte, Myrrhe
Petitgrain / Citrus aurantium	Blätter und Zweige von Zitrusbäumen; Destillation	Kopfnote; frisch, leicht, zitronig-grün, dezent herb	Rosmarin, Lavendel, Geranium, Neroli, Bergamotte, Rose, Iris, Jasmin, Cistrose, Palmarosa, Zitrusöle
Pfefferminze / Mentha piperita	Blätter; Destillation	Kopfnote; kühl, klar, fisch, minzig-scharf	Grapefruit, Benzoe, Cajeput, Lavendel, Rosmarin, Zitrone, Eukalyptus
Ravensara / Ravensara aromatica	Blätter; Destillation	Kopfnote; frisch, klar, würzig, Eukalyptusnote	Cajeput, Myrte, Lemongras, Kardamom, Lavendel, Rosmarin, Gewürznelke
Rose / Rosa damascena	Blüten; Destillation	Herznote; blumig-rosig, süß, weich, honigartig	Sandelholz, Melisse, Lavendel, Neroli, Jasmin, Iris, Frangipani, Bergamotte, Zeder, Orange, Limette, Mandarine, Gewürznoten

Ätherische Öle

Wirkung	Verwendung	Bemerkungen
antiseptisch, schmerzlindernd, anregend, hautregenerierend	fette, unreine Haut, Erkältung; als Saunaaufguss, zur Sportmassage	allgemein gut verträglich
ausgleichend, antiseptisch, adstringierend, nervenberuhigend	fette, reife Haut, Zellulite, Nervosität, Gereiztheit; in Seife	phototoxisch, im Badewasser können Hautreizungen auftreten.
hautpflegend, antiseptisch, stärkend, desodorierend, tonisierend	Stress, Nervosität, Erschöpfung; in Seife, Parfüm, für jeden Hauttyp	allgemein gut verträglich
antiseptisch, adstringierend, entzündungshemmend, beruhigend, nervenstärkend	trockene, reife, rissige, unreine Haut, Schuppen, Nervosität, Erschöpfung; in Parfüm, Seife	allgemein gut verträglich
tonisierend, antiseptisch, erfrischend, kräftigend, krampflösend, nervenstärkend	fette, unreine, müde Haut, Nervosität, Gereiztheit; in Seife, Parfüm, für Sportmassagen	allgemein gut verträglich, nicht phototoxisch
antiseptisch, anregend, entzündungshemmend, schmerzlindernd, konzentrationsfördernd	fette, unreine Haut, Schuppen, Konzentrationsschwäche, Kopfschmerzen; als Saunaaufguss, für Sportmassagen	Nicht für Babys und Kleinkinder! Nicht in warmes Badewasser geben!
antiseptisch, nervenstärkend, erfrischend, belebend	unreine Haut, Erkältung; als Saunaaufguss, für Sportmassagen	allgemein gut verträglich; nicht für Kinder
adstringierend, antiseptisch, nervenstärkend, tonisierend, psychisch stabilisierend, hautregenerierend	reife, trockene, sensible, entzündete Haut, Couperose, Stress, Nervosität	allgemein gut verträglich

Teil 3: Tabellen

Name / botanische Bezeichnung	Pflanzenteil und Gewinnung	Duftprofil	Harmoniert gut mit
Rosenholz / Aniba rosaeodora	Holzspäne; Destillation	Herz-Basisnote; blumig, holzig, leicht süßlich, rosenartig	passt in jede Mischung
Rosmarin / Rosmarinus officinalis	Kraut; Destillation	Kopfnote; krautig, frisch, würzig, feine Eukalyptusnote	Lavendel, Kiefer, Basilikum, Minzen, Cistrose, Zeder, Wacholder, Koniferen, Zitrus- und Gewürzöle
Salbei / Salvia officinalis	Kraut; Destillation	Kopfnote; krautig-würzig, leicht herb	Lavandin, Rosmarin, Rosenholz, Lavendel, Zitrone, Thymian, Minzen
Sandelholz / Santalum album	geraspeltes Holz; Destillation	Basisnote; holzig-weich, harzig-süßlich, leicht exotisch	Rose, Lavendel, Bergamotte, Zeder, Rosenholz, Benzoe, Geranium, Cistrose, Eichenmoos, Jasmin, Ylang-Ylang
Speik-Lavendel / Lavendula latifolia / Lavendula spica	blühende Rispen; Destillation	Herznote; krautig-blumig, frisch, leicht kampfrig	Rosmarin, Zitrone, Grapefruit, Salbei, Eukalyptus, Kiefer, Rosenholz, Zeder, Lavandin, Gewürzöle
Styrax / Liquidamber orientalis	Balsam; Destillation	Basisnote; exotisch, harzig-süß, Mandel-note	Weihrauch, Myrrhe, Narde, Ylang-Ylang, Rose, Jasmin, Lavendel, Nelke
Teebaum / Melaleuca alternifolia	Zweige und Blätter; Destillation	Kopf-Herznote; krautig-medizinisch, frisch	Lavendel, Lavandin, Rose, Sandelholz, Palmarosa, Thymian, Muskatellersalbei, Rosmarin, Kiefer, Geranium,
Thymian / Thymus vulgaris	Kraut; Destillation	Kopfnote; würzig-frisch, krautig, mild-blumig	Bergamotte, Myrte, Zitrone, Cajeput, Rosmarin, Melisse, Lavendel, Lavandin, Kiefer, Niaouli

Ätherische Öle

Wirkung	Verwendung	Bemerkungen
anregend, antiseptisch, tonisierend, hautregenerierend	trockene, reife, unreine Haut, Mischhaut, Stress, Nervosität	allgemein gut verträglich
adstringierend, stark anregend, antiseptisch, durchblutungsfördernd, tonisierend	schlecht durchblutete Haut, Konzentrationsschwäche; in Seife, Parfüm als Saunaaufguss, für Sportmassagen	nicht in der Schwangerschaft; nicht vor dem Zubettgehen
adstringierend, antiseptisch, entzündungshemmend, desodorierend	Wechseljahre; Deodorant, Fußpflege	nicht täglich verwenden, außer gering dosiert im Deodorant
antiseptisch, adstringierend, entzündungshemmend, hautpflegend, entspannend	trockene, rissige, entzündete Haut, Herrenpflege; in Parfüm, Seife	allgemein gut verträglich
belebend, antiseptisch, durchblutungsfördernd, tonisierend	unreine, fette Haut, Mischhaut; in Seife, Parfüm, Saunaaufguss, für Sportmassagen	allgemein gut verträglich; nicht für Kleinkinder, Schwangere
antiseptisch, entzündungshemmend, nervenstärkend	Nervosität, Anspannung; in Parfüm	kann Hautreizungen verursachen
antiseptisch, entzündungshemmend, nervenstärkend, infektionshemmend	fette, unreine, entzündete Haut, Schuppen, sonnengeschädigte Haut, Erkältung	allgemein gut verträglich
adstringierend, anregend, belebend, nervenstärkend, durchblutungsfördernd, leicht krampflösend	fette, entzündete Haut, Mischhaut, Erschöpfung, Konzentrationsschwäche, Erkältung, Kopfschmerzen	allgemein gut verträglich; kann Hautreizungen verursachen

Name/botanische Bezeichnung	Pflanzenteil und Gewinnung	Duftprofil	Harmoniert gut mit
Tolubalsam / Myroxylon balsamum	Balsamharz; Extraktion	Basisnote; süß, warm, leicht blumig, Vanillenote	Honig, Vanille, Koniferen, Neroli, Sandelholz, Zeder, Cistrose, Ylang-Ylang, Patschuli, Sandelholz, Blütenöle
Tonkaextrakt / Dipteryx odorata	Samen; Extraktion	Basisnote; exotisch, süß, warm, pudrig, Mandelnote	Rose, Jasmin, Lavendel, Orange, Styrax, Bergamotte, Immortelle, Vetiver, Sandelholz
Vanille / Vanilla planifolia	Früchte; Extraktion	Basisnote; sehr süß, warm, typisch Vanille	Tonkabohne, Rose, Honig, Blütenöle, Clementine, Orange, Mandarine, Zimt, Koriander
Verbene / Lippia citriodora	Blätter; Destillation	Kopfnote; zitronig-herb, frisch	Minze, Neroli, Lemongras, Elemi, Palmarosa, Weihrauch, Zitrusöle
Vetiver / Vetiveria zizanioides	Wurzel; Destillation	Basisnote; holzig, erdig, moosig, maskulin, rauchig-herb	Sandelholz, Orange, Ylang-Ylang, Rose, Jasmin, Tonkabohne, Kardamom, Mimose, Lavendel, Patschuli
Virginiazeder / Juniperus virginiana	Zweige; Destillation	Herz-Basisnote; holzig-harzig, süßlich, Graphitnote	Sandelholz, Rose, Wacholder, Benzoe, Zypresse, Vetiver, Patschouli, Zitrone, Lemongras
Wacholderbeere / Juniperus communis	Früchte; Destillation	Kopfnote; würzig, frisch, fruchtig, süßlich-herb	Rosmarin, Zitrone, Grapefruit, Myrte, Vetiver, Zeder, Sandelholz, Benzoe, Geranium, Zypresse, Cistrose, Lavandin, Muskatellersalbei
Weihrauch / Boswelia sacra	Harz; Destillation	Basisnote; rauchig-harzig, warm, süßlich	Myrrhe, Zeder, Cistrose, Styrax, Zitrusöle, Zimt, Geranium, Neroli, Sandelholz, Vetiver, Lavendel

Ätherische Öle

Wirkung	Verwendung	Bemerkungen
antiseptisch, anregend	trockene, rissige Haut, trockene Haare; in Parfüm, Weihnachtsmischungen	kann Hautreizungen verursachen
beruhigend	in Parfüm, Weihnachtsmischungen	stark phototoxisch;. kann Hautreizungen verursachen
ausgleichend, beruhigend, entspannend, entzündungshemmend	trockene Haut; in Parfüm, Weihnachtsmischungen	kann Hautreizungen verursachen
beruhigend, entzündungshemmend, konzentrationsfördernd	trockene, fahle Haut, Konzentrationsschwäche; in Parfüm, für Sportmassagen	phototoxisch; kann Hautreizungen verursachen
hautpflegend, durchblutungsfördernd, beruhigend, entspannend, nervenstärkend	trockene, reife, entzündete Haut, Nervosität, Stress; in Seife, Parfüm	allgemein gut verträglich
hautregenerierend, beruhigend, adstringierend, regulativ auf die Talgdrüsen	fette Haut, fette Haare, Schuppen; in Parfüm, Seife	allgemein gut verträglich, kann Hautreizungen verursachen
adstringierend, antiseptisch, beruhigend, tonisierend, nervenstärkend, kräftigend	fette, unreine, reife Haut, fette Haare, Schuppen, Zellulite; in Seife, Parfüm, für Sportmassagen	allgemein gut verträglich; nicht in der Schwangerschaft
entzündungshemmend, adstringierend, antiseptisch, beruhigend, hautpflegend	reife, trockene, entzündete Haut, Nervosität, Stress; in Seife, Parfüm	allgemein gut verträglich

Name / botanische Bezeichnung	Pflanzenteil und Gewinnung	Duftprofil	Harmoniert gut mit
Ylang-Ylang / Cananga odorata var. genuina	Blüten; Destillation	Herznote; exotisch-süß, blumig, leicht fruchtig, schwer	Jasmin, Sandelholz, Rose, Zitrusöle, Zeder, Tonkabohne, Geranium, Vetiver, Rosenholz, Iris
Zeder / Cedrus atlantica	Holzspäne; Destillation	Herz-Basisnote; holzig-warm, herb, leicht süßlich	Rose, Lavendel, Bergamotte, Neroli, Zypresse, Vetiver, Wacholder, Cistrose, Rosmarin, Muskatellersalbei
Zimtrinde / Cinnamomum verum	Rinde; Destillation	Herz-Basisnote; würzig-süß, warm, intensive Zimtnote	Weihrauch, Ylang-Ylang, Orange, Mandarine, Benzoe, Perubalsam, Ingwer, Tonkabohne, Tolubalsam, Vanille
Zitrone / Citrus limon	Schale; Kaltpressung	Kopfnote; zitronig, frisch, klar, fruchtig-herb, spritzig	Zypresse, Benzoe, Wacholder, Rose, Lavendel, Neroli, Koniferen, Myrte, Cistrose, Geranium, Weihrauch, Ylang-Ylang, Sandelholz
Zypresse / Cupressus sempervirens	Zweige und Zapfen; Destillation	Herznote; würzig-holzig, herb- leicht rauchig, maskulin	Wacholder, Zeder, Kiefer, Lavendel, Mandarine, Benzoe, Muskatellersalbei, Zitrone, Kardamom, Cistrose, Orange, Bergamotte

Für ausführliche Informationen bzgl. Inhaltsstoffen und aromatherapeutische Anwendung ätherischer Öle verweise ich auf entsprechende Fachliteratur (siehe Literaturverzeichnis).

Ätherische Öle

Wirkung	Verwendung	Bemerkungen
krampflösend, beruhigend, ausgleichend, antiseptisch, durchblutungsfördernd	gereizte, fette, spröde Haut, Stress, Nervosität; in Seife, Parfüm	allgemein gut verträglich
adstringierend, durchblutungsfördernd, antiseptisch, nervenberuhigend	fette, unreine Haut, Schuppen, Zellulite; in Herrenpflege, Seife, Parfüm, als Saunaaufguss	allgemein gut verträglich
adstringierend, antiseptisch, durchblutungsfördernd, stimulierend	in Seife, Parfüm, Weihnachtsmischung	Hautreizend! sehr sparsam dosieren
adstringierend, antiseptisch, durchblutungsfördernd, nervenstärkend, erfrischend, konzentrationsfördernd	fette, unreine, großporige Haut, fette Haare, brüchige Fingernägel, Konzentrationsschwäche; in Seife, Parfüm, für Sportmassagen	phototoxisch; im warmen Badewasser kann es zu Hautreizungen kommen
adstringierend, antiseptisch, entstauend, nervenstärkend, desodorierend	fette Haut, fettes Haar, Schuppen, Zellulite, Seife, Parfüm, Sportmassagen, Fußpflege	allgemein gut verträglich

Teil 3: Tabellen

Farbtabelle Kosmetikfarben

Farbbezeichnung	CI	Kosm. Anw.
Amaranth	16185 (E 123)	1
Azorubin 85 %	14720 (E 122)	1
Blau, Brillantblau, Blue 1	42090	1
Blau, Heliogenblau B Blaupaste, Pigment Blue 15:3	74160	1
Blau, Patentblau V	42051 (E 131)	1
Blütenorange, Orange II, D&C Orange No. 4	15510	2
Brillantrosa	18050	3
Bronze Mica Titandioxid Rotbraun (Eisenoxid)	77019 77891 77491	1
Dark Pink, Blaurot, D&C Red 33	17200	1
Dunkelbraun Rotbraun (Eisenoxid) Eisenoxid, Schwarz Eisenoxid, Ocker Talc (Talkum)	77491 77499 77492 77718	1
Fichtennadelgrün D&C Green No. 5 Gelb, Chinolingelb	61570 47005	1
Fire, D&C Red No. 30, Indanthrenbrillantrosa	73360	1
Gelb Extra, Echtgelb	13015	1
Gelb, Carotin, flüssig	40800 (E 160a)	1
Gelb, Chinolingelb	47005 (E 104)	1

Farbtabelle Kosmetikfarben

Herkunft	Lösl.	Kosmetische Verwendung	NK
Azofarbstoff	WL	Tensidprodukte, Pflegeprodukte, Seife	–
Azofarbstoff	WL	Tensidprodukte, Pflegeprodukte, Seife	–
Triarylmethanfarbstoff	WL	Tensidprodukte, Pflegeprodukte, Seife	–
Phthalocyaninpigment	WL	Tensidprodukte, Seife	–
Triarylmethanfarbstoff (säureempfindlich: Farbumschlag nach Grün)	WL	Tensidprodukte, Pflegeprodukte, Seife	–
Azofarbstoff	WL	Tensidprodukte, Pflegeprodukte (außer Augencreme), Seife	–
Azofarbstoff	WL	Tensidprodukte, Seife	–
Perlglanzpigment, anorganisch	OL	Dekorative Kosmetik, Seife	x
Azofarbstoff	WL	Tensidprodukte, Pflegeprodukte, Seife	–
Anorganisches Pigment	OL	Dekorative Kosmetik, Seife	x
Blaugrüner Anthrachinonfarbstoff Chinophthalonfarbstoff	WL	Tensidprodukte, Pflegeprodukte, Seife	–
Indigopigment, rot	OL WL	Make-up, Puder, Lippenstift, Seife	–
Azofarbstoff	WL	Tensidprodukte, Pflegeprodukte, Seife	–
Natürlich	OL	Badeöl, Duschöl, Körperöl	x
Chinophthalonfarbstoff	WL	Tensidprodukte, Pflegeprodukte, Seife	–

Teil 3: Tabellen

Farbbezeichnung	CI	Kosm. Anw.
Gelb, Sunshine, Hansagelb G	11680	3
Gelb, Tartrazin, Yellow 5	19140 (E 102)	1
Goldpulver *Eisenoxid, Ocker* *Eisenoxid, Schwarz* *Titandioxid*	 77492 77499 77891	1
Grün, Chromoxidgrün	77288	1
Grünblau (Türkis), Echtgrün, Heliogengrün	74260	2
Indigo (blau), Pigment Blue 66	73000	1
Kupferglitzer *Mica* *Titandioxid* *Rotraun (Eisenoxid)*	 77019 77891 77491	1
Lumi-Green, D&C Green No 8	59040	3
Maigrün *Gelb, Chinolingelb* *D&C Green No. 5*	 47005 61570	1
Mica	77019	1
Ocker, Gelbes Eisenoxid	77492	1
Orange *Indanthrenbrillantrosa* *Hansagelb G*	 73360 11680	 1 3
Orange, Eisenoxid *Eisenoxid, Ocker* *Eisenoxid, Rotbraun*	 77492 77491	1
Orange, Gelborange S, Sunset Yellow, Yellow No. 6	15985 (E 110)	1
Perlsienna *Mica* *Titandioxid* *Rotbraun (Eisenoxid)*	 77019 77891 77491	1
Perlsilber *Mica* *Titandioxid*	 77019 77891	1

Farbtabelle Kosmetikfarben

Herkunft	Lösl.	Kosmetische Verwendung	NK
Azopigment	WD	Tensidprodukte, Seife	–
Azofarbstoff	WL	Tensidprodukte, Pflegeprodukte	–
Perlglanzpigment	OD	Dekorative Kosmetik	x
Anorganisches Pigment	OD	Dekorative Kosmetik, Seife	x
Phthalocyaninpigment	WD	Tensidprodukte, Seife	–
Pflanzlich	WD	Seife, dekorative Kosmetik	x
Perlglanzpigment, anorganisch	OD	Dekorative Kosmetik	x
Pyrenfarbstoff, fluoreszierend	WL	Tensidprodukte, Seife	–
Chinophthalonfarbstoff Blaugrüner Anthrachinonfarbstoff	WL	Tensidprodukte, Pflegeprodukte, Seife	–
Anorganisches Pigment	OD	Dekorative Kosmetik	x
Anorganisches Pigment	OD	Dekorative Kosmetik	x
Indigopigment, rot Azopigment	WD	Tensidprodukte, Seife	–
Anorganisches Pigment	OD	Dekorative Kosmetik	x
Azofarbstoff	WL	Tensidprodukte, Pflegeprodukte, Seife	–
Perlglanzpigment, anorganisch	OD	Dekorative Kosmetik	x
Interferenzpigment, anorganisch	OD	Dekorative Kosmetik	x

Farbbezeichnung	CI	Kosm. Anw.
Pinkperl *Mica* *Titandioxid* *Cochenille (Carmin)*	 77019 77891 75470	1
Plum (Pflaume) *Permanentcarmin* *Violett 23*	 12490 51319	 1 4
Rosenrot, Echtrot (dunkel)	12490	1
Rot, Carmin	75470 (E 120)	1
Rot, Litholrubin BK	15850:1 (E 180)	1
Rot, Ponceau 4R, Cochenillerot A (nicht verwechseln mit natürlicher Cochenille, Karmin)	16255 (E 124)	1
Rotbraun *Eisenoxid, Rotbraun* *Talc (Talkum)*	 77491 77718	1
Schwarz, Eisenoxid	77499	1
Seidenschwarz *Mica* *Titandioxid* *Eisenoxid, Schwarz*	 77019 77891 77499	1
Seidenweiß *Mica* *Titandioxid*	 77019 77891	1
Silberpulver *Mica* *Titandioxid*	 77019 77891	1
Titandioxid	77891	1
Ultramarinblau und Ultramarinviolett	77007	1
Violett, Alizarin Brillantviolett R	60730	3

Farbtabelle Kosmetikfarben

Herkunft	Lösl.	Kosmetische Verwendung	NK
Perlglanzpigment, anorganisch	OD	Dekorative Kosmetik	x
Azopigment	WD	Tensidprodukte, Seife	–
Azopigment	WD	Tensidprodukte, Seife	–
Anthrachinonfarbstoff, organisches Pigment	WL	Tensidprodukte, Pflegeprodukte, Seife	x
Azopigment	OD	Make-up, Puder, Lippenstift	–
Azofarbstoff	WL	Tensidprodukte, Pflegeprodukte, Seife	–
Anorganisches Pigment	OD	Dekorative Kosmetik	x
Anorganisches Pigment	OD	Dekorative Kosmetik	x
Perlglanzpigment, anorganisch	OD	Dekorative Kosmetik	x
Interferenzpigment, anorganisch	OD	Dekorative Kosmetik	x
Perlglanzpigment, anorganisch	OD	Dekorative Kosmetik	x
Anorganisches Pigment	OD	Dekorative Kosmetik	x
Anorganisches Pigment (nicht für saure Medien geeignet – Zersetzung)	OD WL	Dekorative Kosmetik, Seife	x
Anthrachinonfarbstoff	WL	Tensidprodukte	–

Teil 3: Tabellen

Farbbezeichnung	CI	Kosm. Anw.
Violett, dunkel *Amaranth (E 123)* *Brillantblau, Blue No. 1*	 16185 42090	1
Violett, Pigment Violett 16	77742	
Violett2, Blauviolett	60725	1

Legende:

CI: Color Index

Kosm. Anw.: kosmetischer Anwendungsbereich gem. EU-Kosmetikverordnung

Lösl.: in welchem Medium der Farbstoff gelöst oder dispergiert werden kann

WL: wasserlöslich, **WD:** wasserdispergierbar*, **OL:** öllöslich, **OD:** öldispergierbar*

Kosmetische Verwendung: In diesen und ähnlichen Produkten kann dieser Farbstoff eingesetzt werden.

NK: für Naturkosmetik zugelassen: x ja; - nein

Bei Farben mit mehreren CI-Nummern handelt es sich um Farbmischungen. Die einzelnen Farbstoffe einer Mischung sind kursiv gedruckt.

---

* dispergierbar heißt: Das Farbpulver löst sich nicht auf, es kann nur in dem Medium verteilt werden.

Farbtabelle Kosmetikfarben

Herkunft	Lösl.	Kosmetische Verwendung	NK
Azofarbstoff Triarylmethanfarbstoff	WL	Tensidprodukte, Pflegeprodukte, Seife	–
Anorganisches Pigment	OD	Dekorative Kosmetik	x
Anthrachinonfarbstoff	OL	Badeöl, Duschöl, Körperöl, Seife	–

Anhang

Bezugsquellen

Online-Shops in Deutschland
Alexmo-Cosmetics (www.alexmo-cosmetics.de), Aliacura Naturkosmetische Rohstoffe (www.aliacura.de), Aroma-Zentrum (www.aroma-zentrum.de), BaccaraRose (www.baccararose.de), behawe Naturprodukte (www.behawe.com), Brennessel-München (www.brennessel-muenchen.de), cmd-Naturkosmetik (www.cmd-natur.de), Cosmopura (www.cosmopura.de), Dragonspice (www.dragonspice.de), Essence Pur (www.essence.de), Kosmetische Rohstoffe Habermann (www.kosmetische-rohstoffe.de), Manske GmbH (www.gisella-manske.com), Mac Soapy (www.macsoapy.de), Mit allen 5 Sinnen (shop.mitallen5sinnen.de), Omikron (www.omikron-online.de), Primavera life (www.primaveralife.com), Pura Natura (www.pura-natura.com), Ronald Reike Spezialversand (www.naturrohstoffe.de), SheaWale Ghana (www.sheabutter-ghana.de), Spinnrad (www.spinnrad.de)

Online-Shops in Österreich
Derma-Sou (www.derma-sou.at), Natur-Rohstoffladen (www.natur-rohstoffladen.at)

Online-Shop in Frankreich
Aroma-Zone (www.aroma-zone.com)

Online-Shops in der Schweiz
Allerlei Praktisches (www.allerlei-praktisches.ch), Heilpflanzen-Atelier (www.heilpflanzen-atelier.ch)

Online-Shop in den Niederlanden
Drogisterij de Lang (www.drogisterijdelang.nl)

Literatur- und Quellennachweis

Online-Shops in Großbritannien
Aromantic (www.aromantic.co.uk), Gracefruit (www.gracefruit.com), Sensory Perfection (www.sensoryperfection.co.uk)

Online-Shops in den USA
Skin Actives (www.skinactives.com), Lotioncrafter (www.lotioncrafter.com)

Literatur- und Quellennachweis

Dietrich Wabner, Christine Beier, Aromatherapie: Grundlagen, Wirkprinzipien, Praxis, 2009 Elsevier GmbH (Urban & Fischer Verlag), München, ISBN 978-3-437-56990-6

Eliane Zimmermann, Aromatherapie für Pflege- und Heilberufe, 2001 Sonntag Verlag, Stuttgart, ISBN 978-3-8304-9114-9

Marie-Claude Martini, Martine Chivot, Gérard Peyrefitte, Lehrbuch Kosmetik: Grundlagen – Grundstoffe – Grundtechniken, 2001 Verlag Hans Huber, Bern

Monika Werner, Ruth von Braunschweig, Praxis Aromatherapie: Grundlagen – Steckbriefe – Indikationen, 2006 Karl F. Haug Verlag, Stuttgart, ISBN 978-3-8304-7189-9

Sabine Ellsässer, Körperpflegekunde und Kosmetik, 2008 Springer Medizin Verlag, Heidelberg, ISBN 978-3-540-76523-3

Sabine Krist, Gerhard Buchbauer, Carina Klausberger, Lexikon der pflanzlichen Fette und Öle, 2008 Springer-Verlag, Wien, ISBN 978-3-211-75606-5

Wilfried Umbach, Kosmetik und Hygiene von Kopf bis Fuß, 2004 Wiley-VCH Verlag GmbH & Co., Weinheim, ISBN 3-527-30996-9

Wolfgang Raab, Ursula Kindl, Pflegekosmetik – ein Leitfaden, 1991 Gustav Fischer Verlag, Stuttgart, ISBN 3-437-25090-6

Produkt-Datenblätter folgender Hersteller:
ABITEC, Columbus, USA; Ajinomoto; Arch Chemicals Inc.; Ashland Industries Europe GmbH; B&T Company, Biologia & Technologia, Italien; BASF AG; Caesar & Loretz GmbH; Castor International, Niederlande; Clariant GmbH; CLR (Chemisches Laboratorium Dr. Kurt Richter

Anhang

GmbH); Cognis Deutschland GmbH & Co. KG (seit 2010 zum BASF-Konzern gehörend); CP Kelco Germany GmbH; Croda Chemicals Europe; DMS Nutritional Products AG, Schweiz; Dr. Straetmans GmbH; Evonic Goldschmidt GmbH; Flavex Naturextrakte GmbH; FMC BioPolymer; Innispec Inc.; ISP International Speciality Products; Koster Keunen, Niederlande; Kuhs GmbH; Lonza Group AG, Schweiz; Lucas Meyer Cosmetics; Mason Chemical Company; Merck KGaA; Pentapharm/DSM Nutritional Products Ltd., Schweiz; Phospholipid GmbH; Rahn GmbH; Rhodia Novecare; SASOL; Schülke & Mayr GmbH; Seppic GmbH; Solabia; Stepan Company, USA; Terry Laboratories Inc., USA; Vason Inc.

Kataloge, Broschüren:
BDIH-Richtlinie 2006; BDIH-Positivliste Anlage 2; BDIH-Rohstoffregister; EU-Kosmetikverordnung 2009; Dragocolor Farbenlexikon 2008, Symrise AG

Die Rechte der in diesem Buch genannten Markennamen/Handelsnamen unterliegen uneingeschränkt den jeweilig eingetragenen Eigentümern. Deren Nennung geschieht in voller Anerkennung sämtlicher Rechte der Eigentümer. Sie dient ausschließlich der Information und stellt keine Empfehlung oder Wertung dar.

Internetadressen
Aromapraxis
Aromatherapie-Dozentin und Buchautorin Eliane Zimmermann und ihr Team vom Institut AIDA Aromatherapy International führen Sie durch die einzigartige Welt der natürlichen ätherischen und fetten Pflanzenöle.
www.aromapraxis.de

BDIH
Der Bundesverband der Industrie- und Handelsunternehmen für Arzneimittel, Reformwaren, Nahrungsergänzungsmittel und kosmetische Mittel e. V. informiert über die Standards von zertifizierter Naturkosmetik. Neben den Rohstoff-Positivlisten finden Sie hier auch eine Liste aller Kosmetikhersteller, die zertifizierte Naturkosmetik führen.
www.kontrollierte-naturkosmetik.de

Internetadressen

Beautykosmos
In diesem Forum dreht sich alles um Kosmetik, Seife und Düfte – egal ob selbst gemacht oder gekauft. Es werden Rezepte vorgestellt, neue Rohstoffe und Produkte unter die Lupe genommen und Seifenkreationen bewundert. Hier erhalten Sie Rat und Hilfe, wenn Ihre Creme eher einer Suppe gleicht oder die Seife nicht fest werden will.
www.beautykosmos.com

Bio-Kosmetika
Bio-Kosmetika ist in erster Linie ein in Österreich beheimateter Webshop für Naturkosmetik. Die Seite bietet neben Kosmetikprodukten auch einen INCI-Tester, der die Inhaltsstoffe Ihrer Kosmetikprodukte beurteilt.
www.bio-kosmetika.com

Hobby-Kosmetik
Hier finden Sie alles, was Sie zur Herstellung hochwertiger Kosmetikprodukte brauchen. Basisinformationen zum Aufbau von Emulsionen sowie Rührkurse für Cremes und Duschgele. Rezepte für Gesichts-, Körper- und Haarpflege runden das umfangreiche Angebot ab.
www.hobby-kosmetik.de

Naturseife
Bei Claudia Kasper finden Sie alles, was Sie über die Seifensiederei wissen müssen. Neben Basiswissen und Seifenrezepten bietet die Seite auch einen deutschsprachigen Seifenrechner.
www.naturseife.com

Schnapsbrennen als Hobby
Die Seite beschäftigt sich zwar primär mit der Schnapsbrennerei, bietet aber ein interessantes Tool: einen Alkohol-Verdünnungsrechner. Er leistet hilfreiche Dienste, wenn Sie Kräuterauszüge selbst herstellen möchten.
www.schnapsbrennen.at/verduennen.php

Anhang

Seifentreff
In diesem Forum dreht sich alles um handgesiedete Seifen. Einsteiger erhalten Tipps und lernen Tricks für die eigene Rezeptplanung, welche Eigenschaften die verschiedenen Öle in der Seife haben und alles über den Umgang mit der Lauge. Dazu gibt es Informationen über Farben, Düfte und Formen. Ein kleiner Bereich für Naturkosmetik und Kräuter rundet das Angebot ab.
www.seifentreff.de

SoapCalc
Die englischsprachige Seite bietet einen guten Seifenrechner, mit dem Sie auch die Qualität Ihrer Seife berechnen können.
www.soapcalc.net

Soapisfaction
Diese nicht kommerzielle Website kümmert sich um alle gestalterischen Aspekte des Seifesiedens. Hier finden Sie Listen zu verschiedenen Parfümölen und Farben und ihr Verhalten bei der Verseifung. Außerdem werden diverse Marmorierungstechniken und Einbettungen erklärt.
www.soapisfaction.de.vu